临床常见疾病的诊疗及护理

主　编　吕希峰　董晓辉　郑玉香　栾照敏
　　　　孙立芬　管玉贞　滕　娟　孙　明

中国海洋大学出版社
·青岛·

图书在版编目（CIP）数据

临床常见疾病的诊疗及护理/吕希峰等主编. —青岛：中国海洋大学出版社，2014.5
ISBN 978-7-5670-0582-2

Ⅰ. ①临… Ⅱ. ①吕… Ⅲ. ①常见病—诊疗②常见病—护理 Ⅳ. ①R4

中国版本图书馆 CIP 数据核字（2014）第 069099 号

出版发行	中国海洋大学出版社
社　　址	青岛市香港东路 23 号　邮政编码 266071
出 版 人	杨立敏
网　　址	http://www.ouc-press.com
电子信箱	1922305382@qq.com
订购电话	0532-82032573（传真）
责任编辑	邵成军　　　　　　　　电　话 0532-85902533
印　　制	日照日报印务中心
版　　次	2014 年 5 月第 1 版
印　　次	2014 年 5 月第 1 次印刷
成品尺寸	140 mm × 203 mm
印　　张	14.875
字　　数	436 千字
定　　价	35.00 元

《临床常见疾病的诊疗及护理》编委会

主　编　吕希峰　董晓辉　郑玉香　栾照敏　孙立芬
　　　　　管玉贞　滕　娟　孙　明

副主编　丁昌会　张海滪　张世宇　刘　迪　刘　洋
　　　　　张玉芳　高　韧　宋珍玉　李云丽　邓　婷
　　　　　武玉栋　孙　平　杜安平　宋　丹　周晓菲
　　　　　李翠翠　王营花　刘　雪　杨　蕊　臧慧芳
　　　　　刘　红　邱天真　王华修　刘凤美　徐　艳
　　　　　李瑞娟　安美华　宋妮娜　古秀丽　刘晓慧
　　　　　孙建忠　李敏智　杨剑秋　刘　英　张美丽
　　　　　王　娟　王晓双　高兰美　朱香玲　张立志
　　　　　王启飞　刘高林　赵风云　李慧敏　王　平
　　　　　李德峰　管振青

《临床常见疾病的诊疗及护理》
编委会成员及其工作单位

吕希峰　胶州市人民医院
董晓辉　胶州市人民医院
郑玉香　胶州市人民医院
栾照敏　胶州市人民医院
孙　明　胶州市人民医院
管玉贞　胶州市人民医院
滕　娟　胶州市人民医院
孙立芬　胶州市人民医院
丁昌会　胶南市中医医院
张海滟　黄岛区人民医院
张世宇　胶州市心理康复医院
刘　迪　胶州市胶西卫生院
刘　洋　胶州市人民医院
张玉芳　胶州市人民医院
高　韧　青岛市中心医院
宋珍玉　即墨市人民医院
李云丽　胶州市人民医院

邓　婷　胶州市人民医院
武玉栋　蓬莱市中医院
孙　平　胶州市心理康复医院
杜安平　胶州市心理康复医院
宋　丹　胶州市心理康复医院
周晓菲　胶州市人民医院
李翠翠　胶州市人民医院
王营花　胶州市中云社区卫生服务中心
刘　雪　城阳区流亭社区卫生服务中心
杨　蕊　胶州市人民医院
臧慧芳　胶州市第二人民医院
刘　红　胶州市人民医院
邱天真　胶州市人民医院
王华修　胶州市人民医院
刘凤美　黄岛区人民医院
刘高林　胶州市人民医院
赵凤云　胶州市人民医院
徐　艳　青岛经济技术开发区王台中心医院
李瑞娟　青岛经济技术开发区王台中心医院
安美华　青岛经济技术开发区王台中心医院
宋妮娜　青岛经济技术开发区王台中心医院
古秀丽　山东省鄄城县人民医院
刘晓慧　山东省鄄城县人民医院

孙建忠　山东省鄄城县人民医院
李敏智　山东省鄄城县人民医院
杨剑秋　山东省鄄城县人民医院
刘　英　山东省鄄城县人民医院
张美丽　胶州市人民医院
王　娟　胶州市人民医院
王晓双　胶州市胶东卫生院
高兰美　胶州市胶东卫生院
朱香玲　胶州市胶东卫生院
张立志　胶州市人民医院
王启飞　胶州市人民医院
李慧敏　胶州市人民医院
王　平　胶州市人民医院
李德峰　胶州市中云社区卫生服务中心
管振青　胶州市心理康复医院

前　言

随着医学的发展，临床医学分工越来越细，但是各个学科的常见疾病是每位临床医师，尤其是基层医务工作者和刚刚走出大学校门的年轻医生们所必须掌握的。只有充分掌握了各门学科的常见疾病的知识，才能做出正确的诊断，对各种复合伤不会遗漏。我们组织了全院以及外院经验丰富的临床医师、护士及辅助检验科室的同仁编写了《临床常见疾病的诊疗及护理》，为青年医务工作者提供参考。

本书从临床角度出发，主要针对临床疾病，特别是临床常见急症，简述其发病机制、临床表现、诊断要点、处理原则，注重实际工作中容易忽视的问题，强调应急处理，通俗易懂，便于掌握。本书的出版得到了有关专家的指导，以及全体编者的共同努力与友好合作，在此表示衷心的感谢。

由于编者的知识水平有限，书中难免有不足之处，敬请广大同仁予以批评指正。

编　者
2014年1月

目 录

✦ 第一篇 总 论 ✦

第一章 水与电解质平衡和体液的酸碱平衡·················3
 第一节 水与电解质平衡·····························3
 第二节 体液的酸碱平衡····························15
第二章 循环生理····································22
 第一节 心室的收缩功能及其调节·····················22
 第二节 心肌需氧量及其影响因素·····················26
 第三节 血压的调节机制····························28
 第四节 心电生理学································32
第三章 呼吸生理····································36
 第一节 通气······································36
 第二节 弥散······································44
 第三节 血流灌注··································45
 第四节 呼吸控制··································47
 第五节 气体交换··································49
第四章 肾脏微循环及其内在的调节······················52
 第一节 肾脏微循环结构····························52
 第二节 肾脏微循环的滤过和回吸收···················54

第三节　肾脏微循环的生理调节……………………54
第四节　肾缺血机制的一些新概念…………………57

第五章　心脏猝死……………………………………60
第一节　心脏猝死的定义……………………………60
第二节　心脏猝死的病因……………………………60
第三节　心脏猝死的临床表现及病理生理…………61
第四节　心脏猝死危险因素的识别…………………62
第五节　心脏猝死的预防和治疗……………………64
第六节　心脏猝死的其他机制及其防治……………65

第六章　心、肺、脑复苏……………………………68
第一节　概论…………………………………………68
第二节　心脏骤停后的病理生理变化………………69
第三节　临床复苏术…………………………………73
第四节　复苏时的药物………………………………76
第五节　复苏术中几种新观点………………………80
第六节　复苏时的监护治疗…………………………81
第七节　复苏术引起的并发症………………………84
第八节　复苏有效指标………………………………84
第九节　复苏失败的原因……………………………85
第十节　何时终止复苏术……………………………85

第七章　意识障碍和昏迷……………………………87
第一节　意识障碍的病理生理基础…………………87
第二节　意识障碍的临床分类………………………88
第三节　意识障碍的分级……………………………90
第四节　意识障碍和昏迷患者的病史采集…………91
第五节　意识障碍和昏迷患者的体格检查…………92
第六节　意识障碍和昏迷患者的实验室检查………94
第七节　意识障碍和昏迷患者的鉴别诊断…………97

第八节　意识障碍和昏迷患者的急诊处理……98

第二篇　内科急诊常见感染性疾病的诊断和治疗

第八章　细菌感染性疾病……103
　第一节　革兰阳性菌感染……103
　第二节　革兰阴性菌感染……112
第九章　病毒感染性疾病……123
第十章　真菌病……131

第三篇　循环系统疾病

第十一章　急性心肌梗死……135
　第一节　病理生理……135
　第二节　诊断依据……136
　第三节　治疗……138
第十二章　心绞痛……149
第十三章　高血压危象的急诊处理……159
第十四章　急性心力衰竭……167
　第一节　心脏泵功能的调节……167
　第二节　急性心力衰竭的病因……168
　第三节　心源性肺水肿的发病机制……171
　第四节　急性心力衰竭的临床表现……172
　第五节　诊断和鉴别诊断……177
　第六节　急性心力衰竭的治疗……178
第十五章　心律失常的诊治……185
　第一节　心律失常的血流动力学后果……185
　第二节　诊断心律失常的原则……187
　第三节　常见心律失常的诊断和治疗……188

第十六章　心源性休克 …… 197

第四篇　呼吸系统疾病

第十七章　咯血 …… 207
第十八章　急性支气管炎 …… 218
第十九章　急性肺脓肿 …… 220
第二十章　急性呼吸道梗阻 …… 225
第二十一章　急性肺栓塞 …… 229
第二十二章　急性重症哮喘 …… 236
第二十三章　自发性气胸 …… 242
第二十四章　纵隔气肿 …… 247
第二十五章　成人呼吸窘迫综合征 …… 249

第五篇　消化系统疾病

第二十六章　消化道出血 …… 261
　第一节　失血量的估计 …… 262
　第二节　判断是否继续出血 …… 264
　第三节　出血的病因诊断 …… 265
　第四节　治疗 …… 271
第二十七章　急腹症的诊断与鉴别诊断 …… 276
第二十八章　胆道疾病 …… 287
第二十九章　胰腺炎 …… 292
第三十章　急性腹膜炎 …… 301
　第一节　原发性腹膜炎 …… 301
　第二节　继发性腹膜炎 …… 302
第三十一章　肝性脑病 …… 306
第三十二章　自发性食管破裂 …… 315

第六篇　泌尿系统疾病急诊

第三十三章　急性肾衰竭 ·················· 321
 第一节　概论 ························· 321
 第二节　急性肾小管坏死 ············· 324
第三十四章　泌尿系感染 ·················· 337
第三十五章　尿路梗阻和结石 ············ 346
 第一节　尿路梗阻 ···················· 346
 第二节　尿路结石 ···················· 351

第七篇　内分泌系统疾病急诊

第三十六章　糖尿病酮症酸中毒 ········· 359
第三十七章　低血糖症和低血糖性昏迷 ······ 364
第三十八章　甲状腺功能亢进危象 ······ 369

第八篇　脑血管意外和神经系统疾病急诊

第三十九章　急性脑血管病的诊断和内科处理 ·········· 377
 第一节　急性脑血管病的诊断 ······ 377
 第二节　急性脑血管病的内科处理 ······ 382

第九篇　急性中毒及损伤

第四十章　急性中毒及损伤 ·············· 391
 第一节　急性中毒的诊疗原则 ······ 391
 第二节　常见急性中毒的急诊处理 ······ 394
第四十一章　电击 ·························· 408
 第一节　概述 ························· 408
 第二节　电击的急救处理 ············ 411

第四十二章　烧伤 …………………………………… 417

第十篇　常见急重症疾病的护理

第四十三章　基础护理 ………………………………… 429
第四十四章　昏迷患者护理常规 ……………………… 432
第四十五章　休克患者护理常规 ……………………… 434
第四十六章　气管切开患者护理常规 ………………… 436
第四十七章　气管插管患者护理常规 ………………… 439
第四十八章　深静脉置管患者护理常规 ……………… 442
第四十九章　胸腔闭式引流护理常规 ………………… 444
第五十章　（血）气胸护理常规 ……………………… 447
第五十一章　上消化道大出血护理常规 ……………… 449
第五十二章　呼吸衰竭护理常规 ……………………… 451
第五十三章　心力衰竭患者的护理 …………………… 453
第五十四章　急性肾衰竭患者的护理 ………………… 455

参考文献 ……………………………………………… 457

第一篇

总　论

第一章　水与电解质平衡和体液的酸碱平衡

第一节　水与电解质平衡

水和电解质是维持生命的基本物质的组成部分。

人体进行新陈代谢的过程实质上是一系列复杂的、相互关联的生物物理和生物化学反应的过程，而且主要是在细胞内进行的。这些反应过程都离不开水。体内水的容量和分布以及溶解于水中的电解质浓度都由人体的调节功能加以控制，使细胞内和细胞外体液的容量、电解质浓度、渗透压等能够经常维持在一定的范围内。这就是水与电解质的平衡。

这种平衡是细胞正常代谢所必需的条件，是维持人体生命、维持各脏器生理功能所必需的条件。但是这种平衡可能由于手术、创伤、感染等侵袭或错误的治疗措施而遭到破坏；如果机体无能力进行调节或超过了机体可能代偿的程度，便会发生水与电解质紊乱。当然，水与电解质紊乱不等于疾病本身，它是疾病引起的后果或同时伴有的现象。讨论和处理水与电解质平衡紊乱问题，不能脱离原发疾病的诊断和治疗。不过，当疾病发展到一定阶段，水与电解质平衡紊乱甚至可以成为威胁生命的主要因素。

因此，对于每一个临床医生来说，正确理解水与电解质平衡的基本概念和生理原则，对提高医疗质量，特别是救治危重患者是十分重要的。

一、概况

(一)体液的分布和化学成分

体液是人体的重要组成部分,总体液占体重的55%～66%,在肥胖的人中所占比重较小,因为脂肪组织含水分较少。应用重水是较理想的测定总体液的方法,应用溴化物或葡萄糖能测定细胞液容量。

体液分布在细胞内外,其总量的1/3为细胞外液(约占体重的20%),2/3为细胞内液(占体重的30%～40%)。细胞外液又分两部分,流动于血管与淋巴管中的血浆和淋巴液,占体重的4.5%～5%,组织间液约占体重的15%。细胞外液还包含着一部分通透细胞的液体,即胃肠道分泌液、脑脊液以及胸膜、腹膜、滑液囊等处的液体。这一部分的容量变化很大,主要取决于胃肠道液的变化,正常情况下,占体重的1%～3%。血容量由血细胞与血浆组成。在疾病情况时,应分别测量,才能得到可靠的结果。

正常体液的主要成分为水,并含两大类溶质:一类是无机物:钠、钾、钙、镁、氯等电解质以及CO_2、O_2等;另一类是有机物:蛋白质、脂肪、碳水化合物、激素、酶等以及多种代谢产物和废物。正常情况下,细胞内外的各种成分都是稳定的,经常保持着平衡状态,摄入的和从碳水化合物、脂肪、蛋白质等氧化而得到的水分总量必须与从肾、肺、皮肤和胃肠道丢失的水分总量相等,各组织脏器的代谢过程方得以正常进行,机体的生命得以延续。

细胞内和细胞外的电解质成分和含量均有差别,但内、外的渗透压是经常保持相等的,处于平衡状态,主要靠电解质的活动和交换来维持。

细胞外主要的阳离子钠(Na^+)含量为142 mmol/L,主要

阴离子为 Cl^- 和 HCO_3^-；细胞内主要的阳离子为钾（K^+）含量为 140 mmol/L。细胞外液的 Na^+ 浓度比细胞内 Na^+ 浓度大 10 倍多，而细胞内液钾浓度比细胞外液钾浓度大 20~30 倍。这种内、外悬殊的差别是由细胞膜、酶、能量代谢等一系列过程来维持的，在严重创伤时，这些功能会发生重度紊乱。

（二）渗透压概念

半透膜是渗透压存在的基本条件之一。那种只能由溶剂分子通过而溶质分子不通过的隔膜叫做半透膜。当水和溶液被半透膜分隔时，可以发现水通过半透膜进入溶液。这种现象叫做渗透作用。当水和溶液用透析膜隔开时，由于溶液含有一定数目的溶质微粒，对水产生一定的吸引力，水即渗过透析膜而进入溶液，这种对水的吸引力就叫做渗透压。

当不同的溶液被半透膜分隔时，由于各含有不同的溶质微粒数，水就从溶质微粒少的溶液通过半透膜进入到溶质微粒多的溶液内，直到半透膜两侧溶液的溶质微粒浓度相等为止。这种渗透作用对于调节不同体液间隙之间水的分布是很重要的。尽管细胞内、外液电解质组成不同，但这两个体液间隙的总的电解质浓度大致上相等。这是因为将细胞内液与细胞外液分隔开的细胞膜也是一种半透膜，水能够完全通过。当然，人体内细胞膜的这种半透膜性质是比较复杂的。

临床上渗透压的单位毫渗透分子量/升（简称毫渗量/升）（mOsm/L），1 mOsm/L 即每升溶液中含有 1 毫克分子量（mM）的溶质所产生的对水的吸引力。

细胞外液的渗透压主要靠电解质含量来决定，因此可用下列公式来估算：

渗透压（mOsm/L）= 2[Na^+(mmol/L) + K^+(mmol/L)]
       + 尿素氮（mg/10 mL）+ 葡萄糖（mg/10 mL）

此外，由于化学反应是以当量为基础的，所以临床上常用

mEq为电解质单位,按法定计量制应改成mmol。

(三)水和电解质的平衡

按体重来称,一般工作量的成人每日需水量为30~40 mL/kg,50 kg体重者每日需水量很少超过3 000 mL。按比例儿童的需水量要大得多,每日需水50~90 mL/kg体重。

水排出的途径有四:① 肾脏:每日排出1 000~2 000 mL尿,最少为500 mL,否则会影响代谢废物的清除,不能维持细胞外液成分的稳定性;② 肠道:粪中水分每日50~200 mL;③ 皮肤分泌:在气温较低时每日有350~700 mL未被觉察的汗分泌,高温情况下,汗液的排出每日可高达数千毫升;④ 肺脏:正常人每日呼出250~350 mL水分。

正常人消化道中每日分泌大量消化液,其中含水量为血浆量的1~2倍,但几乎全被吸收,很少部分在粪中排出。因此,如发生大量呕吐或腹泻,丢失水分之多是可想而知的。

虽然血浆和淋巴液仅占细胞外液总量的1/4,但由于血管和淋巴管分布面积很广,由毛细血管组成的过滤面和吸收面极广,几乎是人体表面积的3 650倍,且血液和淋巴液流速很快,所以血管和淋巴管内、外水分交换迅速、频繁,有利于气体交换、养料供应和代谢产物的输送。正常情况时,动脉端毛细血管内流体静压平均超过血浆蛋白渗透压,动脉端水分流向细胞间质。静脉端毛细血管内流体静压低于血浆蛋白渗透压,水分又自间质透入静脉端的毛细血管内,形成血浆(或淋巴液)与组织间液的交流。但任何影响血管内流体静压或血浆蛋白渗透压的情况都可以破坏正常体液的交流,发生水肿等病理现象。

细胞内、外的水分交流主要取决于细胞内、外电解质含量及渗透压的变化。

水电解质平衡的正常调节受抗利尿激素(ADH)和醛固酮的控制,前者调节细胞外液的渗透压,后者调节细胞内、外液的电解质含量,两者都受血容量的影响。失水时血容量下降,血浆渗透压升高,通过刺激渗透压受体,ADH 的分泌增多,作用于远端肾曲管及集合管,加强了水分的再吸收,尿量下降,减少水分丢失。醛固酮通过调节远端肾曲小管对钠盐的重吸收和钾的排出来维持细胞外液电解质量的稳定。

(四)正常电解质含量、分布和需要量

体液中有四种重要的阳离子:Na^+、K^+、Ca^{2+}、Mg^{2+}。这里只讨论 Na^+、K^+ 和 Mg^{2+}。

1. Na^+

正常人体可交换钠总量 37～41 mmol/kg,其中大部分在细胞外液和骨骼中。Na^+ 是细胞外液中的主要阳离子,只有约 10% 存在于细胞内液中,它是调节体液渗透压和容量的主要离子。

临床上通常测定的是血清中的 Na^+ 含量,其正常值平均为 142 mmol/L(137～148 mmol/L)。正常成人每日需钠量一般为 100～170 mmol(6～10 g),随气温、劳动强度等变化而变化。钠的调节机制现在还不十分清楚。钠的吸收主要在胃肠道,少量在胃,大量在空肠吸收,可能通过 Na^+-K^+ 激活的 ATP 酶系统来进行。醛固酮或醋酸去羟皮质醇(DOCA)加强了这个运输系统的作用。钠从尿、汗、粪中排出,其中肾脏是主要的调节器官。

约 2/3 从肾小球滤出的钠在近侧肾小管回吸收,小球与小管之间紧密联系配合的机制尚不明了。有两种假说,其一为渗透压假说。当肾血流量不变,如肾小球过滤率增加,其后果为过滤部分加大,在肾小球输出小动脉中血容量减少,于是输出小动脉中蛋白质含量增高,小管周围渗透压升高,这样近侧小管对盐和水的回吸也加大,始终保持着小球-小管平衡。另一假说认为在视丘下或间脑分泌一种利钠激素,调节着近侧小管对钠的回吸。虽然已经有相当多的间接证据支持后一种假说,但是,始终没有分离出这种激素。

肾脏回吸收钠的部位还有远侧小管和亨利袢。钠回收的细调在远侧小管进行,受醛固酮的影响,而后者分泌受肾素-血管紧张素系统以及钾平衡的控制。促使肾素分泌的原因是:肾灌注压降低或远侧小管的钠浓度改变。在亨利袢钠的回吸可能是继发于氯的主动回吸。

正常仅约1%肾小球过滤的钠排出于尿。

钠离子可以加强神经肌肉和心肌的兴奋性,但由于它是细胞外液中的主要阳离子,所以它的主要功能是参与维持和调节渗透压。

2. K^+

正常人体内可交换钾的总量为 $34\sim45$ mmol/kg,是用同位素稀释法测定的。其中极大部分(98%)存在于细胞内,为细胞内液的阳离子。正常人血浆钾含量平均为 5 mmol/L($3.5\sim5.5$ mmol/L)。细胞内含钾平均 146 mmol/L,大部可以自由渗透。

人体内钾的来源主要为食物,每日究竟需要多少钾还不肯定,一般为 $3\sim4$ g。

上胃肠道对钾的吸收是相当完全的,在下消化道血浆中的钾与肠腔中的钠交换,通过这个方法,钠可保存。因此腹泻、长期服泻药或经常灌肠均可导致大量失钾。正常情况下,钾从尿和汗液中丢失。体内钾主要由肾脏来调节。肾小球滤过的钾有15%从尿中排出。如服大量钾剂,尿中排出量可达肾小球滤过液的两倍以上,说明肾小管有排钾的能力。因此,尿液中大部分钾是由肾小管排出的,而不是从肾小球滤液中来的。

从肾小球滤过的钾,有60%~80%自近侧肾小管回吸。到亨利袢,钾的浓度增加,但在远侧肾小管的上段,其浓度降低至血浆浓度以下。再往下,钠的浓度和绝对值又渐增,此时钾的排出是由于钠的回吸后造成的电解质梯度所致。虽然钾的排出取决于钠的回吸,但在远侧小管细胞中的交换,并不是一个离子对一个离子的交换,在远侧小管,腔内还有 H^+ 也在与 Na^+ 交换。

在肾脏调节钾平衡方面,醛固酮起着重要作用,它作用于远侧肾小管,可能通过改变小管腔膜对钠的通透性,于是增加腔内钾与细胞内钠交换。

钾的生理功能有以下几方面。

(1)参与糖、蛋白质和能量代谢:糖原合成时,需要钾与之一同进入细胞,糖原分解时,钾又从细胞内释出。蛋白质合成时每克氮约需钾 3 mmol,分解时,则释出钾。ATP 形成时亦需要钾。

(2)参与维持细胞内、外液的渗透压和酸碱平衡:钾是细胞内的主要阳离子,所以能维持细胞内液的渗透压。酸中毒时,由于肾脏排钾量减少,以及钾从细胞内向外移,所以血钾往往同时升高,碱中毒时,情况相反。

(3)维持神经肌肉的兴奋性。

(4)维持心肌功能:心肌细胞膜的电位变化主要动力之一是由于钾离子的细胞内、外转移。

3. Mg^{2+}

正常成人体内镁的总量为 500～1 000 mmol,其中 50%～60%存在于骨骼中,其余储存在骨骼肌、心肌、肝、肾、脑等组织细胞内。体内镁离子总量仅 1%在血浆中,正常平均为 1 mmol/L(0.7～1.2 mmol/L)。谷类、蔬菜、干果(如花生、栗子等)镁含量均很丰富,牛奶、肉、鱼、海产品内镁的含量也不少。正常成人每日摄入镁在 5～12.5 mmol 之间,约 70%的摄入量排于粪中,增加维生素 D 可增加镁的吸收,而钙的摄入增加,镁吸收就减少。血清镁含量主要由肾调节,约 1/3 的摄入量由尿排出,钙负荷可增加镁的排出量。甲状旁腺加强肾小管对滤液中的镁回吸，甚至可以全部回吸。低血清镁可以增加甲状旁腺素的释出，减少尿的镁排出，并升高血清钙含量。但血清镁含量并不能作为镁缺乏的可靠指标，血清镁降低时，镁不一定确实丢失。同样，镁缺乏时，血清镁可能正常。镁的主要作用在于它是激活 ATP 酶和其他多种酶的金属辅酶，尤其在糖原分解过程中，镁起着很重要的作用。镁缺乏可能与洋地黄抑制 ATP 酶起协同作用，其结果为加大细胞内钾离子丢失，导致心肌对洋地黄敏感，加大对它的吸收，以致通常是非中毒剂量即可诱发洋地黄中毒。此外，镁缺乏可以加强神经肌肉的兴奋性，故急性低镁症时，常见患者有抽搐。

二、水和钠代谢紊乱

临床上水和钠的不平衡常同时发生，常见的为丢失水和钠，它们的程度可以不等，因此脱水可以分为等渗、高渗和低渗三种类型。前面已提到，钠离子（与相应的阴离子）是维持细胞外液中渗透压的主要因素。水和钠丢失的程度相适应时，细胞外液的渗透压维持在正常范围以内，称为等渗性脱水。如钠离子丢失较水少，钠含量在 150 mmol/L 以上，为高渗性脱水（渗透压 > 320 mmol/L）。如钠离子丢失较水多，其含量在 130 mmol/L 以下时，为低渗性脱水（渗透压 < 270 mmol/L）。如不考虑水和钠丢失的情况，仅凭血清钠含量是不能得出高渗和低渗脱水的结论的。因为由于钠摄入量过多，水并未丢失，血清钠含量也可以升高，反之也如此。所以必须全面来估计。上述分类在儿科患者的处理上尤为重要。

临床上常见的水和钠代谢紊乱有两类：脱水和低钠，但更常见的是混合性的紊乱，偶尔可遇到水过多和高钠。

（一）脱水

一般讲，脱水的主要原因不外摄入不足和丢失过多。单纯脱水通常是在水分摄入不足而丢失正常的情况下发生，如长期不能进食的患者。更多见为混合性丢失。丢失水分的原因很多,常见为大量出汗、高热时代谢率增高、糖尿病酸中毒等。

发生脱水的初期,细胞外液和血容量首先减少,尿量变少,但钠和氯仍相应地随尿排出。脱水继续加重后(超过36小时,未纠正),肾小管可吸收钠和氯离子的能力显著加强,尿内钠和氯的含量明显降低,细胞外液的渗透压上升。通过渗透压受体,刺激ADH的分泌增加,肾小管再吸收水、Na^+、K^+均加强,发生少尿和无尿。血内氮质代谢废物增多。脱水再加重时,由于细胞外液的渗透压超过细胞内的,于是细胞内的水分逸出至细胞外液中,引起细胞内脱水。

1. 症状

① 水丢失超过体重2%出现口渴;② 水丢失超过体重6%出现剧烈口渴、尿少、软弱无力、表情迟钝,脱水严重时可以发生谵妄和精神失常;③ 水丢失超过体重15%出现昏迷、死亡。

2. 诊断

①病史和体征:体征重点表现在皮肤失去弹性、舌干燥和眼球下陷;②尿少、比重高;③血钠含量增高($> 145\ mmol/L$);④血浆渗透压升高;⑤血红蛋白升高,血细胞计数增高。

3. 治疗

成人脱水时补充液体量不如小儿要求严格,需要较为精确的计算。当明确脱水而不是肾功能损害时,成人补液往往可参考尿量来进行,迅速补充5%或10%葡萄糖液500~1 000 mL。如尿量满意,每日补液量可达3 000~3 500 mL(糖与盐的比例为2∶1或3∶2)。

(二) 低钠

主要原因为丢失钠多于水,临床上常见的病因为大量胃肠液丢失,肾小管再吸收钠的功能损坏(慢性失盐性肾炎),在限制钠盐的情况下,使用强利尿剂(如依他尼酸钠、呋噻米等),多次大量放腹水等。

血清钠降低后,细胞外液的渗透压降低,水分进入细胞内,引起细胞肿胀。同时有效血容量明显降低,可以引起循环衰竭和急性肾衰竭,尿内钠和氯的排出达到很低水平,甚至零。

1. 症状

如低钠不严重,患者常无自觉症状,如发展至:① 缺 NaCl 0.5 g/kg,就可以发生疲乏、眩晕甚至昏厥等;② 缺 NaCl 0.5～0.75 g/kg 时发生厌食、恶心、呕吐、视力模糊、脉搏细速、血压降低;③ 缺 NaCl 0.75～1.25 g/kg 时发生神情淡漠、木僵、昏迷,并有休克表现,有时可以发生肌肉痉挛性疼痛、阵挛性腹痛。

2. 诊断

① 病史有无失钠情况;② 周围循环衰竭表现;③ 血钠降低、尿素氮增高。

3. 治疗

轻度的低钠,一般静脉输入 5%葡萄糖氯化钠液 2 000 mL 左右即可纠正。如已发生低血容量性(低钠)休克,应着重补充足够等渗盐液和胶体溶液,不要单从升高血压着手。测量中心静脉压来提示血容量概况,然后输入血浆或其代用品 500 mL,继以等渗盐液 500 mL 在 1 小时内输完。此时血清钠测定已可得出结果。可按下述公式估算:

$$需补钠(mmol) = [142 - 患者血钠(mmol/L)] \times 体重(kg) \times 0.6$$

开始补入总量的一半,观察效果,复查血电解质,再估算。

稀释性低钠的患者,不能多补水,可补充高渗(3%～5%)氯化钠溶液。

三、钾代谢紊乱

(一)低钾

血钾低于 3.5 mmol/L,称为低钾血症。发生低钾的原因有三个:摄入不足、丢失过多和分布异常。肾小管功能损害后,常从尿内丢失大量钾。长期应用口服氯噻嗪类呋塞米或依他尼酸钠等利尿剂亦是丢失钾的常见原因。周期性瘫痪患者,由于发作性的细胞外液中钾转移入细胞内而发生低钾血症。

1. 症状

低钾对心脏和肾的影响最严重,低钾时,心肌兴奋性增高,可出现心律失常。肾脏的浓缩功能减退,尿酸化作用也受到影响。骨骼肌无力,肌腱反射迟钝或消失,严重时可发生肌瘫痪,甚至影响呼吸肌,可致呼吸困难而死亡。

低钾时心电图有典型的表现,主要为ST-T的变化和出现明显的U波,严重时出现异位搏动等心律失常。诊断上,在无条件测定血钾时,心电图往往可以提供可靠的凭据。

2. 治疗

补充氯化钾,一般用3~5 g氯化钾(10%或15%溶液),加于5%葡萄糖1 000~1 500 mL,静脉点滴,每小时不超过1 g氯化钾。严重的病例每日须补充氯化钾8~10 g(100~130 mmol)。低钾多伴有碱中毒,治疗上应注意。

(二) 高钾

临床上发生高血钾的常见病主要为肾衰竭。

1. 临床表现

心电图的表现常常是很典型的高而尖耸的T波,继而出现心律正常。P波消失,QRS加宽等。

2. 治疗

往往不满意,可采取下列措施。

(1) 葡萄糖和胰岛素:目的为使钾离子从细胞外移入细胞内。每4 g葡萄糖加1 U胰岛素,每3~4小时静脉点滴葡萄糖25~50 g,胰岛素8~16 U。

(2) 透析:腹膜透析是较为方便的一种方法。血液透析效果好，但需要较复杂的设备和技术条件。

四、镁代谢紊乱

以低镁血症较常见，镁过多少见。

低镁血症发生的原因为摄入不足、吸收不良和丢失过多。长期禁食、长期输入无镁液体的患者，可因摄入不足发病。小肠上段切除所致吸收不良亦可发生低镁血症。镁在肾脏的排出情况颇似钾离子，因此肾小管酸中毒、原发性醛固酮增多症、糖尿病酮症经治疗后，镁在尿中的排出亦增多。各种原因引起的血钙过高，镁在尿中的排出也增多。我国生产的原子分光光度计对体液中镁的分析仅需极短时间就能得到结果。

1. 症状

主要为肌肉震颤、手足搐搦、反射亢进等类似低钙的表现，严重时可出现谵妄、精神失常、定向丧失、幻觉、惊厥、昏迷等。可出现心律失常，尤其是心动过速。

2. 诊断

病史中分析缺镁的可能，临床表现似低钙，但血钙不低或用钙盐治疗无效。血镁浓度低于 0.7 mmol/L 以及 24 小时尿镁排出少于 1.5 mmol/h，要考虑低镁诊断。亦可用试验治疗来证实本病，方法为：10% 硫酸镁 20～30 mL 加入 5% 葡萄糖 500 mL 液中，静脉点滴 2 小时，密切监视血压和临床反应，如病情好转，可认为是低镁血症。

3. 治疗

以肌内注射较为安全，10%～20% 硫酸镁 10 mL，肌内注射，每日 3～4 次，连用 3～4 日。或以 10% 硫酸镁 10 mL 加于 5% 葡萄糖液 500 mL 中，缓慢静脉点滴，严重病例可加 10% 硫酸镁 20～30 mL，静脉点滴 12～24 小时。需静脉点滴，用门冬酸钾镁较安全有效，以门冬酸钾镁 20 mL 加于 5% 葡萄糖液 500 mL 中静脉点滴。每 20 mL 门冬酸钾镁内含门冬酸镁 33.7 mg，门冬酸钾 103.3 mg。

对长期禁食或胃肠减压患者,每日补充镁盐 1 g,即可预防发生低镁血症。

高镁血症常见于尿毒症,可应用血液透析法来治疗。

(吕希峰)

第二节 体液的酸碱平衡

一、酸碱平衡的调节

人体血液的 pH 所以能经常保持在 7.35~7.45,是因为我们体内有完整的调节功能,主要通过四个方面来调节。

(一)缓冲系统

体内有三种缓冲系统,均为弱酸和其盐的组合:碳酸氢盐、磷酸盐和血红蛋白、血浆蛋白系统,以第一组最重要。

(二)肺的调节作用

体液缓冲系统最终须依赖肺呼出 CO_2 或肾排出某些酸性物质(固定酸)以维持酸碱平衡。所以肺功能在调节酸碱平衡上是很重要的。

(三)肾脏的调节作用

肾脏通过四种方法进行酸碱平衡的调节。

1. $NaHCO_3$ 的再吸收

正常情况下,血液中的 $NaHCO_3$ 经肾小球滤出,在肾小管再吸收。$NaHCO_3$ 的再吸收是通过 Na^+ 与 H^+ 的交换进行的。肾小管的上皮细胞内,自血液弥散进入的 CO_2 经碳酸酐酶的作用与 H_2O 结合成 H_2CO_3,游离后(H^+、门冬酸钾镁 HCO_3^-)产生 H^+ 与肾小管中的 Na^+ 交换。

2. 排泌可滴定酸

尿内的可滴定酸主要为磷酸盐缓冲组合。正常肾脏的远曲小管有酸化尿的功能。

3. 生成和排泌氨

肾远曲小管细胞能产生氨(NH_3),生成的氨弥散到肾小管滤液中与 H^+ 结合成 NH_4^+,再与滤液中的酸基结合成酸性铵盐排出体外。肾脏通过这个机制来排出强酸基,起了调节血液酸碱度的作用。铵的排泌率与尿中 H^+ 浓度成正比。NH_4^+ 与酸基结合成酸性的铵盐时,滤液中的 Na^+、K^+ 等离子则被代替,与肾小管中的 HCO_3^- 结合成 $NaHCO_3$、$KHCO_3$ 等被回收至血液中。每排泌一个 NH_3,就带走滤液中的一个 H^+,这样就可以促使小管细胞排泌 H^+,也就增加了 Na^+、K^+ 等的回吸收。

4. 离子交换和排泌

肾脏远曲小管同时排泌 H^+ 和 K^+。K^+ 和 H^+ 竞争 Na^+ 交换,如 K^+ 排泌增加,H^+ 的排泌就减少,反之如 K^+ 排泌减少,H^+ 排泌就增加,肾脏通过这一交换机制来参与保持体液酸碱平衡的稳定。

(四)离子交换

除了上述三种调节酸碱平衡的机制以外,还有通过离子交换这一机制来调节的。HCO_3^- 和 Cl^- 均透过细胞膜自由交换,当 HCO_3^- 进入红细胞量增多时(体内的酸性物质增加时),Cl^- 即被置换而排出。当 HCO_3^- 从红细胞排出增多时,Cl^- 就多进入红细胞与之交换。这样红细胞血红蛋白就可以多携带 CO_2 至肺泡排出,多余的 Cl^- 可通过肾脏排出。其他如 Na^+、K^+、H^+ 等正离子除在肾小管进行交换外,在肌肉、骨骼细胞中亦能根据体内酸、碱反应的变化而进行交换调节。

体内酸碱平衡的调节,以体液缓冲系统的反应最迅速,几乎立即起反应。将强酸、强碱迅速转变为弱酸、弱碱,但只能起短暂的调节作用。肺的调节略缓慢,其反应约较体液缓冲系统慢

10～30分钟。离子交换再慢些,于2～4小时始起作用。肾脏的调节开始最迟,往往需5～6小时以后,可是最持久(可达数日),作用亦最强。肺的调节作用亦能维持较长时间。

二、酸碱平衡紊乱

如果上述四组酸碱平衡调节均失效,就会发生酸碱平衡紊乱,临床上把这种紊乱分为四类,现分述于后。

(一)代谢性酸中毒

1. 发生原因

(1)酮症:酮体是正常代谢的产物,产生后就会被氧化,血浓度在5～20 mg/L以下。如果糖代谢发生障碍,无论是由于肝糖原合成不足或分解增加,导致糖原异生作用加强,首先出现脂肪分解加速,产生大量酮体,超过体内氧化或排出的能力。血酮储积的增加,超过5 mg%就出现酮尿。糖尿病的酮症和饥饿性酮症是常见的病因。

(2)乳酸酸中毒:正常情况下,糖代谢的中间产物乳酸在肝内部分再转为糖原,部分经三羧酸循环生成终产物CO_2和H_2O。正常血液乳酸浓度为2 mmol/L。当组织严重缺O_2,如休克、心脏停搏时,在无氧代谢的情况下,不能进行三羧酸循环,同时肝、肾功能受损,所以乳酸大量储积,可达10～35 mmol/L以上,发生乳酸中毒。白血病时乳酸产生亦过多,而利用极少,乳酸血浓度可达12 mmol/L以上。

(3)慢性肾衰竭:多种酸性代谢产物不能排出,滞积于体内;同时回吸收$NaHCO_3$、产生NH_3等能力亦发生障碍,Na^+、K^+等阳离子大量随同固定酸排出体外,体内大量碱丢失,发生酸中毒。

(4)丢失大量碱性物质:重度腹泻、长期肠引流、肠瘘等丢失大量消化液,损失过多的Na^+、K^+,常伴以H_2CO_3丢失,发生失碱代谢性酸中毒。

2. 诊断

(1) 分析病史及临床表现:这在一般经验不足的情况下,尤为重要。一般代谢性酸中毒均继发于某种疾病。除原发病的表现以外,比较重要的是呼吸变化,起初常深而快,以后渐不规则,以致发生潮式呼吸。其次应注意脱水的情况和神志变化:迟钝、木僵、昏迷。

(2) 化验:在排除呼吸性碱中毒的情况下,CO_2 结合力仍不失为一个可靠的指标,低于 50vol%,可考虑有代谢性酸中毒。血气分析显示 pH 值 < 7.35,BE 为负值,BB 降低,AB 与 SB 均减少。

3. 治疗

成人如 CO_2 结合力在 30vol% 以上,呼吸情况无明显变化,可采取一般处理,治疗原发病,并补以适当液体,不一定需要补碱性液,就可以纠正。对较严重的病例,除积极治疗原发病外,可补以碱性液。目前临床应用碱性液有三种。

(1) 碳酸氢钠:作用迅速,疗效可靠。常用 4% 或 5% 的溶液,偶尔用 8.4% 溶液(当量溶液)。如病情重,不能等待化验结果,例如在抢救心脏停搏或严重糖尿病酸中毒昏迷患者时,可先给 5% $NaHCO_3$(2~4 mL/kg 体重)。然后根据复查血气分析的结果,再进一步调整测量。

(2) 乳酸钠:须在有氧条件下,经肝脏乳酸脱氢酶作用转化为丙酮酸,再经三羧酸循环生成 CO_2 并转为 HCO_3^-,才能发挥它的纠正酸中毒作用。如缺氧、肝功能损坏等就无效,反而不利。

(3) 三羟甲基氨甲烷(THAM):这是不含钠的缓冲剂,强于 $NaHCO_3$ 2~3 倍。

输入 THAM 时,要避免剂量过大,滴度过快,因为易引起呼吸抑制,降低血压,甚至诱发心室纤颤。THAM 液不能溢出血管外,易致组织坏死,长时间用或选用静脉过细,易引起静脉炎或血栓形成。

(二)代谢性碱中毒

1. 发生原因

较常见的如丢失胃液过多(幽门梗阻、高位肠梗阻)。由于 Cl^- 丢失过多，Cl^- 降低，Na^+ 和 K^+ 与 HCO_3^- 结合增多，因而血碱性增高。服用碱性药物过多亦可发生代谢性碱中毒，例如纠正酸中毒时有碱过多。缺钾时常伴有代谢性碱中毒，这是由于：① 细胞内缺 K^+，细胞外 Na^+、H^+ 进入细胞内，形成细胞内酸中毒，细胞外碱中毒；② 血钾降低时，肾小管细胞内缺 K^+，与 H^+ 交换的能力减弱，于是 H^+ 与 Na^+ 交换，使尿酸化，机体大量回收 $NaHCO_3$，发生碱中毒，但尿呈酸性，为反常性酸性尿；③ Barttle 综合征也常发生代谢性碱中毒。

2. 诊断

分析病史及临床表现(注意呼吸浅而慢，机体肌肉有小抽动，有时出现手足抽搐)虽甚重要，但亦应根据化验室测定 pH、CO_2 结合力等来判定。一般讲，在除外呼吸性酸中毒的情况下，CO_2 结合力升高是诊断指标，但应进行血气分析：BB 增加，BE 负值，AB 和 SB 均增加。

3. 治疗

一般病例用 5% 葡萄糖盐液就可以纠正，严重病例(血清 pH > 7.6，血清 HCO_3^- > 40～45 mmol/L)需用 0.1 NH_4Cl 溶液(150 mL NH_4Cl 加于 1 000 mL 水中)，审慎地从静脉点滴。每 4 小时重复血气、血 pH、血电解质和尿毒氮检测，需 6～24 小时滴完。

(三)呼吸性酸中毒

1. 发生原因

最常见的原因为肺呼出 CO_2 发生障碍，如肺心病，由于呼吸道梗阻，体内 CO_2 潴留，这种患者常同时存在缺氧。CO_2 潴留后，$PaCO_2$ 升高，H_2CO_3 浓度加大，血 pH 降低。

2. 诊断

病史是很重要的。除了原发病的诊断，呼吸性酸中毒的确诊要依靠血液化学分析，特别是血气分析，$PaCO_2$ 常升高，CO_2 结合力也增高。但若 pH 仍正常或接近正常，即为代偿性呼吸性酸中毒，BE 为正值，BB 不变或升高，AB 和 SB 增多。如 $PaCO_2$ 明显升高，达 $9.3\sim11.3$ kPa（$70\sim85$ mmHg）以上，机体的代偿能力失效，高浓度的 CO_2 又抑制了呼吸中枢，因此，pH 下降，到了失代偿的阶段。

3. 治疗

除积极治疗外，应纠正酸中毒。初期可使用呼吸兴奋剂，目前用尼可刹米疗效尚好。如反应不佳，及早使用自动同步呼吸器作人工通气吸氧，加大交换量后，"呼酸"可较快控制。

（四）呼吸性碱中毒

1. 发生原因

临床上常见的原因为癔症时的大而深呼吸引起的。其他各种原因引起的换气过度，均可导致呼吸性碱中毒。

2. 诊断

根据病史和临床表现（呼吸常深长快速，有时短促不规则，手足搐搦、严重时可昏迷）一般在除外代谢性酸中毒的情况下，测得 CO_2 结合力降低，可以初步得出结论。血气分析可知 $PaCO_2$ 下降，pH 升高，BB 一般不变，AB 和 SB 均减少。在诊断酸碱失调上，血气分析之所以重要，最主要的原因可能是临床上常见并不单纯的一项酸碱平衡失调，而是混合性的，如呼吸性酸中毒合并代谢性酸中毒或碱中毒。不用血气分析，就无法了解这些复杂的情况。

3. 治疗

对癔症病例，可静脉注射 10% 葡萄糖酸钙，同时给予暗示疗法。

其他换气过度所致的病例,应积极处理原发病。是否应用呼吸抑制药及人工通气吸氧装置要慎重考虑。

(董晓辉)

第二章 循环生理

第一节 心室的收缩功能及其调节

一、心肌纤维的结构

心肌纤维的基本单位是"肌节",从电子显微镜下可以看出,它是由"厚纤维"层和"薄纤维"层交错组成的。厚纤维是由肌凝蛋白构成,肌凝蛋白分子是由两条链交织构成的,链体部分称为轻链,而其头部(重链)则由两个"网球拍"状的亚体组成,它和链体大体上垂直。薄纤维层则是由肌动蛋白构成,它和肌凝蛋白相平行。

肌凝蛋白的端部固定在 M 带上,不论心肌是处于休止状态,或者是收缩状态,它的位置不变。而肌动蛋白则可以滑动,肌纤维在休止状态时,它远离开 M 带而滑动;当收缩时则向 M 带滑动,使肌节缩短。

二、心肌纤维的收缩

在心肌纤维处于休止状态(即舒张状态)时,肌凝蛋白的头部和肌动蛋白是分离的。当心肌电激动开始后 Ca^{2+} 由心肌细胞外大量进入心肌细胞,而且肌浆网内也释放出 Ca^{2+},在 Ca^{2+} 的作用下,肌凝蛋白的头部和肌动蛋白结合在一起,形成若干"过桥",如同划艇上的水手们将木浆伸入水中,启动划行。Ca^{2+} 是通过与亲肌凝蛋白复合体相结合,使肌凝蛋白的头部搭在肌动蛋白上而形成过桥的。

过桥形成后，与肌凝蛋白结合的 ATP 水解释放出能量，产生张力，并使肌动蛋白滑动。

三、心室的收缩功能

早在 1914 年，Starling 证实如果心室的灌注压力增加，则心脏的排血量也增加，称之为 Starling 心脏定律。Starling 的实验是记录下腔静脉的压力，在正常的心脏它和右房的压力相等，也和右心室的舒张末期压力相仿。后来的实验用导管记录左心室的压力，也完全证实当初 Starling 实验的正确性。当心室舒张压逐渐增高（它反映心室舒张末期容积的增加和心肌纤维的被动延长），心室排血量也逐渐增加，当排血量达到高峰后，进一步的心室舒张压增高反而促使心排血量下降。

Starling 定律反映了心脏重要的代偿功能，即增加心室的舒张末期容量可以增加心脏的每搏排血量。如在运动时，全身的循环加快，每分钟（或每搏）的回心血量增加，使心室的舒张末期容积及压力增加，心排血量相对增多，以适应运动的需要。

心腔内收缩期压力的产生及其大小是衡量心室功能的重要指标之一，因为心室的做功是由以下的公式计算的：

$$每搏做功 = 心室腔内压力 \times 每搏排血量$$

通常我们称心脏的功能，即指心脏的做功能力的大小。心室腔内压力的大小对心肌耗氧量的重要性更为突出，心室肌收缩产生压力所耗的氧比起排血所需氧要大得多。

四、心室功能的调节

健康人的心室功能（指每搏心室的做功）变化很大，在平静的休息状态，心脏的排血量和做功处于基础即较低的水平。但不同程度的体力活动使机体的需氧量增加，不同的代谢水平也对心脏提出不同程度的供血需求，这些都要求心脏随时改变它的功能状态。机体主要从下面三个方面来调节心脏的供血功能。

(一)前负荷的调节作用

前负荷系指心室收缩前作用于心室的负荷,通常指心室壁所承受的压力或心壁的张力。这也是Starling很早就指出的,心室腔舒张期压力的增长导致心室排血量的增加,以及Sarnoff所指出的,心室收缩期压力也随着舒张末期压力的增长而增长。决定心室舒张末期压力的主要因素是心室舒张末期的容量。因此,改变心室舒张末期的容量,即回流到心室的血量,是调节前负荷的主要因素。

1. 循环血量的多少

大量的失血及体液的丢失导致全身循环血量的减少,回流到心室的血量减少,心室舒张末期的容量和压力均下降。大量的输液起到相反的作用,它提高循环血量,增加心室舒张末期的容量和压力,使心脏的排血量和做功增加。

2. 静脉回心血量的调节

主要通过周围血管的舒张和收缩来调节静脉的回心血量,这是最常用、最主要的调节方式。当小动脉扩张,周围循环阻力降低时,静脉回心血量增加,例如当运动时,运动肌肉的小动脉扩张,导致回心血流量增长。而静脉,特别是小静脉,是"容积血管",当全身小静脉舒张时,血液滞留在血管床内,反使回心血量减少。

3. 血液的分布

在循环血量保持恒定的状态下,血液在胸腔内和胸腔外的比例,受体位及胸腔内压力的影响。当直立时,受重力的影响,较多的血液分布在腹腔的脏器中及下肢,静脉回心血量则相对减少。反之,当平卧,特别是下肢抬高时,则回心的血量增多。胸腔的压力降低,例如当深吸气时,有利于静脉回心的血流,而屏气用力时,则回心的血流量可显著减少。

(二)后负荷的调节作用

后负荷系指心室肌开始收缩后作用于心室壁的张力。它主要决定于周围循环的阻力,而后者又主要决定于小动脉的舒、缩程度。后负荷增大时,将使心室的收缩期压力增高而心肌纤维的缩短率却下降,后者使心室的排血量降低。

在血压保持不变的情况下,周围循环阻力增大使心排血量减少。反之,例如在血管扩张剂的作用下,周围循环阻力减少,如血压仍保持不变,心室排血量则相应地增大。

慢性心力衰竭的患者,在代偿机制的作用下,周围血管的阻力常增加,不利于心室的功能。这是扩张血管药物应用于心力衰竭的理论基础。

(三)心率的调节作用

以上所述的前、后负荷的调节作用,指的是每搏心室的做功,其排血量也指的是每搏排血量,而每分钟的心率快慢对每分钟的心排血量起着重要的影响:

心排血量(L/min) = 心搏排血量(L/次) × 心率

每搏心排血量保持不变的情况下,如心率增快一倍,每分钟的心排血量也增加一倍。

(四)心肌的收缩性及其调节

心肌的收缩性是指心肌内在的、不依赖于心肌纤维的长短变化而作用于心肌收缩力的性能。已知交感神经的兴奋性和肾上腺素能物质是心肌收缩性的重要调节因子。当交感神经兴奋性增强时,心脏功能曲线(心室做功与心室舒张末期压力的关系曲线)左移,而当交感神经兴奋性过度低下时,则曲线右移。

许多药物可以影响心肌的收缩性,如众所周知的洋地黄制剂可以增强心肌的收缩性,肾上腺素能药物也可以有同样的作用。各种原因引起的心力衰竭,心肌的收缩性一般均减低。

很难找到一种衡量心肌收缩性的指标,一般认为心肌收缩时肌纤维缩短的速率可以反映心肌的收缩性,在实验室或临床上心室压力上升的速率($\Delta p / \Delta t$)也可以反映心肌的收缩性是否正常。

心肌的收缩性是由心肌内部的条件决定的,影响它的重要因子如下。

1. 钙离子浓度

在心肌兴奋时,钙离子大量由细胞膜外进入细胞内,同时细胞内的钙也释放出来,钙离子与亲肌凝蛋白相结合使肌凝蛋白得以与肌动蛋白形成过桥。钙离子的浓度过低,或者与亲肌凝蛋白结合中出现障碍则影响过桥形成的数量,从而使心肌的收缩力减少。

2. 能量转换的速度

前已述及,在肌凝蛋白与肌动蛋白形成过桥时,与肌凝蛋白结合的 ATP 即行水解成为 ADP 并释出能量。

而当心肌舒张时,又必须有充足的 ATP,才能使肌凝蛋白与 ATP 结合,恢复再次收缩的能力。

这种能量转换的速度影响产生能量的大小,从而影响心肌的收缩性。

第二节 心肌需氧量及其影响因素

心肌的代谢有赖于充分的氧供应,在健康人的心脏,供氧量能满足心脏在生理状态下对氧的需求。但是在供血不足,甚至严重缺血的状态下,如何尽量减少心肌需氧量,以最大限度地保存心肌不致坏死是十分重要的。因此医生应当从生理的角度了解心肌需氧量及其影响因素。

决定心肌需氧量大小的因素很多,但决定因素有三。

一、心室壁张力

所谓张力是指作用于一条线的力量(应区别于压力,后者是

指作用于单位面积的力量)。按照 Laplace 定律,在一个圆形面内

$$张力 = 压力 \times 半径$$

因此,张力既和心室腔内的压力大小有关,又和心室的大小有关。心室腔内的压力愈高,张力也就愈大;心室愈大(心脏扩张),其张力也愈大,需氧量也就愈高。

我们可以从以下几方面来减少心肌的需氧量。

(一)减轻后负荷

应用血管扩张制剂,减少周围血管的阻力,特别是小动脉的阻力,能有效地使心室内的压力下降,减少室壁张力。

(二)减轻前负荷

采取措施减少回心的血量,例如应用扩张静脉的药物,可以使血液更多地存留在静脉内,而回心血量则减少。它一方面降低了心室的舒张压,根据 Starling 定律,心室收缩期所产生的压力也相应地下降。另一方面心室舒张容积减少意味着心室的扩张度减少。这两方面都有利于减轻室壁的张力。利尿剂的使用也起到同样作用。

(三)减小心室的容积

除降低回心血量外,某些强心剂如洋地黄等可以使已扩大的心脏缩小。

二、心室肌收缩的速度

多种实验证明,心室肌收缩的速度对心肌需氧量有重要的影响,心肌收缩的速度愈快,心肌的需氧量愈大。在实验动物中给予小量的去甲肾上腺素或钙后可以提高心肌收缩的速度,虽然张力-时间指数有轻度的下降,但心肌需氧量却明显地增大,说明心肌收缩速度是独立于室壁张力之外的影响心肌需氧量的重要因素。心室肌收缩的速度,可以用心室收缩期压力上升的

速度($\Delta p/\Delta t$)来表示,它是心室收缩性增强的反映。

众所周知的是某些制剂如去甲肾上腺素、洋地黄、钙等可以增强心肌的收缩性。在可能的情况下,避免使用这些制剂,可以使心肌需氧量不至于因药物的影响而增大。

三、心率

心率愈快,每单位时间内心肌收缩的次数愈多,心肌的需氧量当然就愈大。实验也证明,心率的快慢和心肌需氧量的大小呈线性正相关。从理论上讲,应用某些制剂如β受体阻滞剂可以降低心率,减少心肌的需氧量。但在具体应用时要做全面考虑,心率的增快往往是心脏的代偿机制,人为地加以控制,会妨碍心脏的代偿功能的发挥。但在另一些情况下,例如心房颤动的发生使心室率过快,则不属于心脏的代偿功能的范畴,使用洋地黄类制剂,可以有效地降低心室率,减少心肌的需氧量。

充分理解心肌需氧量的影响因素,在必要时正确地采取一些措施来降低它,对于临床医师来说,是十分重要的。

(郑玉香)

第三节 血压的调节机制

血压的产生需有两个要素:一是心脏的收缩将适量的血射入动脉系统内,它是血压的能量来源。二是周围血管(小动脉)的阻力,没有阻力则血液不能保存在血管内,也就不能产生压力。其中,更为经常发挥调节作用的是周围循环阻力。

一、周围循环阻力

(一)中枢和自主神经系统

这是对血压最主要的、经常起作用的调节机制。交感神经末梢纤维广泛地分布于全身的小血管上,它的活动作用于小血管的平滑肌上,使小动脉保持一定的张力。交感神经兴奋性增强时,使小动脉收缩,血压增高;交感神经兴奋性降低时,则小动脉相应地舒张,使血压下降。中枢神经的活动也可以通过自主神经的活动影响血压。

通常,上述的神经调节机制是通过反射途径而自动调节的,位于颈动脉窦及主动脉弓上的压力感受器是重要的血压调节器官。当血压过高时,牵拉感受器,通过交感神经的传入纤维将信息传至血管运动中枢,使交感神经的活动性降低,交感神经的缩血管纤维受到抑制,从而使血压降低。反之,当血压过低时,也通过这种反射途径,使交感兴奋性增强,血压得以恢复。

（二）肾上腺素能物质的分泌

主要是指肾上腺素和去甲肾上腺素,它主要来自肾上腺髓质的分泌,血液中少量去甲肾上腺素来自肾上腺素能神经元。肾上腺髓质分泌儿茶酚胺类物质受交感神经的调节,当交感神经活动性增强时,肾上腺髓质的分泌增加,使更多的肾上腺素和去甲肾上腺素进入血液,作用于小血管壁的受体上使小血管收缩,提高血压。

二、肾素-血管紧张素-醛固酮系统

肾素是一种蛋白水解酶,当循环血量减少,血压降低时,肾血流量减少,刺激肾脏入小球动脉壁细胞分泌肾素进入血液。肾素能使血浆中的血管紧张素原水解生成血管紧张素Ⅰ,血管紧张素Ⅰ的缩血管作用很微弱,但当进入肺循环后,它在一种转换酶的作用下转变为血管紧张素Ⅱ,它是一种很强的血管活性物质,可以升高血压。① 血管紧张素Ⅱ可使全身的小动脉平滑肌收缩,周围循环阻力增大,血压上升。② 血管紧张素Ⅱ可使肾上腺皮质释放更多的醛固酮,后者可促使肾小管对 Na^+ 的重吸收,起到保 Na^+ 和存水的作用,使循环血量和回心血量增加,血压升高。③ 作为一个次要的因素,由于小静脉也收缩,回心血量增加,对血压的升高也起到一定的作用。

三、心钠素

心钠素又称心房利钠利尿素,是近年来发现的一种多肽,它具有强大的利钠和利尿的功能。心钠素虽然在许多器官中都存在,但最主要的分泌器官是心房,人和大鼠的心房都含有丰富的心钠素,其含量可达 160~200 ng/g 组织。

和肾素-血管紧张素-醛固酮系统相反,心钠素具有强的降血压作用,其降压机制目前还没有一致的结论,但主要的作用有:① 心钠素抑制去甲肾上腺素、血管紧张素Ⅱ的缩血管作用,其可能的机制是心钠素抑制 Ca^{2+} 内流和由肌浆网内释放。② 心钠素有强大的利钠、利尿作用,使循环血量降低,心排血量降低。③ 心钠素使组织和血浆中的 cGMP 含量增加,而后者是多种化学物质和激素舒张血管的中间介质。

四、其他舒血管物质

组织细胞活动时释放出某些血管活性物质,其中有些具有舒张血管功能。

(一)舒缓激肽和血管舒张素

舒缓激肽和血管舒张素存在于某些腺体中,被激活后对血管具有强大的舒张作用。

(二)组胺

它在组织损伤时被释放出来,具有局部舒张血管的作用。

(三)前列腺素

存在于血管内皮细胞,当血管受损时被释放出来,具有很强的舒张血管的作用。

以上三种舒张血管物质,多在局部起到舒张血管作用,一般不大影响全身的血压。

五、心排血量的调节

虽然在正常情况下,作为对血压的调节机制,心排血量不是主要的,但在很多病理生理的条件下,心排血量参与血压的调节。

(一) 心室的收缩功能

当心肌受到损害(例如缺血、坏死、炎症等),心肌丧失其部分收缩功能,从而不能排出足够的血量来维持正常的血压。在急性期这种表现尤为突出,而在慢性心功能不全时,其他的代偿机制发挥作用,血压一般可维持在正常范围内。

(二) 循环血量的调节

急性的循环血量不足,例如体液的大量丢失、失血等,机体常不能通过代偿机制来弥补其损失,采取正确而迅速的措施加以补充是必要的。否则低血压、休克难以纠正,成为不可逆性。

慢性的循环血量不足,可以通过水盐代谢的调节逐渐补充上,前面所述及的肾素－血管紧张素－醛固酮系统就是水、盐代谢调节机制之一。心钠素则从相反的方面来排出过多的钠和水,保持体液的平衡。抗利尿激素的分泌也是水、盐代谢的重要调节机制之一。

在急性、严重的高血压患者,通过扩张容积血管使循环血量部分地积存在静脉内,从而降低回心血量,降低血压是紧急的措施之一。

然而,最重要的水、盐调节器官则是肾脏。它作为泌尿器官起着经常性的、主要的水和盐代谢的调节作用。① 循环血量的不足,常导致血压偏低,肾血流量减少,从而使肾小球滤过率减少,尿量下降,以保存机体的水分。② 肾脏通过肾小管的重吸收,发挥其对尿的浓缩与稀释的作用,保存需要的水分或排出过多的水分,以调节体液和血容量。③ 血压的高低和肾血流量的大小影响肾素分泌的多寡,后者又通过对醛固酮分泌的影响,来调节水和盐的代谢。

（栾照敏）

第四节 心电生理学

内科心脏血管疾病中，各种各样的心律失常是很常见的，而了解心电生理又是了解心律失常机制的基础。心电生理的内容非常广而复杂，本节中只涉及某些重要的方面，为了解心律失常的病理生理打下基础。

一、心脏的自律性

心脏颇有节律地自行搏动，就心电生理来讲即心脏细胞在有规律地、由节律点控制地、周而复始地进行着除极与复极的活动。能够自发地进行这种活动的细胞称为节律细胞，从动作电位来看大体上可以分为两类，即：① 慢通道型；② 快通道型。

通常，窦房结的节律较快，它的除极扩散传导到全心脏，成为正常的起搏点。但如因某种原因，窦律变慢，则下一级起博点（通常为房室结）起而代之。如果由于某些因素下一级的自律细胞自律性增强，就可以超越窦房结之前而除极，并控制全心脏，这就成为异位心律，是早搏或异位性心动过速的原因之一。

交感神经兴奋过强，心肌缺血，常使异位的自律性增强。许多抗心律失常的药物能影响并减弱第4位相的自发性除极速度，使自律性降低。

二、心肌的传导功能

（一）传导功能及其影响因素

心肌细胞的结构是很特殊的，每一细胞的两端呈分支状而与其他细胞相连接，电离子可以在连接处的"间盘"自由通过。因此，心肌是一个相互通联的导体。当一端的心肌细胞除极后，它的除极波可以依序扩散到相连接的心肌组织,这称为心脏的传导性。传导的速度则取决于以下几种因素。

1. 除极的波幅大小

波幅的大小代表着电位差的大小。压差愈大,其推动力愈强,传导的速度愈快。以心室肌为例,它的 0 位相波幅可达 $110\sim120$ mV,而在房室结则不过 $70\sim80$ mV,前者的传导速度快,而后者则较慢。

2. 除极的速度

即 0 位相上升的速度,上升速度愈快(快通道纤维),其传导也愈快。反之如慢通道纤维,其传导速度就缓慢。

3. 传导的阻力

正常情况下电波的阻力很微小,但在病态情况下,如缺氧,则细胞间的阻力增大,传导减慢。纤细的纤维内阻也较粗纤维为大。

临床上有许多情况可以影响心肌(包括传导系统)的传导速度,例如在交感神经兴奋性增强时传导速度增快,反之迷走神经功能过强时则减慢。血钾过高、血钙过低均降低心肌细胞的除极幅度和速度,使传导减慢。缺血,不仅使传导的阻力增大,更重要的是影响除极速度和幅度,使传导减慢。

(二)递减性传导

递减性传导指的是在心肌组织中传导速度愈来愈慢,传导力也渐趋减弱。在异常情况下,如缺血的心肌组织,由于缺乏足够的能量供应,钠泵受抑制,除极幅度及速度均减弱,由正常心肌传来的推动力在进入缺血的组织后就逐渐减弱,严重时即产生传导阻滞。

在正常的心肌中,如房室结也存在着递减性传导,这是由于它是慢通道纤维,其除极的势能较低,而且它的纤维较细,内阻较大的缘故。递减性传导在房室传导阻滞的机制中,占有重要位置。

(三) 单向传导

单向传导(单向传导阻滞)指的是当心电传导沿着某一方向前进时,虽然传导减缓,但仍能通过,而从相反的方向传导时,即不能通过。它的机制是:

1. 存在着递减性传导区

心肌的一部分存在着轻重不等的受损区,在激动由左向右进行时,借助于由正常心肌传来的较强的除极力量,它可以通过有障碍的区域,虽然它的势能减弱,传导速减缓了。当激动由右向左前进时,由于已受到前一段有传导障碍的心肌的影响,传导力量已趋减弱,最后则终止在有较重的传导障碍区。

2. 心电活动的不均衡性

部分心肌受损后,它的极化程度不全,除极及复极的时间均较周围的心肌组织延缓。当激动由一个方向传来时,该部分心肌恰好处于不应期,不能将激动下传;而稍晚一些时候,激动由另一端绕行过来,该部心肌已恢复了传导性,激动就得以传过去。

以上两种机制可以独立起到作用,也可以合并存在而产生单向传导阻滞。单向传导阻滞是折返心律的重要条件之一。

快速性心律失常的发生机制,常可以从自律性的改变或传导功能的异常中找到解释,而两种机制并存共同导致心律失常的情况也很多见。

三、心脏的"易损期"和"超常应激期"

"易损期"是指在心电周期中一个特定的时期,在此时期内给予心室的刺激极易引起一连串的室性心动过速甚至室颤。这个时期在体表心电图上大致在T波的降支。在心室的复极过程中,相邻近的心肌组织存在着复极程序的差异。在易损期内,一部分心室肌已完全恢复了应激和传导的正常功能,而另一部分心肌虽然也已恢复了应激功能,甚至它的应激状态是处于超常期,但是由于 Na^+ 通道并未完全恢复,在应激后这部位心肌的除极波小而缓慢,激动的传导速度也缓慢,也就是这样存在着一个单向传导阻滞区。如果恰恰此时有一个刺激(例如早搏),则极易引起一系列的折返激动,发生室性心动过速或室颤。

"超常应激期"是指动作电位上的一个时期,心肌在低于正常强度的刺激下即可以诱发一个激动,即在此期内可以引起激动的阈值低于正常。超常应激期在动作电位上是在第 3 位相的末端延伸到第 4 位相的起始部位,它是在相对不应期之后,而在心肌完全恢复应激功能之前。在此期间,虽然心肌能被低于正常能量的刺激所激动,但由于此时期 Na^+ 通道的功能尚未完全恢复,其产生的动作电位是低幅的、缓慢的,其传导功能也是低下的。

超常应激期的确切机制尚不清楚。它和易损期的时间大致相同,但两者并非直接相关。重要的事实是,在易损期由于同时存在着超常应激状态,一个较低强度的电刺激即可诱发室性心动过速或室颤。

(丁昌会)

第三章 呼吸生理

呼吸系统的功能主要是进行气体交换,就是从大气中摄入氧气并把代谢后产生的二氧化碳排出体外。呼吸在人体生命过程中是不可须臾停顿的。危重急症常会影响呼吸功能,处置和抢救急症患者时必须尽力维护患者的呼吸功能。本章对在诊治急症患者中可能涉及的呼吸生理作一概述。

从肺脏的解剖结构考虑,可将每个肺泡和它相应的毛细血管看作是最基本的肺的气体交换单位。在这里进行的氧和二氧化碳的交换是外呼吸,经体循环将氧携带至身体各部,在组织中细胞水平所进行的气体交换称为内呼吸。一般呼吸生理主要讨论的是外呼吸的各个环节,概括起来可分为通气、弥散、血流灌注和呼吸控制四个方面。

第一节 通气

通气是指空气自外界经气道流向肺泡,在肺内分布的过程。

一、肺容积及其组成

吸气肌收缩产生足够的力使肺和胸壁扩张并克服气道内的阻力,空气才能从体外流向肺的气体交换单位。至于究竟有多少容积的气体流抵肺泡,则由肺实质、气道和胸壁的力学特性以及呼吸肌可能产生的收缩力所决定。呼吸系统内的气量反映进行外呼吸的空间,是通气和气体交换的基础。因此对肺容积的测定可提供患者呼吸功能最基本的资料。在疾病过程中或手术前后作肺容积的动态观察可帮助对疾病病情的了解。

(一)潮气容积(VT)

每次吸入或呼出的气量为潮气容积。它受机体代谢率、运动量、情绪等因素的影响。静息状态时成人潮气容积约为 500 mL。

(二)肺总量(TLC)

深吸气后肺充分扩张时的气量为肺总量。它是肺活量与残气容积的和。

(三)肺活量(VC)

深吸气达到肺总量,所能呼出的最大气量为肺活量。它是深吸气量和补呼气容积的和。VC 和体表面积、性别、年龄、胸部结构及呼吸肌强度有关。又因职业、平时体力锻炼的影响,个体差异较大。对患者定期检查可反映肺组织病理生理变化,也可作为以后需对患者通气进行机械支持或将机械通气撤离的一项简单参考指标。

(四)深吸气量(IC)

它是平静呼气后能吸入的最大气量,也是潮气容积和补呼气容积的和,受吸气肌肌力、肺和胸壁弹性、气道阻力等影响。

(五)补呼吸容积(ERV)

它是平静呼气后所能呼出的最大气量。体位和膈肌位置对补呼气容积影响较大。

(六)残气容积(RV)

它是深呼气后肺内残余的气量,也就是在肺总量状态呼出肺活量后的气量。临床上为排除体表面积对 RV 绝对值的影响,以残气量占肺总量(RV/TLC)百分数作为肺泡内气体滞留的一项指标。

（七）功能残气量（FRC）

它是平静呼气后肺内存留的气量，是残气容积和补呼气容积的和。当肺处于 FRC 时，呼吸肌放松，肺与胸壁的弹性回力相平衡。这部分气量起着稳定肺泡气分压力的作用。当 FRC 降低时，肺泡内氧和二氧化碳的浓度在呼气和吸气期将出现较大的波动，特别是在呼气时，肺泡内若无足够的残余气继续与肺循环血流进行气体交换，未经氧合的还原血将直接回入体循环，产生相当于右-左静动脉分流的效应。FRC 过于增加时，吸入的新鲜气将被肺泡内残余气所稀释，肺泡气氧分压降低，二氧化碳分压增高。因此，FRC 是反映机体通气状态的一项重要的指标。

除了 RV 和包括 RV 成分的气量即 FRC 和 TLC 外，其余肺容积成分都可以通过简单的肺量计法测得。RV 则需依靠总体描计仪或惰性气体稀释法等方法测得。

肺容积各组成成分是肺通气静态的测量，是呼吸生理最基本的数据。

二、呼吸系统的力学特点

肺和胸壁都是弹性结构。呼吸收缩时产生力，肺和胸壁组织具有弹性回力，气流在气道内流动时产生阻力，肺和胸壁运动时都有一定的惯性。一般除了极度肥胖的个体，上述这些因素中惯性是可忽略不计的。但弹性回力、气道内阻力等均具有力学的特点，研究和认识呼吸运动过程中肺容量变化产生通气的经过必须熟悉呼吸系统的力学特点。

（一）呼吸系统的压力-容量曲线

当胸腔内压力改变时，容积产生相应的变化。肺组织含有弹力硬蛋白、胶原蛋白，肺泡表面又覆盖着具有相当表面张力的活性物质。因此，当肺被牵张时，自肺内部即产生了弹性回力。

上面已经介绍顺应性是单位压力改变时引起的容积改变，是反映呼吸系统力学特性的一项指标。根据经肺或经胸壁的压力改变所得的容积改变以推断肺顺应性（CL）或胸壁顺应性（胸壁）容积的变化。欲使胸腔容积缩小，必须施加一定量的力来对抗胸壁的抵抗力及其恢复到静息位置的弹性回力。欲使胸腔容积扩大，也必须施加以足够对抗胸壁回缩至静息位的弹性回力。

理论上固然可以把肺与胸壁分别考虑，实际上二者是协调同步动作的。

当肺因弹性回力向内的力量和胸壁向外的力量相抗衡时，呼吸肌完全松弛，胸腔内净压力为0，此时即功能残气位，肺内的含气量即功能残气量。

吸气时，吸气肌收缩产生的力需与肺与胸壁扩张时向内的弹性回力相适应。当吸气肌收缩至肌纤维最短时，肌力就不足以使肺和胸壁再继续扩张，此时肺内的气量是肺总量。

呼气时也相似，呼气肌收缩需与胸壁回缩的向外方向的弹性回力相抗衡。当呼气肌的收缩力不再能克服缩小胸部所需的力量时，肺内的气量就是残气量。老年人深呼吸至一定程度因胸腔内压使周围气道关闭，气体陷闭于肺内，此时虽然呼气肌在对抗胸壁弹性回力方面仍有余力，但因气道的内径及通畅程度限制了继续缩小胸部，因此，老年人的 RV 较年轻人的要高。

当胸腔内有空气逸入，胸腔内的负压为0，肺脏的容积沿容积-压力曲线明显下降，几乎达0，临床上出现肺萎缩不张。

容积-压力曲线的斜率，即使胸腔压力有单位压力改变（ΔP）所需的容积变化，也就是 $\Delta V/\Delta P$，在呼吸生理学中称之为顺应性。在低肺容积时，于容积-压力曲线上可看到此时的斜率较陡，每增加 0.098 kPa（1 cmH$_2$O）需扩张肺的容积较大，换言之就是低肺容积时肺的顺应性高。随肺容积增大，曲线变平，顺应性降低。

（二）顺应性

上面已经介绍顺应性是单位压力改变时引起的容积改变，是反映呼吸系统力学特性的一项指标。因测试方法较复杂，受试者又需放置气囊食管导管，临床工作中不易普遍应用。以经胸廓压所测得的顺应性为总顺应性。

在急诊危重患者中当经气管导管行机械通气时，于呼吸机行控制型通气，可较容易地测出总顺应性（Compliance, C）。通过对 C 总的动态观察，可了解到肺内病变是否好转或恶化，故常用 C 总来作为机械通气过程中的监测指标。

顺应性可分为静态顺应型和动态顺应型两种，前者系指于呼吸周期中，气流暂时阻断时测得的 C，可反映肺组织的弹性。后者是在呼吸周期中，气道未阻断测得的 C，除弹性回力外，尚受气道阻力的影响，总顺应性的正常值阈值为 $0.73 \sim 1.12$ L/kPa（$0.072 \sim 0.110$ L/cmH$_2$O）。

生理情况下，顺应性除已如上述受肺容量的影响外，呼吸周期、肺泡表面张力和肺组织弹性都是主要的影响顺应性的因素。

疾病条件下、肺水肿、肺间质纤维化等由于肺弹性回力增强，肺顺应性明显降低；肺气肿则由于肺泡壁破坏，弹力组织减少，静态总顺应性下降。

（三）气道阻力

产生一定气流流量所需要的压力差可以反映气道阻力。

气道阻力的测定方法较复杂，需要流速仪或体积描记仪等设备，多不包括在常规肺功能检查内。但当患者已经用呼吸机械通气时，若呼吸机中有监视流速的传感器，常可测得气道阻力，也是行呼吸监护的一项指标。

在病理情况下，如支气管哮喘、慢性支气管炎、肺气肿患者，常表现有气道阻力的增加，故可通过 Raw 了解病情的变化。而在使用呼吸机过程中若导管扭曲或痰液堵塞均可表现出气道阻力的增加。

三、动态条件下的肺通气

空气能够从外界流向肺泡,乃因肺廓和肺扩张时形成的肺泡和口腔间的压力差。压差又由肺与肺壁的弹性回力、气流阻力和呼吸系统惯性决定。每分通气量、肺泡通气量和时间肺活量等数值反映的是肺通气的动态特点,也反映出影响肺通气机械力学特性的综合效应,是研究或讨论患者呼吸生理状态时经常要涉及的内容。

(一)分钟通气量(VE)

它是潮气容积和呼吸频率的乘积。静息状态下每分通气量为 6~10 L,因性别、体表面积而异。当体力劳动或激烈运动时呼吸频率和潮气容积均相应增加,可达 100 L/min。由于通气功能有极大的储备力,除非有严重的通气障碍,一般静息通气量不会显示异常。近代的人工通气机采用分钟通气量为预设置参数,较单设置潮气容积或频率更符合呼吸生理的要求,因而急诊医师应当熟悉患者在静息状态下满足生理代谢所需的分钟通气量。

(二)最大自主通气(MVV)

它是单位时间内最大的呼吸量。过去也称之为最大通气量(MBC)。它是在单位时间内以最快速度和最大幅度所能呼出或吸入的气量。它是一项能反映肺通气动态功能的指标。进行 MVV 测定时,测试者在一定时间内(一般为 15 s)进行很剧烈的呼吸运动,身体虚弱或严重心肺疾患的患者不宜进行。现也可由最大呼气流量-容积曲线推算求得。

(三)用力呼气量

当受试者深吸气至肺总量位,用力呼气时所描绘的曲线称用力呼气曲线。据此曲线可获得第 1 秒用力呼气量(FEV1)、第

1秒用力呼气量与用力肺活量百分比（FEV1/FVC）和最大呼气中期流速（MMFR）等多种数据。低于正常人的预计值的最可能的原因有肺弹性组织的丧失（如肺气肿）和支气管狭窄、气流阻力增加（如哮喘、慢性支气管炎）。

此项呼吸功能可由简单的肺量计测得，也是一项很常用的动态通气功能检查方法。

（四）流量-容积曲线

受试者静息状态呼吸数次后用力吸气至肺总量位，立即以最大努力、最快速度呼气达残气位，即可得一用力吸气与呼气流量-容积环。其横坐标为容积，纵坐标为气流流量。受试者一次用力呼气即可从F-V曲线上求得呼气峰流量，不同肺总量时最大呼气流量Vmax50或Vmax25不但能反映大气道内的气流流量，也可了解不依赖用力的反映小气道（≤2 mm直径气道）的功能状态，同时也可由之计算用力肺活量，用力呼气1秒率等。仪器设施不十分昂贵、复杂，能为一般医院所承受。因此，此项呼吸生理的测试迅速得以推广。

（五）肺泡通气量

在每分通气量中，有一部分气量是在没有气体交换的区域中往返的，只有分布在呼吸支气管及其以下区域的气量才能进行O_2和CO_2的交换，它们才是有效通气量，也就是肺泡通气量（A）。它决定了血中CO_2分压的水平。

（六）无效腔通气量（D）

分布在生理无效腔中的通气量就是无效腔通气量。生理无效腔为解剖无效腔和肺泡无效腔之和。解剖无效腔是指自口腔、鼻咽、气道等无气体交换功能的空间，与年龄、性别、身高、体重等因素有关，约相当于2.2 mL/kg体重。

肺泡无效腔量则指的是该区域肺泡通气良好但相应的血流灌注不良，气体交换不能正常进行，实际上此部分仍为无效通气,即称为肺泡无效腔量。正常生理情况下,肺泡无效腔量很小,可以不计,于是生理无效腔量等于解剖无效腔量。在病理情况下,因血流灌注失常,肺泡无效腔量可显著增高,但解剖无效腔量一般变化不大。生理无效腔量主要反映的是肺泡无效腔量的变化。

生理无效腔量 VD 的测定依赖呼出气和动脉血的 CO_2 分压,现今新型的机械通气机均连接着呼出气中 CO_2 含量的测试元件,可通过电脑迅速报告有效肺通气的数值,即时反馈机械通气的效果,提供调整通气机的依据,自然也反映出经过综合治疗后患者肺内病变恢复的情况。

四、通气的肺内分布

人的肺总容量不过 3～5 L,但每日为了摄入 O_2 和呼出 CO_2 所必需的交换面积则高达 70～80 m^2。唯有当肺脏被分隔为 3 亿左右的微小肺泡才能满足此要求。这样,吸入气必须经过 20 余级呼吸道分支才能抵达肺泡。

即使正常生理状况下,通气在肺内并非均匀分布。从残气位缓慢吸气时,虽然通气首先流向肺尖部,但肺尖部的通气量低于肺其他部位,较多吸入气流向基底。这种肺通气不均的原因是因为在胸腔不同位置胸腔内压(跨肺压)不同。当人站立或坐位时,肺尖部肺回缩力与地心引力(肺重量)共同作用,肺尖部跨肺压最负;肺底因肺重量本身抵消了弹性回力,跨肺压接近正值,也就是自肺尖向肺底跨肺压以 0.025 kPa/cm^2(0.25 cmH_2O/cm^2)逐渐增加。因为区域性压力的差异,使不同区域肺泡处于压力-容积曲线的不同位置。当从低肺容量(残气位)吸气时,肺尖部分已较肺底部肺泡扩张,虽然该处负压较高,但流入气量较肺底部少。继续吸气达功能残气位时,上下各部肺泡均被充张,但因上部区域肺已离开压力-容积曲线最陡峭部分,充气气量将小于基底区域的肺组织。当吸气达到肺总量位,虽肺尖、肺底间压力仍存在不同,但因均已处于曲线平坦部分,容积变化就很小了。

五、通气功能障碍

当疾病过程影响呼吸系统的正常生理功能时,可表现为通气功能障碍。通气分布不均固然非常常见,但不方便直接测定,通过常规肺功能检查,一般均概括为限制性与阻塞性通气功能障碍,或表明为二者同时存在的混合性通气障碍。

(孙立芬)

第二节 弥散

空气自体外随吸气动作抵达肺气体交换单位,氧分子通过肺泡毛细血管膜进入肺循环血液中,CO_2 分子由血液从代谢产生地点(组织)带至气体交换单位,也通过肺泡毛细血管膜排入肺泡气中,随呼气排出体外。此种气体通过呼吸膜进行交换的过程称为弥散。弥散作用是一种被动进行的物理现象,不需要额外的能量。

一、弥散律

又称 Fick 定律。气体通过一层组织膜的速率和组织膜的面积呈正比,和两侧气体的压力差呈正比,和组织厚度呈反比。

CO_2 的弥散能力是 O_2 的 20 余倍。因此,临床上考虑弥散功能时主要是指氧的弥散功能而言。人的气血屏障即肺泡毛细血管膜的面积十分巨大,$50\sim100\ m^2$,厚度 $<0.5\ \mu m$,因此是极理想的弥散组织。

正常情况下,红细胞流经肺毛细血管的时间为 0.75 s。但红细胞流经毛细血管在 $0.3\sim0.35$ s 内血红蛋白的 O_2 即可达到相应的饱和度。生理情况如运动或者在发热等不正常情况下,虽然红细胞流经毛细血管时间缩短，仍不致影响到血红蛋白与氧的结合。而且肺泡毛细血管膜因某些疾病情况增厚时，运动使红细胞流注毛细血管的时间缩短，氧弥散时间不足，血氧饱和度下降，并显示肺泡气与动脉血间氧分压差增大。

二、弥散量的测定

弥散量（DL）是测定肺泡膜功能的一项生理指标，即在一定时间内（1分钟）单位分压差（kPa）条件下，能够通过肺泡膜的气体量。

临床上多以一氧化碳作为测定肺泡膜弥散量的气体。因CO在血中溶解度大于肺泡的溶解度，而且CO与血红蛋白结合比氧大210倍。吸入少量CO通过肺泡膜后，它很快就进入血红细胞与血红蛋白结合，血浆中PaCO接近零。

三、影响弥散功能的因素

弥散量受多种情况影响，儿童氧弥散量小于青年人，男性大于女性，仰卧位大于直立位，运动时大于静息时。肺气肿时因肺泡膜退行性变，氧弥散量有所减少。肺纤维化、矽肺等因肺泡膜增厚也会减损弥散功能。但因肺弥散功能的代偿能力巨大，实际上并非单纯因弥散功能障碍引起缺氧的疾患，往往肺部病变产生弥散功能减退的同时，已经发生其他严重呼吸功能障碍，如通气-血流灌注比例失调。

第三节　血流灌注

O_2和CO_2的气体交换过程必须有肺循环系统的正常工作，要有合适的血流灌注。

肺循环系统由右心、肺动脉系统、毛细血管网和肺静脉系统构成。它与体循环系统不同，具有低压力、低阻抗的特点。这些特点使肺的血流灌注能满意地进行。

一、肺循环内的压力

肺循环内压力较体循环压力低。肺动脉平均压只约在 2.0 kPa（15 mmHg），收缩压约为 3.33 kPa（25 mmHg），舒张压 1.06 kPa（8 mmHg）。

二、肺血管周围的压力和肺血管阻力

（一）肺泡血管和肺泡外血管

肺毛细血管与肺泡气仅由一层极薄的上皮细胞相隔，几乎可以想象肺毛细血管为气体所包绕。当肺泡内压力在某特殊条件下超过了毛细血管内压力时，血管就要塌陷。一般就将肺毛细血管和肺泡壁附近的稍大一些的血管统考虑为肺泡血管，它们的管腔内径很受肺泡压力影响。其他肺实质中较大的一些动脉或静脉统考虑为肺泡外血管，它们的内径则由肺容积决定，因肺扩张时可牵拉使之扩大。

（二）肺血管阻力（PVR）

（肺动脉均压-左房压）/肺血流量，即为肺血管阻力。肺血流量约为 6 L/min，PVR 约 0.23 kPa/L·min（1.7 mmHg/L·min）。可见肺血管阻力很低，方能够将循环血量分布到覆盖在肺泡壁上的如此广袤的毛细血管网之中。

三、肺血流的分布

和肺通气的分布不均相仿，在正常生理条件下，肺内血流的分布并非均匀一致，血流分布受到地心引力、肺血管内的压力和肺血管外的压力等因素的影响。

四、病理条件下的肺血流分布不均

当肺动脉压力和循环量增加时，如在心力衰竭，血流分布将发生变化，而肺动脉压和循环血量降低时，如休克，也将使肺血流量改变。

肺内某些区域的肺血管阻力或顺应性变化会影响该区域的

血流,如缺氧可引起肺内血管收缩,使血流量减少。

若肺血管因病变堵塞,如肺血栓栓塞,或因肺实质病变的影响产生了肺血管的闭锁,如肺气肿或肺纤维化,则将使分布不均更为严重。

在危重患者可放置漂浮导管以获得有关数据来监测血流动力学。而对肺内血流分布不均的患者,则需充分了解导管所在肺内位置,这对判断检测结果是十分重要的。

第四节 呼吸控制

在正常人体,呼吸运动始终不断地、有节律地交替进行着,并能随机体的需要和外界环境的变化而调整。呼吸生理处于精密灵敏的控制之下。

一、感受器

在呼吸系统或相关组织中,存在着调节和控制呼吸的感受器,它们对机械或化学刺激、生理或病理条件的需求发生反应,向中枢控制单位传递信息,以增加或降低通气来适应对 O_2 摄取或 CO_2 清除的最终需要。

(一)肺实质或气道中的感受器

肺牵张感受器、激惹感受器和 J-感受器均位于肺组织内,呼吸道如鼻咽和上呼吸道中也有对机械和化学刺激发生反应的感受器。

肌肉关节和肋间肌均可感受运动时的变化,成为通气量增加的刺激来源。

(二)周围化学感受器

颈动脉分支处的颈动脉小体和主动脉弓上、下的主动脉小体,对动脉血氧分压和 pH 下降、动脉血 CO_2 升高发生反应,使通气量增加。

(三)中枢化学感受器

位于延髓腹侧,第Ⅸ、Ⅹ对脑神经根部。局部脑脊液、血液和局部代谢均对中枢化学感受器发生影响。它们在调节呼吸生理活动中是最为重要的感受器。

神经冲动经传入神经抵达呼吸控制中枢,但许多确切的神经传导途径并未弄清。

二、中枢控制单位

延髓是启动、处理和传递信息最重要的指挥部,过去笼统称之为呼吸中枢。

延髓传递部分信息至大脑皮层,感知呼吸的知觉,如呼吸困难,也是主动呼吸的命令来源所在。

部分信息自延髓向自律神经系统传递,指挥肺及相关的其他器官的呼吸动作。

三、效应器官

横膈、肋间肌、腹壁肌和辅助呼吸肌构成呼吸动作的效应器官。

四、呼吸控制失常

许多常见病,如发热、代谢性疾病或心理精神性疾患,都引起呼吸频率和深度的变化。过度通气是指通气量增加超出 CO_2 产生的需要,$PaCO_2$ 降低;通气不足则相反。

肺内疾病如肺炎、哮喘、肺栓塞等,周围化学感受器的抑制如久居高原、镇静药、肺源性心脏病等,周围化学感受器兴奋如某些中枢兴奋剂的作用,中枢化学感受器的抑制如镇静剂、黏液性水肿、神经系统疾患等,或兴奋如药物及中枢神经系统病变,都可使呼吸控制失常。

呼吸控制是一复杂的生理学课题。近年来,通过对中枢与脑脊液的关系的观察及各种感受器生理功能的研究、呼吸肌的调节与控制以及睡眠呼吸障碍疾病研究等多侧面临床与科研工作的进展，对呼吸控制方面的认识有不少进展。在急诊医学的领域中也有一定涉及，值得注意。

第五节 气体交换

呼吸的最终结果是进行气体交换以保持正常的血中氧与二氧化碳分压的水平。上述通气、弥散、血流灌注和呼吸控制四方面功能正常进行方能保证机体的正常呼吸生理活动。

一、肺泡气-动脉血氧分压差

大气由氧和氮气组成，并含有一定量的水蒸气。肺泡气中，体温 37 ℃时，水蒸气饱和，其分压力为 6.25 kPa（47 mmHg）。即使是健康肺，气体交换也并不完全，因为存在着少许通气与血流灌注的分布不相适宜，还有少许右至左分流，PaO_2 较 PAO_2 降低 0.67～1.33 kPa（5～10 mmHg），也就是存在轻度的肺泡气-动脉血分压差。

二、气体交换失常

PaO_2、$PaCO_2$ 直接测定值是临床上用以评价呼吸功能的可靠指标。最常见的引起低氧血压的原因可归纳为四方面。

肺泡通气不足

前已提及，肺泡通气量是真正进行气体交换的有效气量。它是分钟通气量及无效腔通气量的差值。因呼吸中枢的调节功能，每分钟 CO_2 产量一般变化不大，除非患者的通气已经被机械通气机完全控制，而又因某些因素如静脉营养使呼吸交换指数 R0.8 时，CO_2 可能升高。

$PaCO_2$ 升高，PaO_2 必然相应下降。即使肺内无病变，肺泡通气不足单纯因呼吸中枢抑制所致，也就是说 $PA-aO_2$ 在正常的 0.67～1.33 kPa（5～10 mmHg），若 PaO_2 下降明显时也会

造成 PaO_2 相应下降,即低氧血症。

单纯肺泡通气不足可以在服用过量镇静药物或颅外伤、中枢神经系统感染等情况时出现,在实际临床工作中,更多见的是与其他引起低氧血症导致气体交换功能失常的病理生理过程同时存在。

(二)弥散功能障碍

肺毛细血管膜因各种性质病变受损破坏,或毛细血管床面积减少,或通透膜(包括肺泡上皮组织及其基底膜,血管内皮细胞及其基底膜,以及红细胞膜)增厚,都将使弥散功能发生障碍。但人的弥散功能代偿储备极大,常在弥散功能下降尚未造成低氧血症时,肺内病变已因其他原因产生显著的气体交换障碍。

在弥漫性肺间质性疾病患者,通常静息时可不出现低氧血症。由于运动后血流通过肺泡毛细血管膜时间缩短,使弥散功能障碍更趋显著,再佐以其他原因,可出现低氧血症。这也是运动负荷试验在呼吸功能测定中应用的原因之一。

(三)通气血流灌注失调

习惯均以失调表示,它是引起低氧血症最常见的原因,几乎所有呼吸系统疾病发生低氧血症时,或多或少均可检查出失调的成分。

(四)肺内分流量增加

每一次右心室搏出的血液均进入肺循环,经过氧合作用后流回左心。生理条件下,心排血量 QT 只有很小部分未经氧合直接回入左心,此部分血量称为解剖分流。在没有房、室间隔或其他心血管缺陷的前提下,生理性的解剖分流是由支气管动脉的部分血液在营养支气管后,血中的氧已被消耗,再回流入肺静脉而形成;另外有少量冠状静脉血流通过迷走静脉也直接回流入左心。生理性的解剖分流一般在 5% 以下。

在病理情况下,如因炎性渗出液或水肿液充满肺泡腔或因肺不张肺泡完全萎陷时，吸入气完全不能进入该病变区肺泡内，虽然血流仍经过此区域但不能进行气体交换，含还原血红蛋白的静脉血直接回入左心，宛如由右至左的分流存在。此部分因病理原因引起的分流和解剖分流的总和称为肺内分流（QS）。当肺内分流占心排血量成分过大时，将引起低氧血症。此种低氧血症不伴有CO_2分压的升高，而且不能因提高吸入氧气浓度使之得到改善。

在急诊危重患者中，当病情影响呼吸功能，发生气体交换障碍，均可出现低氧血症和高碳酸血症，应根据临床表现，分析导致低氧血症的可能病理生理改变。实际工作中，上述四项主要原因常同时发生作用，则更当寻找主要原因，采取治疗措施。

（管玉贞）

第四章 肾脏微循环及其内在的调节

近年来,由于科学的发展和先进技术的应用,人们对于肾脏微循环及其自身的调节机制,有不少新的看法和研究,也为急性肾衰竭、急性肾缺血等临床问题提供了新的理论基础。

第一节 肾脏微循环结构

了解肾脏微循环的生理意义,首先必须了解肾脏微循环的具体结构。众所周知,肾脏可分为皮质和髓质,大部分肾小球分布在髓质,另一部分则分布在皮质接近髓质部分,称之为髓旁肾小球。所有肾单位,包括肾小球、肾小管、集合管的结构都相互一致。但和以往看法不同,目前认为按肾小球所处的部位不同,其毛细血管和小管亨利袢的结构并不完全相同。就肾小球而言,髓旁小球比皮质浅表部位的小球体积大,而且在小球入球动脉和出球动脉之间,有血管连接或称旁路连接,这点在皮质浅表部位的肾小球很少见。髓旁或皮质深部的肾小球不仅体积较大,其单个肾小球滤过率也比浅表部位肾小球高 30%~40%。

全肾血流首先通过肾小球,经出球动脉,然后分支灌注肾小管。和过去了解不同,目前认为每个肾单位的小管周围毛细血管并非只限于来自其本身肾小球出球动脉,而是每个肾小球出球动脉同时供应几个肾单位的小管血流。换而言之,每一支肾小管常同时接受几个肾小球的出球动脉血流供应,形成肾小球出球动脉和小管之间错综复杂的交叉。

肾小球位于浅表皮质部分者,其出球动脉很少分支,向外延伸,主要供皮质部分肾小管的血运。皮质中层肾小球的出球动脉很短,分支构成毛细血管网,围绕肾小管,而且不走向肾髓质。髓旁小球则不然,其出球动脉除少数分支在皮质,大部分分支很长,直接延伸下降到髓质。第一支出球动脉在髓质中分成约30条直小血管降支,呈束状下行,并依髓质不同的层次,形成分支,构成毛细血管网围绕小管。毛细血管网最后汇集成直小血管升支,引流髓质的静脉血。

就大多数肾小球而言,出球动脉比入球动脉管径小,肌层较薄。然而髓旁肾小球则有较宽管腔和相对较厚的管壁,如前所述,此结构可能代偿调节血管阻力。实验证明,容积不足或容积扩张,常影响浅表肾小球滤过系数,但对髓旁肾小球影响较小。提示肾小球血流滤过率的调节在皮质浅层和深层的肾小球并不完全相同。

肾小球内毛细血管介于入球动脉和出球动脉之间。出球动脉的阻力变化和阻力调节对维持肾小球内毛细血管阻力很重要,同时出球动脉对其下行的毛细血管和肾小管的回吸收有重要影响,而且毛细血管内压力应保持一定的低水平。鉴于出球动脉的长短、肌层的厚薄在肾脏各部分肾小球之间并不一致,肾小球毛细血管襻和肾小管周围毛细血管之间的压力差可能亦不相同。

入球动脉进入肾小球囊后,即形成毛细血管襻,并分成几叶。在较大的毛细血管之间,有较小的毛细血管分支,使小叶之间发生联系。毛细血管最后汇集一处,结合成出球动脉。毛细血管壁分为内皮细胞、基底膜和上皮细胞。系膜细胞存在于小球毛细血管之间。内皮细胞之间具有小窗样孔道,直径为$500\sim1\,000\,\mu m$,中间没有横隔。基底膜在人类约厚$3\,000\,\mu m$,按电镜下呈现密度的不同,可以分为三层,即中间为致密层,两侧为稀疏层。肾小球毛细血管表面带有负电荷,肾小球对滤过物质除分子量大小外,还受电荷影响。

肾髓质血流仅占肾脏血流量的小部分,但髓质须浓缩大量血浆,最后形成每日 1 500 mL 左右的尿液排出。髓质微循环从髓旁肾小球出球动脉以后开始,髓质部分可分为外髓层和内髓层,外髓层又分为外带和内带。外髓层包括小管升降支、细降支和粗升支以及集合管,血管束和毛细血管网也交织在该部分。内髓层包括亨利升降支和集合管,毛细血管呈直血管形态。如前所述,出球动脉进入髓质外带后,形成马尾状 20～30 分支,称直小血管降支,呈束状走向,向下延伸,形成毛细血管丛,在内带区比较稠密,到达内髓层,则比较稀疏。最后与直小血管升支汇合,引流入叶间或弓形静脉。

第二节 肾脏微循环的滤过和回吸收

肾小球滤过和小管周围毛细血管的液体交换和回吸收都受相同原理所支配,即各种不同的力和其相互之间的作用可以用 Starling 滤过和回吸收原理来解释。

第三节 肾脏微循环的生理调节

一、内在的自动调节

现已公认,大部分人体微循环床具有内在的自动调节机制,肾脏亦不例外。肾脏微循环具有高度的自动调节来维持总的肾血流(RBF)和肾小球滤过率(GFR)的稳定。当身体动脉压 AP 高于平均压 10.64 kPa(80 mmHg)时,RBF 和 GFR 均保持恒定。除动脉压改变外,静脉压上升,输尿管压力变化,血浆胶体渗透压改变,肾脏血管阻力发生适应性调节。这是一种负反馈控制系统。这种调节即使在去神经的游离肾上仍然存在,具有内在自动的特点。入球动脉是自动调节产生阻力变化的主要部分，在正常情况下，对动脉压改变产生相应的血管阻力变化，而肾小球后的出球动脉阻力改变很小。但当肾动脉压维持在低水平，肾内血管紧张素Ⅱ产生，也可以使球后阻力增加。因此，可以认为肾脏微循环各部位都有自动调节能力，但反应程度不一致。动物试验也证实这点，如动脉压很高时，全部肾单位都有自动调节，但皮质深部肾单位具有更大的自动调节。当血压很低时，深部肾小球血流比浅表小球血流有较大保留能力。这种皮质浅表小球自动调节能力较小的现象，可能和该部位动脉离主干较远较长有关。

二、肾素-血管紧张素对于肾内血流动力学的调节

（一）肾素-血管紧张素系统成分的肾内定位

如前提及肾素由肾小球旁器中细胞形成。业已证明，内源性肾素分泌和肾小球旁器颗粒细胞出现颗粒程度有密切关系，即高度肾素分泌时，颗粒化程度也高，反之，颗粒化减低，甚至呈无颗粒状态。目前已知一些因素可以引起颗粒化增高和肾素分泌增多，如肾缺血、长时间缺氧、低钠血症、妊娠和肾上腺功能不全等。另一方面，钠负荷、动脉血压升高、体液过多，均可使颗粒减少而肾素分泌下降。调节肾素分泌的机制，可以归纳为几方面：① 肾内者，包括肾血管感受器，如肾小球细胞本身和致密斑。② 交感神经系统，包括肾神经、循环中儿茶酚胺。③ 体液因子，循环或局部产生者，包括加压素、血管紧张素Ⅱ和电解质，这些直接作用或间接通过其他调节机制作用于肾小球旁器细胞。

以往认为肾素分泌后，直接进入血管。现在认为进入血管中的肾素，不可能很快到达肾间质，而且肾脏淋巴组织和间质中的血管紧张素Ⅱ和肾素浓度相对地比较高。因此，可能肾素形成后主要是进入肾脏间质的间隙，在该处作用于底物，形成组织

内血管紧张素Ⅰ,继而肾素和血管紧张素进入血循环。这一过程主要发生于小管周围毛细血管内。应用免疫化学技术,现已进一步了解肾素-血管紧张素系统在肾内的分布。

（二）血管紧张素的肾内血管作用部位

很多研究证实一些组织的血管平滑肌细胞上有血管紧张素受体,同样也证实肾脏血管平滑肌细胞对血管紧张素有高反应。但肾脏大的动脉例外,不具备这种明确反应。血管紧张素具有三种人们所熟知的生理效应,即:① 引起小动脉收缩。② 对肾脏有直接作用,小剂量可以引起钠潴留,大剂量引起尿钠增多。③ 作用于肾上腺皮质,引起醛固酮分泌增加。

近年来,对其肾内的作用研究较多,还证明肾小球内有血管紧张素受体,特别是肾小球系膜有血管紧张素依赖的收缩性,即肾小球结合血管紧张素部位主要在小球系膜细胞。当血管紧张素Ⅱ加入系膜细胞,则系膜细胞呈现类收缩现象,但肾小球上皮细胞不具备此一性质。对于肾小球细胞收缩能力研究,可以认为血管活性物质如血管紧张素Ⅱ直接刺激系膜细胞,导致了肾小球体积缩小,减少毛细血管通过和滤过面积,从而调节肾小球滤过率这些研究,提示在血管紧张素作用下,系膜细胞系肾小球毛细血管和液体通过的主要调节环节。

（三）血管紧张素肾内直接作用对血流动力学影响

血管紧张素Ⅱ引起 RBF 降低,但对 GFR 较少作用。

三、前列腺素 PG

PG 由体内多处组织所合成,肾脏是其中重要器官之一,肾脏集合管、髓质、小球以及肾血管细胞都能形成 PG,其中主要者为 PGE2 和 PGI2。PGE2 可以在髓质和皮质中形成,而 PGI2 主要形成于肾皮质。

PG 对肾脏血流动力学影响,主要是通过动物试验来证实。

已经证明 PGE2 可以增加肾血流。当内源性肾脏 PG 被激活，肾皮质内带和髓旁血流增加，但皮质外带血流改变不明显。这种现象不仅见于 PGE2，也见于其他血管舒张作用的 PG。PGE2 虽然可以增加肾血流，但不改变 GFR，这种情况下入球动脉阻力可下降 50%，出球动脉下降 30%。应用 PG 抑制剂，可以抵消这些改变。血管收缩剂也可以引起代偿性的肾内合成 PG 增加。因此，各种因素减少肾脏血流动力学时，PG 对维持肾脏血流动力学稳定有重要作用。

了解 PG 和血管紧张素肾内作用有重要意义。充血性心力衰竭、一些肝脏疾病、肾小球疾病、血容量不足等情况都伴有血浆肾素活性和 AⅡ 浓度增加，同时 PG 合成也增加。此时如果肾脏 PGE2 这种代偿性增加被阻断，如用吲哚美辛一类药物，则肾小球滤过率和肾血浆流量会急剧恶化。这种下降不仅受 AⅡ 作用，同时还受 α-肾上腺素能儿茶酚胺以及加压素调节。但 AⅡ 受体此时如果也被阻断，则能减少该 PG 抑制剂的这种使肾功能恶化作用。

（滕　娟）

第四节　肾缺血机制的一些新概念

关于缺血性急诊肾衰竭（ARF）的发生机制，目前还不很清楚，根据近年来的研究，对肾内血管因素、肾内血流分布以及肾小管功能损害等方面有一些新的看法，在理论上，有重要意义。

一、血管因素

缺血性 ARF 时，可见总的肾血流量明显降低。在全身循环状况已经纠正后，这种降低常不立即消失，仍持续存在一段时间。因此，ARF 时肾血流减少，可能有多种因素。由于血浆内肾素-血管紧张素浓度比此阶段明显增高,其活性增加,使人曾设想该因素引起缺血性 ARF。但临床实验并不支持此一简单看法。因为其他因素,如充血性心力衰竭、肝硬化、原发性高血压等,肾素活性也增加,但并不出现 ARF。而且现已知肾内和血液中 AⅡ 活性增加,常常不在 ARF 之前出现,而在 ARF 之后。这些亦提示缺血性 ARF 时肾素活性增高,不是致病原因,而是肾缺血的结果。此外,如前所述,肾脏是产生 PG 的主要器官,与肾脏活动有关的,主要是 PGE_2、PGI 和血栓素 TXA_2,前两者作用于血管相应受体,使血管舒张,阻力下降,而 TXA_2 为缩血管物质,引起入球动脉收缩,但主要也是发生于肾小管阻塞以后。PGE_2、PGI_2 的对抗 AⅡ 作用,有重要意义。动物实验中,当给予动物外源性 PGE_2,肾缺血可减轻,肾皮质血流明显增加,如果 PG 合成受到抑制剂抑制,肾脏血管自动调节能力明显减弱。

二、肾血流分布

根据目前对肾缺血的研究,认为 ARF 时,并不支持以往看法,即肾皮质有严重缺血,而认为肾髓质在 ARF 时有明显淤血。在该情况下,病理损害主要表现在外髓层和皮质内层。由于肾脏微结构的不同,肾缺血时,外皮质肾单位的血流量和小管内流率改变不大,但髓旁肾单位的血流率有明显降低。如前所述,髓旁肾单位的出球动脉供应髓质血流。在此情况下,髓质供血降低,同时由于外髓层毛细血管的高度分支,使血液流变学易于改变,红细胞易于淤积,导致血管阻塞。形态学上已证实外髓内带和内髓区整个血管腔内血液淤滞。

此种现象机制不清楚,有人认为该部位亨利襻小管易于梗阻后扩张,压迫周围小静脉,以致淤血。另有人认为血管淤滞在前,影响对小管供血,引起小管损害。也可能两者互为因果。这种淤血程度和肾功能降低程度呈正相关。如果淤血持续存在,肾功能进行性恶化。

三、肾小管损害因素

肾脏在正常时,血流量很高,和其本身耗氧不成比例。如从肾静脉取血,可见其氧张力高于其他器官静脉血的含量。肾脏高血流量但又对血容量减低十分敏感,易于出现损害,其机制不十分清楚。

（孙　明）

第五章 心脏猝死

心脏猝死是当前心血管病学中一项重要的研究课题。发达国家心脏猝死发生率很高。

第一节 心脏猝死的定义

猝死指突然发生的自然死亡。心脏血管、呼吸系统、中枢神经系统疾病、代谢障碍、药物、酗酒、出血、过敏及中毒都可以导致猝死,但是以心血管疾病居多。世界卫生组织曾规定发病24小时内为猝死,则心脏猝死占75%,仍有1/4左右为非心脏猝死。目前多数心脏病学者主张把时限定在发病1小时内,则心脏猝死率占90%,排除了许多非心脏病病因。

第二节 心脏猝死的病因

引起猝死的心血管疾病很多,其中冠状动脉心脏病(冠心病)占半数以上。对于冠心病猝死的机制、诱因、防治等研究资料较多,本节将主要论及这方面的问题。其他原因的心脏猝死发生率较少,研究不够详尽,已知的病理生理与冠心病猝死相似。

一、先天性心脏异常

(1)先天性窦房及房室传导系统病变。
(2)房室旁路(预激综合征)伴发快速性心律失常。

(3)先天性(家族性)长 Q-T 间期综合征。

二、其他心脏病

(1)心肌炎。

(2)心肌病,尤其是肥厚性心肌病。

(3)原发性传导系统的退行性病变。

(4)冠状动脉病。

① 急性心肌梗死。

② 慢性供血不足。

③ 心脏破裂。

(5)心脏瓣膜病,如二尖瓣脱垂、主动脉瓣狭窄。

三、心脏肿瘤

四、心包填塞

第三节　心脏猝死的临床表现及病理生理

虽然猝死例数随年龄而增加,因为冠心病患者随年龄而发病增多,但是按年龄百分比,猝死率在 65 岁以下的年龄组中占 50% 以上,在 65 岁以上低于 50%,说明中年是多发期。

患者多无前驱症状,或仅有乏力、胸闷、心悸等不特异的感觉,容易被人们所忽略。剧烈的体力活动不是常见的诱因,半数以上发生在一般活动的时候。

急性心肌梗死的早期(发病 1 周内),可能发生危险的室性心律失常及猝死,若能及时抢救生存,预后较好,再犯概率很低(2%)。一小部分急性患者突然意识丧失,呼吸不规则,脉搏和血压不可测知。心电图记录开始心搏正常,随后心室活动减慢,P 波消失,QRS 波群增宽呈现心室自搏心律后心搏停止。此种心电-机械脱节发生于大面积梗死或心脏破裂。

临床上也可以见到心电不稳定的现象。动态心电图示原发性室颤前,室性期前收缩(室早或成串的室性搏动)增多。用导管电极标测心室内膜,程序刺激诱发室速之前也能记到心内膜碎裂电位,在发生中心的碎裂电位也是延续大半个舒张期。

神经和精神因素是诱发室颤的重要因素。神经,尤其是中枢神经的功能变化可以改变局部心电不稳定状态,从而诱发猝死。

长 Q-T 间期综合征是一种家族性遗传疾病,表现为阵发性室速/室颤引起晕厥或猝死。其机制是周边交感神经不平衡活动的结果,右侧心脏交感神经活动减少及(或)左侧交感神经活动增强。动物实验中切断右侧交感星状神经节,刺激左侧星状神经节,可以引起 Q-T 间期延长。Q-T 间期是心肌复极时间,延长后心肌应激性的恢复分散不一致。过早激动使部分心肌除极造成有利于折返条件,发生快速室性心律失常。

(张世宇)

第四节 心脏猝死危险因素的识别

由于心肌内有电不稳定的现象,人们努力探索预测心电不稳定的预兆。已知多项导致和加重冠脉硬化的因素,如高血压、糖尿病、高脂血症、肥胖等都与猝死没有密切的关系,而室速/室颤之前往往室早增多,识别室早的质和量可能有助于发现心电不稳定的危险因素。

一、健康人群中的室早

了解正常人群中的室早出现的规律,可以判断疾病时室早的特点。简单的室早为孤立的搏动,复合的室早指多源、反复激动、短阵两个或三个以上的搏动,及 R 在 T 上(R on T)等。

不伴有心脏病变的室早,包括单个或复合室早,不增加猝死的危险。

二、冠心患者中室早的临床意义

(一) 室早的频率

有冠心病时室早频率和复合程度增加。

(二) 室早的复合程度

孤立室早形成二联和三联律,与单个室早意义相同。多形室早的发生率不多,因此复合室早主要包括 R on T 及反复室早或短阵的室速。

(三) 室早与心脏功能的关系

近年多篇报道室性心律失常、猝死和心室功能障碍关系密切。急性前壁心梗形成室壁瘤,伴有很高的猝死率(61%),猝死原因是心律失常和心脏破裂。

可以认为在冠心病、心肌梗死患者中室性心律失常和左室功能是互相关联而又独立的影响预后的因素。对于左室功能障碍患者可能需要做较长时间的监测和预防治疗。

(四) 猝死复苏后的预后

猝死复苏后生存者再犯的概率是很高的。急性心梗早期的原发性室颤,复发率很低。但是不发生心梗的急性缺血导致的室颤,再犯机会很大;同样心梗急性期后恢复期发生的猝死,也有很高的复发率。

三、检测心电不稳定的方法

(一) 心电图

心电图是检查有无室早的主要方法。室早的检出率与检查时间长短有关。

运动试验时观察心电图也是一项无创性检查,与长时间监测比较,后者更为敏感。

心电图运动试验虽然对检出室早发生率不够敏感,但是可用以测试心脏功能。

(二)心电生理检查

应用程序调搏技术可以诱发室速,因为90%以上的室速系折返激动机制。心内电生理检查为侵入性检查方法,其适应证是严格的;用于不明原因的意识丧失者、猝死恢复患者或治疗不满意的室速患者,以达到确诊、判断预后或选择有效药物的目的。近年来,在有条件的医院内,还给心梗恢复期而有高危因素的患者进行程序调搏,以估测日后发作的可能概率。

调搏的程序须是规范化的,室早刺激的数目不宜超过3个,否则过多或过强的刺激会引出假阳性结果。临床上有室速及(或)室颤史者,程序调搏诱发成功率为50%～85%;无室速史的健康人应该不被诱发,或者有不及5%的非持续性室速。所以规范化的检查方法被认为是安全的。

程序刺激诱发的阳性终点有两种:一是心室反复激动(RVR),二是与临床发作相同的室性心律失常。

(三)晚电位测定

用侵入性的技术来暴露心电不稳定性,终究受到限制,不便于推广。

(刘 迪)

第五节 心脏猝死的预防和治疗

心脏猝死者的生存决定于能否获得及时的抢救。猝死发生5分钟内成功地复苏者,住院生存率、心脏功能和中枢系统受到损伤的程度都与晚迟复苏有明显的不同。

猝死发生后的复犯机会很高,多年来学者致力于预防研究。预防的对象是有高危因素和有过猝死史的患者。措施是用抗心律失常药物控制紊乱的心律,或用非药物手段消除心电不稳定性。

第六节 心脏猝死的其他机制及其防治

动物实验中观察到阻断冠脉血流及释放后再灌注两个阶段,心室室颤阈值明显降低,并可诱发或自发室颤。在冠状动脉血流被阻断 2 分钟后,室颤阈值就急剧下降,其机制不能用神经精神因素解释。因此冠脉一过性血流障碍可能是造成室颤的机制。目前对形成冠脉血流障碍的原因,研究得较多的为冠状动脉痉挛和血小板积聚。

一、冠状动脉痉挛

冠脉痉挛导致猝死是临床早已知道的现象。较多的研究证实变异型心绞痛发作时冠状动脉痉挛,而痉挛易于发生在已有硬化的动脉,正常血管极少发生。冠状动脉痉挛影响左室功能,左室压力上升速度明显下降,舒张末期压力增高,甚至高达 5.32 kPa(40 mmHg),局部心肌灌注降低。若从冠脉内给予硝酸甘油可使以上的异常变化恢复。变异型心绞痛时可以发生猝死,发生率 4%～20%。近年来发现冠状动脉痉挛可以发生于各种类型的冠心病,包括不稳定型心绞痛、心肌梗死急性期、冠脉搭桥术后等,不仅仅发生于变异型心绞痛。心电图上有缺血 ST 段降低而无症状者并不少见。即使心绞痛患者,1/3 的患者也可有无症状的缺血时候。猝死前多无先兆,可以设想无症状的缺血导致了心律失常,从而发生猝死。

再灌注,即冠脉痉挛解除阶段,也可诱发室性心律失常。实验表明再灌注心律失常的发生率与血流恢复的程度成正比。因此,冠脉病变越轻,痉挛解除后血流通过越多越快,室性心律失常越容易发生。变异型心绞痛,当 ST 段抬高时可伴发室性心律失常,部分患者在 ST 段降低恢复时才出现心律失常。这些痉挛解除后的再灌注心律失常多发生在 ST 段抬高较长时间、缺血较重的患者。

针对冠状动脉痉挛因素,临床上使用两类药物:钙拮抗剂、β 受体阻滞剂。

已知冠状动脉是很活跃的平滑肌动脉,交感兴奋,血内儿茶酚胺物质增多,促使钙离子进入血管细胞。钙离子与细胞内钙调蛋白结合激活酶系统使肌球蛋白和肌动蛋白相互作用,引起肌肉收缩。设法阻断钙离子在兴奋-机械收缩耦联的任一环节的作用,便可以解除血管收缩。硝苯地平、维拉帕米、硫氮卓酮是常用的有效的钙拮抗剂,近年又生产了多种新的衍化物。

β 受体阻滞剂不是血管扩张剂,但它能降低心肌耗氧量,从而改善缺血心肌的供氧和需氧的矛盾。心肌 β 受体兴奋使室壁张力增加,心率加快,收缩力加强,也就增加心肌耗氧量,加重缺血状况。β 受体阻滞剂通过抑制心肌收缩力,减慢心率,降低血压,也就减少了心肌需氧量。β 受体阻滞剂对冠状动脉血流的作用是多种药效的综合结果,一方面心肌耗氧减少,代谢物也减少,冠脉自动调整血流,另一方面心脏 α 受体无 β 受体对抗,使冠脉阻力升高。但是 β 受体阻滞剂可减慢心率,延长舒张时间,使冠脉灌注较为充分,以及改善侧支循环血流,有利于血液再分布等,有利于心肌对氧的需求。除非在某些极易引起冠脉痉挛的患者,β 受体阻滞剂可以减轻缺血症状。

二、血小板的功能及聚集

血小板异常间接地引起心肌损伤和心电不稳定性。冠状动脉硬化斑损坏血管内皮,血小板直接接触内皮下胶原纤维组织,并附着其上,逐步形成血栓。血栓加重已狭窄动脉的缺血,微循环的小血栓造成心肌坏死。凝集的血小板上的受体与内皮下胶原组织、ADP、肾上腺素、血栓素相互作用,通过钙离子转运,使血小板释放一系列的血管活性物质。这些物质一方面促进凝集，另一方面收缩冠状动脉。冠脉缺血和心肌坏死降低心室肌的室颤阈值，提高其易激性。

一些促进冠脉硬化的因素，如高血压、高血脂、糖尿病、吸烟等，都可能造成血小板功能异常，使血小板过度活跃。近年来临床研究发现在心肌缺血和梗死时，血小板的质和量有改变。如 Mehta 等观察经造影证实为明显的冠心病患者，主动脉内和冠状静脉窦内血小板数值有一差级，后者减少 10%～40%；而造影正常的患者却没有差级。这说明血小板可能附着在硬化斑块上。在心肌梗死急性期 48 小时内，血小板积聚增加，到第 7 日才恢复正常。代表血小板活性的 PF-4 因子在心梗急性期和运动诱发缺血反应时都有增加。

阿司匹林、双嘧达莫、磺酰吡唑酮、吲哚美辛有抑制环氧化酶的作用，所以用以抗血小板凝集治疗。

普萘洛尔有改变血小板功能的作用，抑制 ADP、肾上腺素、胶原、血栓素造成的血小板凝集。其机制不清楚，可能与血小板结合改变膜的性能，对促凝集物质不敏感。临床尚无普萘洛尔等 β 受体阻滞剂抑制血小板的研究报道。

（刘　洋）

第六章 心、肺、脑复苏

第一节 概论

一、心脏骤停的定义

心脏骤停是指心脏射血功能的突然终止,大动脉搏动与心音消失,重要器官(如脑)严重缺血、缺氧,导致生命终止。这种出乎意料的突然死亡,医学上又称猝死。引起心搏骤停最常见的是心室纤维颤动。若呼唤患者无回应,压迫眶上、眶下无反应,即可确定患者已处于昏迷状态。再注意观察患者胸腹部有无起伏呼吸运动。如触颈动脉和股动脉无搏动,心前区听不到心跳,可判定患者已有心搏骤停。

二、心脏骤停的病因

引起心脏骤停的病因主要是心脏本身原因,也可由于非心脏的病因。

(一)易致心脏骤停的疾病

1. 冠心病

心脏病中以冠心病最易引起心脏骤停。其他如瓣膜病变、心肌病、高度房室传导阻滞、某些先天性心脏病等也可以引起心脏骤停。

2. 其他

非心脏病引起心脏骤停的原因包括触电、溺水、某些药物中毒等。

(二)引起心脏骤停的直接原因

最常见的是心室颤动。其他直接使心室骤停的原因为室性自搏心律、心电-机械分离等。

三、临床表现和诊断

心脏骤停后,最突出的是深度昏迷和扪不到大动脉搏动。其他如瞳孔散大也是重要的表征,但是有其他因素可以影响它的舒缩,如吞服大量有机磷杀虫剂,虽已心脏骤停,但瞳孔并不立即散大。相反,如已用了大量阿托品抢救,心脏并未停搏,瞳孔可以散大到边缘。呼吸在心脏停搏后,尚能维持奋力呼吸数秒,甚至数十秒,这是由于中脑部分尚存有含氧血液,所以还可以短时间刺激呼吸中枢。发绀是心脏、呼吸骤停后出现的体征。

判断是否心脏已突然停搏,凭深度昏迷和扪不到大动脉搏动两个特征就可以下结论,应立即开始抢救。切勿依靠听诊器反复听,更不应用心电示波器来判断。因为心脏骤停后,复苏术开始的识早与成活率的关系至关重要,必须分秒必争。基础生命抢救(BLS)主要是胸外按压和人工呼吸,目的是提供大脑最低限度的血液供应。进一步生命抢救(ALS),需用器械和药物,如气管插管,直流电非同步除颤,使用肾上腺素、阿托品等药物,以利心脏恢复搏动。

第二节　心脏骤停后的病理生理变化

一、体内各种主要脏器对缺氧缺血的耐受力

正常体温时,心肌和肾小管细胞的不可逆的缺氧缺血损伤阈值约30分钟。肝细胞可支持缺氧缺血状态1～2小时。肺组织由于氧可以从肺泡弥散至肺循环血液中,所以肺能维持较长一些时间的代谢。

脑组织各部分的缺氧缺血耐受力不同,大脑为4～6分钟,

小脑0～15分钟,延髓20～30分钟,脊髓45分钟,交感神经节60分钟。

二、缺氧缺血时细胞损伤的进程

心脏骤停后,循环停止,如立即采取抢救措施,使组织灌流量能维持在正常血供的25%～30%。大多数组织细胞和器官,包括神经细胞,均能通过低氧葡萄糖分解,获得最低需要量的三磷酸腺苷(ATP)。心脏搏动的恢复性很大,脑功能也不会受到永久性损伤。如血供量只达15%～25%之间,组织细胞的葡萄糖供应受到限制,氧亦缺乏,ATP的合成受到严重影响,含量降低。如心脏搏动未恢复,组织灌流量亦未能增加,ATP就会耗竭,正常细胞的内在环境稳定性即被严重破坏。此时如再加大组织灌流,反而会促使组织细胞的损伤达到不可逆的程度,即所谓"再灌流所致的损伤"。

如组织灌流量在心脏骤停后只维持在正常血供的10%以下,即所谓的"涓细血流",ATP迅速耗竭,合成和分解代谢全部停顿,称为"缺血性冻结"。此时蛋白质和细胞膜变性,线粒体和细胞核破裂,胞浆空泡化,最后溶酶体大量释出,细胞发生坏死。这是一幅细胞不可逆变化的景象。

三、钙离子在缺氧缺血时细胞损伤中的作用

正常情况下,细胞外和细胞内的Ca^{2+}梯级差为10 000∶1。它的两个主要作用是:

(一)延缓房室交界区的传导和延长该区细胞的不应期

这可使左、右束支和心室肌纤维恢复极化,使下传的脉冲可以顺利地进行心室肌细胞除极,不致因遇到尚处于不应期的束支而影响传导;同时因为在交界区的延缓,就有足够时间让心室充盈得较满意。

(二)形成电和机械耦联

结合肌动蛋白和肌凝蛋白,心肌和血管平滑肌方能收缩。

四、氧游离基在组织缺氧缺血时的破坏作用

氧是代谢作用必不可缺的物质。正常时,它在组织系统中经细胞内的色素系统作用,进行4价还原。在还原时,有1%~2%的氧分子逸出,进行单价还原,它具有高度反应作用的活性。因为单价还原的氧分子最外圈只含有一个离子,成为氧游离基,包括过氧化游离基(O)和氢氧游离基(HO)均属极强的氧化或(和)还原物质。如果过多地存在,就会威胁细胞的完整性。正常时,由过氧歧化酶(SODs)阻止这些游离基的过强作用。缺氧缺血时,氧游离基含量在细胞内大量增加,超过氧歧化酶的清除作用,严重地破坏蛋白质和脂肪的成分,引起了广泛的脂肪过氧化酶的连锁反应,从而严重地破坏了细胞的正常结构。

五、铁离子在组织缺氧缺血时的破坏作用

上面提到缺血组织中,过氧化游离基含量过多,通过它的促发作用,引起铁离子催化的 Haber-Weiss 反应,产生反应力极强的氢氧基。

六、脑复苏的重要性

心脏骤停后神经系统受损的严重性和正确的治疗方法已越来越引起临床医生的关注。一项临床统计值得重视:经"复苏存活"而住院的患者,最终死亡,其中由于明显的神经系统损伤者占59%,因严重心力衰竭者占31%。这些患者的组织损伤可以认为都是在再灌流以后加重的。有的学者称之为"复苏后综合征",大致可以分为三期:

(一)充血期

这是最初很短暂的时期,灌流可以超过正常时期,但是分布不均匀。目前尚不清楚这些增加了的血流是否确切灌注了微循环。

（二）低灌流期（或称"无再灌流期"）

经过充血 15～30 分钟后，开始发生细胞水肿，同时出现血凝块，红细胞凝集，血流成泥流状，血小板聚集。此外，还可能存在颅内压增高、脑血管收缩、毛细血管周围红细胞肿胀等。最终发生脑血管痉挛，此时脑血流显著淤滞。这一低灌流现象在脑组织各部的严重程度并不一致，一般可持续 18～24 小时。现在已经引起了临床医生和研究人员的高度关注，他们试图改善这些异常现象，即在生命抢救方案中增加适当防护措施，或在复苏术取得初步成功后，对这类患者加以特殊的强化监护治疗。但是到目前为止，还没有肯定的有效治疗方法。

（三）后期

低灌流期以后，经过救治，脑组织可能部分恢复功能，并逐渐完全恢复（这与抢救时机及所采取的措施有密切关系）；或持续性低灌流，导致长时间或永久性昏迷；或发展至脑死亡。

脑复苏后综合征全过程中的病理生理变化到目前为止和其他脏器在复苏过程中的病理生理变化一样，所取得的都是零碎的、片断的资料，还缺乏对它们的充分认识，亦尚未形成成套完整的理论体系。很多未知数尚待深入研究以求得明确的答案。有些情况是明了的。脑组织在人体器官中是最易受缺血伤害的。这是由于它的高代谢率、高氧耗量和对高血流量的要求。整个脑组织重量只占体重的 2%，但静息时，它需求的氧占人体总摄取量的 20%，需求的血流占心排出量的 15%。心脏骤停后引起的无氧性缺血，脑组织中的 ATP 含量即减少 90%。因此，心搏停止后最早出现的症状之一是深昏迷。基础生命抢救的主要目的亦即提供脑组织最低的血流量。

（张玉芳）

第三节 临床复苏术

一、现代复苏术来源

这是美国巴尔的摩的一组医师研究所得,所谓闭胸或胸外心脏按压术,引起各国临床工作者的极大重视,并取得一定的效果。他们最初的设想是可以不开胸,利用心脏位于胸骨与胸椎之间,按压胸骨也可以取得挤压心脏,使之继续泵血的功能,至少可以提供大脑最低生理要求的血液供氧量。他们认为心脏还是一个泵。但是经过很多例证,说明胸外按压时,心脏已不再是泵,维持血液循环的是胸腔内、外压力级差,理由如下:① 胸外按压时,胸腔内经过心脏的血液不存在动静脉压差;② 胸外按压时,房室瓣膜用二维超声心动图可以看到并不关闭;③ 胸腔内压力升高时,主动脉压与中心静脉压同时升高;④ 气道压力增高时,可以增加主动脉压,同时增加脑血流量;⑤ 在X线透视下,胸外按压时,主动脉影是缩小而并不扩大。

既然胸外按压维持血液循环的动力是胸腔内外压差,于是就有多种增加胸腔内压力的方法提出来,如:交替按压胸骨和腹主动脉、使用抗休克裤或充气背心、应用胸外按压与呼气入患者肺脏的同步器械等等。经临床实践,虽然这些措施确实可以提高胸腔内的压力,颈动脉的血流量也可以增加,但是增加了的血液极大部分流入颈外动脉,因此对脑组织帮助不大;此外胸腔内压力增加过大,可以经过颈静脉反传到颅内,增加了颅内压,这显然很不利。因此1985年美国召开的评估1980年所订心肺复苏指导会议中,除了通过一项加快按压速度,从60～80次/分钟加快到80～100次/分钟外,其他的方法均未获得通过。根据上述意见,"闭胸心脏按压"的名称应改为"胸外按压"更为确切,因为此时心脏已不是一个泵。

与"胸外心脏按压"差不多同时,彼得·苏发发表了口对口呼气的方法,取代老式的人工呼吸方法。于是这两个手法组成现代的基础生命抢救手法,也称为心肺复苏法(CPR)。

二、基础生命抢救手法(BLS)

主要目的是保证提供最低限度的脑供血。按照正规训练的CPR手法,应该可以提供正常血供的25%～30%。

(一)如何判断患者是心脏骤停

一般讲,有几个临床特征:① 意识丧失,深昏迷,呼之不应;② 大动脉搏动扪不到;③ 奋力呼吸数秒或十数秒,或立即停止呼吸;④ 瞳孔散大,对光反射消失。但如未扩大,并不能排除心搏已停,例如瞳孔曾动过手术,或为严重的有机磷中毒病例。⑤发绀。

上述五点,以①、②两点最重要,凭这两个特征,即可判断心脏已骤停,并立即开始 BLS 和 ALS。切不可反复用听诊器听心搏,或甚至用心电示波器观察,这均会丧失抢救时机。

(二)BLS 的顺序及手法

(1)患者体位。患者平卧在平地或硬板上。应注意有无外伤,有外伤时,如骨折,搬动患者应注意不要加重伤情。立即保持气道通畅,使用仰头-抬颏法,使患者的口腔轴与咽喉轴约成直线,既可防止舌根、会厌阻塞气道口,又方便气管插管。操作者一般站在患者右侧,用左手置于患者前额上,用力向后压,同时右手手指放在患者下颌骨下缘,将颏部向上、前抬起,这样就完成了仰头-抬颏法,就可以保持气道通畅。

(2)口对口呼气。这是为患者提供空气的有效手法。抢救人员将置于患者下颌的右手压其颏部向下,撑开患者的口,右手的拇指与食指捏紧患者的鼻孔,防止呼入的气逸出。抢救人员用自己的双唇包绕封住患者的口外部,形成不透气的密闭状态。然后以中等力量,用1～1.5秒的速度呼入气体。应观察患者的胸腔是否被吹起。一般所需气体容量为 800 mL 左右,不宜超过 1 200 mL。因为如气体容量太大,呼气力太大,均易使部分气体吹入患者胃部,造成充气性胃扩张。呼气后,抢救人员即抬起头,侧过一边,再作一次深呼吸,等待下一次呼气。

（3）保持循环采用胸外按压手法:抢救人员的左手掌根部(抢救人员如位于患者右侧)置于患者胸骨(除外剑突)自胸骨角以下至胸骨下端的下半部,再将右手掌压在左手背上。两手的手指均应翘起,不接触患者胸壁,或可将两手手指相互交叉,手指就不会接触患者胸壁。

胸外按压注意以下几点:① 抢救人员的两臂必须伸直,压力来自抢救人员的双肩向下压,肘关节不曲;② 每次将胸骨压下 3.5～4.5 cm;③ 按压一次后,放松压力,但抢救人员的手掌不离开患者胸骨部位;④ 按压与放松的时间相等;⑤ 每分钟按压 100 次以上。

按压与呼气比例为 30∶2。

三、进一步生命抢救(ALS)

ALS 应尽可能早开始,如人力足够,BLS 与 ALS 应同时分组进行,可取得较高的疗效。ALS 包括运用辅助设备和特殊技术,以促使心搏和自主呼吸尽早恢复,包括气管插管、直流电非同步除颤以及使用各种抢救药物。

(一)气管内插管

应尽早进行,插入的通气管要适合患者体型,并且管壁外必须有气囊。插入后,即将气囊充气,避免漏气,并可防止呕吐物流入气管。插入通气管后,可立即连接非同步定容呼吸器或麻醉机。每分钟通气 12～15 次即可。一般通气时,暂停胸外按压 1～2 次。通气管的型号大致是成年男子宜用 8.0～8.5 mm 内径,成年女子用 7.5～8.0 mm 内径。接口器应为标准的 15 mm/22 mm。

(二)直流电非同步除颤

因为心脏骤停的直接原因最常见的是心室颤动,约占80%的病例,所以有人主张"盲目除颤",即不经气管插管等措施,一经判定为心脏骤停,立即除颤。但有的学者不同意这样做,理由是虽然心室停搏或心电-机械分离属于少数导致心脏骤停的直接原因,除颤对这类患者并无好处,反而损伤心肌。应尽快明确心脏骤停的直接原因,然后决定采取适当方法。

(三)建立静脉通道

即使心搏经BLS和ALS的最初措施得以恢复,亦需用药物纠正和协调体内器官的功能和相互间的平衡,并且可以避免再灌流的损伤。复苏时,不宜用心内注射,因为它弊大于利,应废用。理由:① 心内注射时,必须暂停胸外按压,而一次注射成功的机会只有30%~40%,就会延误脑供血的时间;② 心内注射时,刺破覆盖在心包上肺叶的例子并不少见,可引起气胸,严重影响复苏;③ 如静脉穿刺一时发生困难,此时如已气管插管,可用吸氧鼻管将稀释(用10 mL等渗盐水)后的药物直接注入通气管。肺内吸收很快,完全可以满足要求。

建立静脉通道,最好用留置硅胶管,并且应建立两条通道。不得已时,可作静脉切开。肌内注射无效。

(吕希峰)

第四节 复苏时的药物

到目前为止,可以说只有肾上腺素仍是首选药物。不少药物在临床实践和研究中或被淘汰,或已不作为首选药物。

(一)肾上腺素

它为肾上腺素能α受体和β受体的兴奋剂,对两种受体几乎具有相同程度的作用。肾上腺素可以加速心率,中等程度地加强心肌收缩,并增强周围血管阻力。心脏骤停后,肾上腺素是第一个经静脉注射(或稀释后,由气管内注入)的药物。因为它有助于增加心肌和脑组织的血流量,并可以改变细室性颤动为粗室性颤动,以利电除颤。无论是室性颤动、心室停搏或心电-机械分离,均适用。

剂量:0.1% 肾上腺素 0.5～1.0 mg,静注;若已作气管插管,可用 10 mL 等渗盐液稀释后经气管注入。5 分钟后,可以重复。

（二）阿托品

为抗副交感剂,用于心室停搏。它可以通过解除迷走神经张力作用加速窦房率和改善房室传导。

剂量:静脉注射 1.0 mg,5 分钟后可重复。亦可经气管注入。应注意的是,如心搏已恢复,心率又较快,就不宜用阿托品,特别是急性心肌梗死的患者。因加速心率,可以加重心肌缺血,扩大梗死面积。

（三）利多卡因

这是用于处理急性心肌梗死并发多发性室性早搏时的首选药,也是用于处理室性颤动的第一线药物。

剂量:利多卡因 1～2 mg/kg 体重,静注,速度不宜超过 50 mg/min。也可由气管给药。紧接着可以静脉点滴维持,防止室颤复发,滴速为 2～4 mg/min。如室性早搏持续,可以每 10 分钟加注 0.5 mg/kg 体重的利多卡因。

二、ALS 或 CPR 已获初步效果时的用药

ALS 的某些措施,如气管插管、建立静脉通路、电除颤等,应尽可能早进行。若在医院急诊室中或手术室中,患者发生心脏骤停,BLS 和 ALS 应同时进行。这里讨论用药。

(一) 碳酸氢钠

它已不再作为心脏骤停时的第一线药物。因为应用良好的通气设施,就有可能有效地保持酸碱平衡,同时可以防止因过多地应用碳酸氢钠,由 HCO_3^- 所引起的 $PaCO_2$ 升高。据临床资料统计证实,碳酸氢钠并没有增加复苏的成功率。此外它使氧合血红蛋白曲线左移,抑制氧的释出,而增多了的 CO_2 却可自由进入心肌细胞和脑细胞,影响其功能的恢复。如果因使用剂量过大,还可引起碱中毒,增加复苏的困难,同时使所给儿茶酚胺类药物灭活。但如经过 CPR、电除颤等以后,血气分析发现有严重的代谢性酸中毒,此时可考虑用适量的碳酸氢钠,以纠正因乳酸积聚所致的酸中毒。目前认为在复苏的最初 10 分钟以内,不宜使用碳酸氢钠。

(二) 多巴胺

去甲肾上腺素的化学前体,与去甲肾上腺素有类似的作用。但它的收缩外周动脉作用较弱,特别是剂量不大时,$1\sim 2\ \mu g/(kg\cdot min)$,已经可以扩张肾动脉。剂量为 $2\sim 10\ \mu g(kg\cdot min)$(仍属低水平)。它通过 β 受体兴奋作用,可以增加心排出量,并扩张肾和肠系膜血管。如把剂量增至 $20\sim 30\ \mu g(kg\cdot min)$时(高水平),肾脏的灌流就受影响。它在目前常与间羟胺联合应用于 CPR 后心脏搏动已恢复,但尚不能保持正常血压时。

(三) 间羟胺(阿拉明)

间羟胺是人工合成的拟交感剂。虽然它也是 α 受体兴奋剂,但对肾血流量影响不明显,所以无损于肾功能。它主要升高平均血压,对脑供血有利。常与多巴胺合用。

(四) 去甲肾上腺素

去甲肾上腺素是强有力的 α 受体兴奋剂,增加周围血管阻力(收缩周围小动脉)。它适用于感染性休克引起的"低阻性休克"（所谓暖休克），不适用于低容量休克。在 CPR 后，心搏恢复，血压低，而周围阻力从临床检查看并不高，可小量使用。静脉点滴 8 μg/min（选择较粗的静脉，防止溢出血管外）。不宜增大剂量，因为它收缩肾脏小动脉，严重损害肾功能，并可致急性肾衰竭。

（五）复苏所用的液体

静脉给液除了维持通道，以利给药，扩充血容量是很重要的目的。为了维持静脉通道，可用 5% 葡萄糖液。如为扩容，宜用胶体液，如羧甲淀粉或血浆，也可用 Ringer 液或 5% 葡萄糖氯化钠液。低分子右旋糖酐有时也可用于改善微循环功能和扩容。

（六）用于改善心脏功能的药物

心脏恢复搏动后，可能功能受到损害，可考虑使用下列药物。

1. 多巴酚丁胺

这是强有力的加强心肌收缩的 β 受体兴奋剂。对于心肌收缩无力所致心功能受损，它已被认为是第一线药物。与硝普钠联合使用时，有协同作用。

注意事项：使用多巴酚丁胺时，应进行血液动力监测。剂量大于 20 μg/(kg·min) 时，心率可以加速，可能加重心肌缺血。如患者原为阻塞性肥厚性心肌病，多巴酚丁胺是禁用的。

2. 硝普钠

硝普钠同时扩张周围动、静脉，降低心脏的前、后负荷，从而增加心排出量。作用开始很快，停止用药，其作用几乎也立即停止，因此需监测。

注意事项：硝普钠代谢成为氰化物，在肝脏中再代谢产生硫氰酸盐。代谢性酸中毒是氰化物中毒的最早表现，应密切监测。如无血气分析仪，可查尿的酸碱反应。硫氰酸盐中毒的症状是视力模糊、耳鸣、精神状态异常。

3. 硝酸甘油

主要为降低心脏的前负荷,因为它主要松弛静脉的血管平滑肌,扩张静脉。同时它也降低周围血管阻力,因此也适当减小心脏的后负荷,左心室充盈压下降,改善心排出量。心肌氧需求量降低,而冠脉灌注增加,从而改善心脏功能。

注意事项:应进行血流动力学的监测。可能引起低血压和头痛等副作用。

(七)利尿剂

呋噻米较适用于治疗肺水肿和脑水肿。同时速尿亦可通过血管扩张作用,降低心脏前负荷。对心脏的作用在静脉用药后5分钟即可开始,而利尿作用则约20分钟后开始。

注意事项:要防止电解质紊乱,特别是低血钾。

(八)强化治疗脑复苏的药物

用于脑复苏的药物,对于心肌等组织的复苏也是有益处的。多年临床实践已总结出脑复苏是抢救心脏骤停成功的关键。脑复苏虽然有多方面措施,药物是很重要的,但目前尚属实验室和临床观察阶段,还没有一种药物作为脑复苏或心、肺、脑复苏的常规用药。

(高 韧)

第五节 复苏术中几种新观点

曾经在复苏时的常规用药和处理措施,现在已决定改变的,主要有以下几方面。

一、异丙基肾上腺素

这曾经是第一线 BLS-CPR 的药物,但经多年观察,异丙基肾上腺素依靠加强心肌工作,增加心排出量。如心肌灌注不能补偿心肌的氧耗量,就可加重心肌缺血。它是强有力的β受体兴奋剂,可以扩张周围血管,如心排出量不足,就可能显著地降低动脉压。此外可能加重心律失常。因此已不再作为复苏的第一线药物。

二、氯化钙

现在已不再用于心脏骤停的治疗,除非因过量 Ca^{2+} 通道阻滞剂造成显著低钙血症或其他副作用时,如由于维拉帕米引起严重副作用时,可以静注 0.5~10 g 氯化钙处理。

三、无需用冰袋或其他低温装置降低脑组织温度

曾经认为降低脑组织温度有利于抑制其代谢需求。但经长时间临床观察,发现低温可以增加血液黏稠度,减少心排出量,并易受感染,此外低温的程度不易控制。因此现在已不建议对心脏骤停患者使用。当然高温亦不利,目前主张以保持正常体温为好。

第六节　复苏时的监护治疗

心脏骤停后,如 BLS 和 ALS 的 CPR 手法抢救及时并得法,心搏恢复有较大可能性,但自主呼吸不一定同时恢复,大脑功能也可能一时未全恢复。这一类患者必须继续在 ICU 或 CCU 监护,并加强治疗。

一、保证通气

CPR 获初步成效的患者,通气仍为重要的措施之一,但是无需如颅脑创伤患者所需的高通气。因为大多数心脏骤停经 CPR 救治需继续治疗的患者颅内压并不持续明显升高,虽然脑细胞存在着水肿。此外,在开始 CPR 时,高通气对于纠正缺氧性缺血所致组织酸中毒可以起到部分纠正作用,但这种作用经过 4 小时已渐消失。除非复苏患者的脑组织由于晚期神经组织衰变

发生较高的血管性水肿,引起明显颅内压升高,被动性高通气对于心脏骤停存活的患者并未取得明确效益。不过,中等程度通气使 $PaCO_2$ 保持在 3.33～4.65 kPa(25～35 mmHg)则属必须。

二、维持供氧

主要目的为保持动脉 $PaO_2 >$ 13.3 kPa(100 mmHg),使用最低需求的 FiO_2 和 PEEP。足够的组织氧合作用可以维护细胞功能,并可使缺血后组织的修复程序得以保证。已遭损伤的肺组织经氧合作用时,临时发生的肺部问题可能使之恶化。因此需用最低需求的 FiO_2,并仔细检测 PEEP 的水平。调整呼吸机的潮气量、频率和气流速度,以取得最适宜的肺顺应性、动脉血 PaO_2 和 $PaCO_2$ 以及肺泡动脉氧的梯度,虽有人推论高氧梯度水平可产生有害的游离基。

三、保持血压

心搏恢复,必须采取积极措施保持血压在正常范围之内,首先是保持血容量,必要时使用升压药。正常情况时,脑组织的血流可以自动调节血压。但由于严重缺血,损坏了自动调节的能力。因此维持充分的脑灌流压,甚至高于正常一些(根据具体患者调节)是保持血压的重要步骤。可用晶体或胶体液,如血压仍低,应即用多巴胺和间羟胺。必要时考虑小量去甲肾上腺素。

四、纠正酸中毒

良好的通气,降低 $PaCO_2$ 可以适量调整由于组织缺氧性缺血所产生的代谢性酸中毒,但是有局限性。目前常用的碳酸氢钠有缺点(见前述),它可产生 CO_2,并且由于 HCO_3^- 不易通过血脑屏障,所以周身体液的酸中毒即使纠正了,但脑脊液中仍为酸中毒。

五、维持水、电解质平衡

监测水、电解质平衡是保证复苏成功的重要条件之一。可参看本书中有关章节。此处不赘述。

六、镇静和抗癫痫

外界刺激可以增加脑组织代谢,特别当它处于氧的供需已经失去平衡之际。较适当的用药是安定,静注 2～5 mg,或苯巴比妥,静注 2～5 mg/(kg·次),必要时,可重复。如发生癫痫,应立即静注安定 10 mg,必要时可增加至一次 20～30 mg 静注。

七、皮质激素

虽然尚无明确证明皮质激素对于心脏骤停有什么裨益,但有材料说明皮质激素有助于细胞膜稳定,并使钠-钾泵恢复功能。临床上普遍使用氢化可的松或地塞米松。氢化可的松一般静滴,200～300 mg 加于 5％葡萄糖 500 mL 点滴,或地塞米松 0.2 mg/kg 体重静注,以后每 6 小时用 0.1 mg/kg 体重重复。

八、监测颅内压

颅内压应使保持在 2.0 kPa（15 mmHg）以下,可采用:①通气,使 $PaCO_2$ 保持在 2.66～3.33 kPa（20～25 mmHg）;②静脉快滴 20％甘露醇液,250 mL/30 min,6 小时后可重复;③呋塞米。

九、注意营养

可采用鼻饲或完全用胃肠外营养(TPN),在监护 48 小时内就应开始。

十、患者位置

是为了减轻颅内静脉压设计的。患者头和上身应稍抬高或把床头摇高 10°～30°,以利静脉回流,特别是使用 PEEP 治疗时,更需如此。

十一、心电图监测和心血管功能监测

包括动脉压、中心静脉压、心电图示波、肺动脉楔压、心排

出量、周围血管阻力等。

（宋珍玉）

第七节　复苏术引起的并发症

一、充气性胃扩张

这是口对口呼气力量过大或时间过长引起的，用简易呼吸器亦可发生类似情况。胃扩张后，推移横膈向上，影响充分通气。胃内充气压力增高，可引起呕吐（胃内容物反流），吸入患者肺中，是很不利的。应尽早气管插管或经鼻气管插管。放置胃管减轻压力。

二、气胸或血胸

这是由于心内穿刺扎破肺叶或由于肋骨被压骨折扎破肺组织或血管引起的，对复苏十分不利。出现气胸应即进行闭式引流。如有血胸，应视出血量大小决定处理方法。

三、内脏损伤

按压部位不正确（偏低），胸外按压力量过大，可以造成肝或脾撕裂，引起内出血。

第八节　复苏有效指标

一、瞳孔变化

瞳孔由大变小、对光反应恢复都是好的表现。

二、脑组织功能开始恢复的迹象

这些迹象有：① 患者开始挣扎是脑组织活动恢复的早期表现；② 肌张力增加；③ 吞咽动作出现；④ 自主呼吸恢复。

三、心电图

示波屏上出现交界区、房性或窦性心律,即使是心房扑动或颤动都是心脏恢复的表征。

四、发绀消退

第九节 复苏失败的原因

复苏失败的原因包括:现场抢救不够及时,输送到医院途中,CPR未有效地继续;技术错误,按压部位不正确,按压力量不足,按压次数过少或过多;患者呼吸道堵塞;气胸;患者心脏原安装人工瓣膜,胸外按压打不开人工瓣膜;心包腔内大量积液;患者胸廓明显畸形。

第十节 何时终止复苏术

终止复苏术的情况有:复苏成功;经约30分钟BLS和ALS-CPR的抢救,心肌活动毫无反应。我国现在尚未制订"脑死亡"条例。国外,如法国,已有法律规定,做两次脑电图,均无脑活动表现,并经两位主治医师鉴定,明确为脑死亡,复苏术可以中止。

心脏骤停后复苏的成败关键在于是否尽早开始BLS和ALS的CPR措施。因此必须在现场就开始CPR术,并在将患者安全地转运途中继续治疗,至接收医院急诊室(早就组建了急救网)进一步抢救。除了胸外按压和人工呼吸,早行气管插管连接呼吸机和电击除颤已越来越显示其重要性。然后建立静脉通道、监测患者循环、呼吸功能以及其他生理指标。根据所得参数,给以相应药物。第一线药物是肾上腺素、阿托品和利多卡因。

脑复苏是很关键的问题。目前虽然尚无肯定的恢复脑功能的药物,但对脑组织缺氧缺血时的病理生理变化的研究正逐步深入，解决脑复苏的办法已不会是很远。

　　心脏骤停的复苏过程间接反映了急诊医疗体系三个组成部分的密切关系与协调组合：院前抢救、医院急诊室与 ICU 或 CCU 监护强化病室。

（李云丽）

第七章　意识障碍和昏迷

意识是中枢神经系统对内外环境刺激所作出的有意义的反应，缺乏这种反应能力即为意识障碍，严重的称为昏迷。有意识的人应具备两个条件。一是对外界环境的认识，反映在高级神经活动中，最基本的就是对时间、地点和人物的定向力，其他还包括分析、综合、判断、推理、思考等；另一是对自身的认识，也就是自知力，包括对自己的姓名、年龄、性别、身份等的确认。

意识障碍和昏迷占全部急症病例的3%左右，应积极诊治和抢救。

第一节　意识障碍的病理生理基础

几乎所有的神经活动都是以反射弧的方式来完成的。动物实验和临床观察表明：感受器、传出神经和效应器的损害不会引起意识障碍，而传入神经和中枢整合机构才是引起意识障碍的主要部位。

传入神经主要是指上升性网状激动系统，至少包括三条通路：第一条构成丘脑对大脑皮层的抑制性反应；第二条源自下丘脑，通过边缘系统到前脑；第三条来自中缝核和蓝斑，至大脑和丘脑的背侧正中核群。上升性网状激动系统的核团位于延髓、脑桥和中脑被盖部的灰质内。如果在脑桥上1/3处和下丘脑背侧之间损坏这个系统，动物就会陷入昏迷。现在已经肯定，维持觉醒状态的中枢结构位于间脑后方和中脑的结合部。

中枢整合机构包括双侧大脑皮层以及和丘脑间的联系。如果双侧大脑皮层受到广泛的损害,则动物对刺激的条件反射反应全部丧失,认识功能和思维内容也因之消失。有人认为虽然上升性网状激动系统未受累,但觉醒状态也会受到影响,以至动物陷入意识障碍状态。

(邓 婷)

第二节 意识障碍的临床分类

我们把意识障碍和昏迷根据意识障碍的程度、意识范围的大小、思维内容和脑干反射分成下述几类。

一、意识模糊

往往突然发生,意识轻度不清晰,表现为迷惘、茫然,为时短暂。醒后定向力、注意力、思维内容均无变化。但情感反应强烈,如哭泣、躁动等。常见于车祸引起的脑震荡或强烈的精神创伤后。

二、嗜睡状态

意识较不清晰,整天睡,唤醒后定向力仍完整,意识范围不缩小,但注意力不集中,如不继续对答,又重新陷入睡眠状态。思维内容开始减少。常见于颅内压增高或器质性脑病的早期。

三、朦胧状态

意识不清晰,主要表现为意识范围的缩小。也就是说,患者可以感知较大范围的事物,但对其中的细节感知模糊,好像在黄昏时看物体,只能看到一个大致的轮廓。定向力常有障碍,思维内容也有变化,可出现片断的错觉、幻觉。情感变化多,可高亢,可深沉,也可缄默不语。此状态往往突然中止,醒后仅保留部分记忆。常见于癔症发作时。

四、混浊状态

或称精神错乱状态,意识严重不清晰。定向力和自知力均差。思维凌乱,出现幻觉和被害妄想。神情紧张、不安、恐惧,有时尖叫。症状波动较大,时轻时重,持续时间也较长。可恶化成浅昏迷状态,也可减轻成嗜睡状态。常见于中毒性或代谢性脑病。

五、谵妄状态

意识严重不清晰。定向力差,自知力有时相对较好。注意力涣散。思维内容变化多,常有丰富的错幻觉,而以错视为主,常形象逼真,因此恐惧、外逃或伤人。急性谵妄状态多见于高热或中毒,如阿托品类药物中毒。慢性谵妄状态多见于酒精中毒。

在美国,未达到昏迷的意识障碍常通称为谵妄状态,很少细分为混浊状态、精神错乱状态或谵妄状态等。

六、昏睡状态

或称浅昏迷状态,意识严重不清晰。对外界刺激无任何主动反应,仅在疼痛刺激时才有防御反应。有时会发出含混不清的、无目的的喊叫。无任何思维内容。整天闭目似睡眠状。反射无何变化,咳嗽、吞咽、喷嚏、角膜等脑干反射均存在。

七、昏迷状态

意识严重不清晰。对外界刺激无反应,疼痛刺激也不能引起防御反应。无思维内容。不喊叫。吞咽和咳嗽反射迟钝。腱反射减弱,往往出现病理反射。

八、深昏迷状态

最严重的意识障碍。一切反射,包括腱反射和脑干反射,均消失。肌张力低下。有时病理反射也消失。个别患者出现去大脑或去皮层发作。

九、木僵状态

指一种特殊的意识状态,患者意识不清楚,但整天整夜睁眼不闭、不食、不饮、不排尿、不解便、不睡眠,对外界刺激无反应。自主神经功能紊乱突出,如多汗、皮脂腺分泌旺盛、心跳不规则、呼吸紊乱、尿便潴留或失禁等。有时称为睁眼昏迷、去大脑状态或植物人。常见于弥散性脑病的后遗症。

除了上述几种意识障碍的类型外,还有些特殊的意识障碍,如动作不能性缄默和闭锁综合征等。两者临床表现和木僵状态相似,但均保留部分意识或完全清醒,只是不能表达而已。

(邓 婷)

第三节 意识障碍的分级

鉴于意识障碍种类繁多,各家的看法也不尽一致,为临床上判断和应用方便起见,可把意识障碍分成轻、中、重三级,以便指导治疗和估计预后。

一、轻度意识障碍

包括意识模糊、嗜睡状态和朦胧状态。这组意识障碍往往起病较急,持续时间较短,思维内容变化不太大,情感色彩较浓。如果及时处理,可望在较短时间内恢复。

二、中度意识障碍

包括混浊状态或精神错乱状态、谵妄状态。这组意识障碍较重,持续时间较长,思维内容有明显变化。但症状波动性大,不同的患者表现固然不同,同一患者在不同时间内表现也可明显不同。病情的转归可移行为轻度意识障碍,也可加重陷入昏迷状态。采用适当的处理措施使意识障碍不再进一步恶化是当务之急。

三、重度意识障碍

包括昏睡状态或浅昏迷状态、昏迷状态、深昏迷状态和木僵状态，都是严重的意识障碍，往往由于病情过重或时间过久未得到适当的处理所致。积极抢救以争取改善预后十分重要。

第四节　意识障碍和昏迷患者的病史采集

诊治意识障碍或昏迷患者必须要向周围人群详细询问病史，迅速抓住病史中的特点，最大限度地了解发病的基础。

一、意识障碍和昏迷的特点

（一）发病的急缓

急骤发生的意识障碍或昏迷，多为意外原因所致，如中毒、服毒、低血糖等；但也可见于慢性疾患所引起的急性并发症，如高血压动脉硬化引起的急性脑血管病、阿-斯综合征，又如颅内肿瘤引起的脑疝等。渐进加重的意识障碍或昏迷，多见于中毒性或代谢性脑病、中枢神经系统感染等。这些患者在意识障碍前多半有原发病的症状，如慢性肺、肝、肾病，糖尿病等，且原发病随着意识障碍的加重而加重。

（二）意识障碍的过程

症状时轻时重，病情波动性大，以中毒性或代谢性脑病居多。头部外伤后陷入昏迷清醒后，再陷入昏迷者，要考虑硬膜外血肿的可能性。

（三）意识障碍前或发生意识障碍时的伴随症状

要注意有无发热、头痛、呕吐、呕血、咯血、黄疸、水肿、血压变化、尿便异常、抽搐等，以及这些症状与意识障碍的先后次序。

二、既往健康状况

如有无心、肝、肾、肺等脏器的慢性疾患，有无糖尿病、高血压以及类似的昏迷史等。

三、服药史

平时应用安眠镇静药或精神药物的习惯和剂量;糖尿病患者注射胰岛素的剂量和时间等。

四、环境和现场的特点

(一)季节

冬季要考虑一氧化碳中毒;夏季要想到中暑。

(二)晨起发现的昏迷患者

应想到一氧化碳中毒、服毒或低血糖昏迷。

(三)公共场所发现的昏迷患者

多数为急骤发病者,如癫痫、脑出血、阿-斯综合征等。

(四)患者周围的事物

药瓶、未服完的药片、敌敌畏或农药等应收集检验,注意呕吐物的气味。

(五)发病前状况

注意情绪激动的可能诱因。

(六)有否外伤

注意可能的头部外伤史以及可能发生头部外伤的现场。

第五节 意识障碍和昏迷患者的体格检查

在意识障碍或昏迷的情况下,体格检查不可能做得面面俱到,但应当强调快而准确。

一、意识状态

应迅速确定有无意识障碍以及临床分类和分级。

二、生命体征

(一)体温

增高提示有感染性或炎症性疾患。过高则可能为中暑、脑干损害。过低提示为休克、第Ⅲ脑室肿瘤、肾上腺皮质功能减退、冻伤或镇静药过量。

(二) 脉搏

不齐可能为心脏病。微弱无力提示休克或内出血等。过速可能为休克、心力衰竭、高热或甲亢危象。过缓提示颅内压增高或阿-斯综合征。

(三) 呼吸

深而快的规律性呼吸常见于糖尿病酸中毒,称为 Kussmual 呼吸;浅而快速的规律性呼吸见于休克、心肺疾患或安眠药中毒引起的呼吸衰竭;间脑和中脑上部损害常引起潮式呼吸(Cheyne-Stokes 呼吸);中脑下部和脑桥上部损害引起长吸气呼吸;脑桥下部和延髓上部损害引起共济失调性或点头呼吸。

(四) 血压

过高提示颅内压增高、高血压脑病或脑出血。过低可能为烧伤、脱水、休克、晕厥、肾上腺皮质功能减退或深昏迷状态。

三、气味

酒味为急性酒精中毒。肝臭味示肝性脑病。苹果味提示糖尿病酸中毒。大蒜味为敌敌畏中毒。尿臭味(氨味)提示尿毒症。

四、皮肤黏膜

黄染可能是肝性脑病或药物中毒。发绀多为心肺疾患。多汗提示有机磷中毒、甲亢危象或低血糖。苍白见于休克、贫血或低血糖。潮红为阿托品类药物中毒、高热、一氧化碳中毒等。大片皮下淤斑可能为胸腔挤压伤综合征。面部黄色瘤可能提示结节硬化病合并癫痫发作。

五、头面部

注意头发内的皮下淤斑或头皮血肿。鼻和耳道溢液或出血常见于颅底骨折。双瞳孔缩小提示有机磷或安眠药中毒。双瞳孔散大见于阿托品类药物中毒或深昏迷状态。双瞳孔不等大可能有脑疝形成。眼底视神经盘水肿为颅内压增高表现。

六、胸部

桶状胸、叩诊过清音、唇甲发绀、肺部听诊有啰音等提示有严重的肺气肿及肺部感染，可能合并肺性脑病。心律异常见于心房纤颤、心房扑动、阿-斯综合征等。

七、腹部

肝、脾大合并腹水者常为肝性脑病。腹部膨隆且有压痛可能为内出血或麻痹性肠梗阻。

八、四肢

肌束震颤见于有机磷中毒。双手扑翼样震颤多为中毒性或代谢性脑病。杵状指提示慢性心肺疾患。指甲内有横行白线可能为重度贫血或重金属中毒。双下肢可凹性水肿可能为心、肾或肝疾患。

九、神经系统

重点检查脑膜刺激征和锥体束征，包括颈强直、Kernig 和 Lasegue 征、Babinski 征等。发热有脑膜刺激征常提示中枢神经系统感染；不发热而有脑膜刺激征则见于蛛网膜下腔出血。偏瘫多见于脑血管病或颅内肿瘤。

（武玉栋）

第六节 意识障碍和昏迷患者的实验室检查

实验室检查对意识障碍或昏迷患者的诊断帮助较大，一般应先做常规检查，必要时再做血液化学和其他特殊检查。

一、尿常规

原因不明的患者，均应查尿常规。

(一) 尿糖和酮体

看有无糖尿病及糖尿病酮症。

(二) 尿蛋白

大量并伴有红、白细胞管型者,应考虑尿毒症的可能。

(三) 尿三胆

尿胆红素阳性,尿胆原大于 1:20 者,提示有肝损害。

二、血常规

(一) 白细胞

全部患者均应作白细胞计数,白细胞增高者,应考虑感染、炎症、脱水及其他应激情况。白细胞减少,要怀疑血液病或脾功能亢进。

(二) 血红蛋白

凡怀疑内出血、贫血者,应查血红蛋白。

(三) 血小板

有出血倾向者,要查血小板计数。血小板计数低者,应考虑血液病的可能性。

(四) 其他

怀疑为一氧化碳中毒者,应作一氧化碳定性试验。

三、大便常规

(一) 镜检

腹泻或疑为中毒性痢疾者,应作大便镜检,必要时作肛查取大便标本。

(二) 潜血试验

疑为黑便或有内出血可能者,应作大便潜血试验。

四、脑脊液检查

疑为中枢神经系统病变者,都应作脑脊液检查。

(一)压力

增高示颅内压增高。

(二)常规和生化(蛋白、糖、氯化物)检查

肉眼或镜下血性脑脊液,如能排除穿刺创伤所致,应考虑颅内出血。脑脊液检查正常而临床上有偏瘫,应考虑缺血性脑血管病。脑脊液压力高而常规和生化正常者,可能是中毒性或代谢性脑病。脑脊液中白细胞增多则提示感染或炎性疾患。脑脊液细胞数正常而蛋白增高则可能为颅内肿瘤、脱髓鞘疾病或感染性多发性神经根炎。

(三)其他检查

符合化脓性脑膜炎的脑脊液表现者,应作革兰染色涂片找细菌及培养,并作药物敏感测定。符合结核性脑膜炎者,应作薄膜涂片染色找结核菌。符合真菌性脑膜炎者,应离心沉淀,用墨汁染色涂片找真菌。脑脊液尚可作多种血清免疫检查,如免疫球蛋白、梅毒反应、寡克隆区带等。也可作细胞学检查。

五、呕吐物检查

凡疑为药物或毒物中毒,如有呕吐物,应保留作特殊检查。如无呕吐物,应插胃管取胃内容物检查。

六、其他有选择的检查

(一)疑为糖尿病昏迷者

应检查血糖、尿素氮、二氧化碳结合力以及血钾、钠、氯化物。

(二)疑为尿毒症者

应检查尿素氮、二氧化碳结合力以及血钾、钠、氯化物。

(三)疑为肝性脑病者

应检查血氨和肝功能。

（四）疑为肺性脑病者

应检查血液气体分析和血液酸碱度。

（五）疑为心脏疾患者

应作心电图或心电示波监护。

（六）疑为有机磷中毒者

应检查血胆碱酯酶活性。

七、X线检查

有助于寻找隐匿病因，如头颅X线可发现颅骨骨折，胸部X相可发现肺部肿瘤或炎症，腹部X线可发现肠梗阻征象等。

八、电子计算机断层扫描（CT检查）

对颅内、胸腔、腹腔内病变都有较高的诊断价值。在意识障碍的原因较难确定时，应考虑作CT检查，特别是头颅CT检查，对鉴别诊断帮助较大。

（孙　平）

第七节　意识障碍和昏迷患者的鉴别诊断

根据临床有无锥体束征、脑干反射正常与否以及头颅CT检查所见可以把意识障碍或昏迷患者分成下述三组。

一、脑干反射正常，无锥体束征组

（一）头颅CT能帮助诊断者

① 脑积水；② 双侧硬膜下血肿；③ 头部外伤引起的对冲性硬膜外血肿或脑挫伤；④ 蛛网膜下腔出血；⑤ 脑萎缩。

（二）头颅CT不能帮助诊断者

① 药物或毒物中毒；② 代谢性脑病（肺、肝、肾性脑病）；③ 休克；④ 高血压脑病；⑤ 脑膜炎和脑炎；⑥ 癫痫；⑦ 精神病；

⑧ 某些类型的蛛网膜下腔出血；⑨ 老年性痴呆；⑩ 海绵状脑病。

二、脑干反射正常，有锥体束征组

（一）头颅CT能帮助诊断者

① 脑出血；② 脑梗死；③ 疱疹性病毒性脑炎；④ 硬膜下或硬膜外血肿；⑤ 颅内肿瘤；⑥ 脑脓肿；⑦ 多发性脑梗死（腔隙状态）；⑧ 垂体卒中；⑨ 多发性硬化。

（二）头颅CT不能帮助诊断者

① 代谢性脑病伴不对称的体征者；② 等密度的硬膜下血肿；③ 癫痫局灶性发作或发作后状态。

三、脑干反射异常，有或没有锥体束征组

（一）头颅CT能帮助诊断者

① 脑桥和中脑出血；② 小脑出血、肿瘤或脓肿；③ 大脑半球肿物压迫双侧脑干；④ 脑干内肿瘤或脱髓鞘病。

（二）头颅CT不能帮助诊断者

① 椎-基底动脉血栓形成；② 药物中毒；③ 外伤性脑干挫伤；④ 脑死亡。

第八节 意识障碍和昏迷患者的急诊处理

一、急诊处理的原则

尽力维持生命体征；必须避免各脏器的进一步损害；进行周密的检查来确定意识障碍的病因。

二、具体措施

（一）保持气道通畅以保证充足的氧气

应立即检查口腔、喉部和气管有无梗阻，并用吸引器吸走分泌物，用鼻管或面罩吸氧。保证充足的氧气的重要性在于避免脑和心脏因缺氧而造成的进一步损害。

(二) 维持循环血量

应立即输液以保证入量和给药途径。如血压下降,要及时给多巴胺和间羟胺类药物,平均血压应当维持在 10.67 kPa (80 mmHg)或以上。

(三) 给葡萄糖

在给葡萄糖之前一定要先取血查血糖和其他血液化学检查。葡萄糖以高渗为主,一方面可减轻脑水肿,另一方面可纠正低血糖状态。但对疑为高渗性非酮症糖尿病昏迷的患者,最好等血糖结果回报后再给葡萄糖。

(四) 保持电解质、酸碱和渗透压平衡

这三种不平衡状态对脏器都会产生进一步损害,特别是对心和脑,因此必须根据化验结果予以纠正。

(五) 脱水疗法

意识障碍和昏迷患者多伴有或继发脑水肿,脱水疗法很重要。目前最常用的是 20% 甘露醇,静脉快速滴注。合并有心功能不全的患者,也可用呋塞米。外伤引起的脑水肿,可酌情考虑短期静滴地塞米松或氢化可的松。

(六) 控制抽搐

不少代谢性脑病或中枢神经系统疾病都会引起抽搐发作,癫痫持续状态由于呼吸暂停而缺氧,会加重脑损害,因此必须及时处理。目前首选药物是安定,10～20 mg 静注,抽搐停止后再静滴苯妥英钠 0.5～1 g,剂量可在 4～6 小时内重复应用。

(七) 预防继发性感染

应勤翻身、勤擦澡,必要时留置尿管,以预防吸入性肺炎、泌尿系感染和褥疮。

(八) 治疗感染和控制高热

应作咽拭子、血、尿、伤口培养,选择广谱抗生素。高热会影

响脑功能,可采用物理降温方法,如睡冰褥子、戴冰帽,或使用人工冬眠。

(九)控制兴奋状态

意识障碍患者有时会出现冲动伤人或自伤行为,此时应适当给予安定类药物或抗精神病药物,使患者安静,然后才能进行常规诊治。

(十)注意营养

除了静脉输液和葡萄糖外,能吞咽的可少量多次喂以易消化的食物。如吞咽困难或不能吞咽的,则可用鼻饲管鼻饲牛奶、豆浆或混合奶,也可喂食菜汤、肉汤等。维生素 B 族有营养神经的作用,应予以补充。鼻饲管应每周清洗、消毒一次。

(十一)促进脑细胞代谢

应用能量合剂,常用药物有三磷酸腺苷、辅酶 A、细胞色素 C 和大量维生素 C 等。

(杜安平)

第二篇

内科急诊常见感染性疾病的诊断和治疗

第八章 细菌感染性疾病

由革兰阳性菌(G^+)、革兰阴性菌(G^-)、厌氧菌和其他细菌引起(不包括结核杆菌)的急性感染称为细菌感染性疾病。

第一节 革兰阳性菌感染

常见的有葡萄球菌、链球菌、肺炎球菌等的感染。

一、葡萄球菌

根据不同色素及生化反应又可分为金黄色葡萄球菌和表皮葡萄球菌,前者产生金黄色色素,凝固酶阳性,致病性强;后者产生柠檬色或白色色素,凝固酶阴性,一般不致病,偶尔成为条件致病菌。金葡菌可引起以下急性感染。

(一)皮肤软组织感染

皮肤软组织感染包括疖、痈、蜂窝织炎和淋巴管炎等。

1. 临床表现

局部皮肤出现红、肿、热、痛。疖肿病变范围较局限,痈及软组织感染范围较广,个别患者有高热,局部淋巴结肿大,常有糖尿病等原发病或免疫功能低下。

2. 实验室检查

血象白细胞数$(10～20)×10^9/L$,脓液培养阳性。

3. 诊断

结合皮肤破损及局部表现诊断不太困难。

(二)食物中毒

金葡菌污染食物后,在适宜的温度和通风不良的环境下,特别是在米饭、面、奶制品和蛋肉类中,金葡菌繁殖生长,产生肠毒素。肠毒素对热抵抗力强,加热30分钟不能完全破坏,食后仍能致病。据调查估计进食少至100 ng的肠毒素就能引起发病。

1. 临床表现

潜伏期很短,一般为1/2~5小时,多见在进污染食物后3小时内,起病急骤。主要症状有恶心、呕吐、上腹痛及腹泻,其中以呕吐最显著,腹泻为水样便或稀便。体温正常或稍高。多数患者在发病后数小时至1~2日症状消失,很快恢复。严重者可因剧烈呕吐、腹泻导致脱水和循环衰竭。

2. 实验室检查

从污染食物中培养得金葡菌或检测肠毒素有助诊断。

3. 诊断

诊断根据有进污染食物史,常有同食者集体发病,临床有急性胃肠炎史。和其他细菌性食物中毒不同,本病完全由肠毒素引起,与细菌感染无关。患者无传染性,病愈后亦不产生明显的免疫力。

(三)肺部感染

金葡菌引起的急性肺部感染病情较重,多见于儿童或老年有慢性病患者,常伴有化脓性并发症,病死率较高。有时可因皮肤或软组织等处的感染,引起金葡菌败血症,经血行播散到肺部发生肺炎。亦有起病就是金葡菌肺炎的。

1. 临床表现

起病初如上感,有发热、咳嗽、头痛及全身酸痛,数日后突然寒战高热,咳嗽加重,咳脓痰或带血丝,常伴胸痛。严重病例可出现呼吸及循环衰竭,表现烦躁不安、气短、发绀,常合并有脓胸或脓气胸。双肺有湿啰音或胸腔积液的体征,少数患者可有充血或出血性皮疹。

2. 实验室检查

血象白细胞升高,甚者可达$(40\sim50)\times10^9/L$,并有中毒颗粒。痰、血或胸腔渗液培养有金葡菌。胸片早期有多数圆形片状阴影,病变进展快,短期内病变可呈蜂窝状,并有空洞,常有脓胸或脓气胸发生。

3. 诊断

根据病史、临床表现以及痰、血、脓液的培养和胸片的特殊变化(蜂窝状样囊泡及液气胸等)可以作出诊断。

(四)败血症

除金葡菌通过皮肤黏膜伤口或肺部等病灶侵入血循环而发生的急性全身性感染,一般均在机体抵抗力减退,或原发、继发的免疫功能低下时发生。病菌在血循环中可生长繁殖产生内、外毒素。

1. 临床表现

常有原发病灶,如疖肿、伤口感染等,少数皮肤病变细小,未能引起注意,而表现似无病灶者。起病急骤,寒战高热,毒血症症状较明显,亦可有充血性或猩红热样皮疹,肝脾肿大和迁徙性化脓病灶。最严重的并发症之一是急性细菌性心内膜炎,常见于异常的心瓣膜。检查心脏可听到新出现的杂音,全身皮肤有淤点、淤斑和多个脏器发生感染性栓塞的症状,病情危重,病死率很高。

2. 实验室检查

血象白细胞升高达$(30\sim40)\times10^9/L$,有核左移和中毒颗粒。严重病例白细胞可以明显减低至$(0.8\sim1.2)\times10^9/L$,因为金葡菌有杀白细胞毒素,能特异地溶解中性粒细胞和巨噬细胞膜。血培养常阳性(最好在用抗生素前采血),迁徙部位脓液培养和血培养相符。

3. 诊断

根据临床表现,关键是血培养阳性和有迁徙性化脓病灶。

(五)中毒性休克综合征(TSS)

是由噬菌体Ⅰ型金葡菌产生致病的毒素引起,为葡萄球菌肠毒素F、致热性外毒素C。TSS多见于年轻女性月经期,与经期用阴道栓有关。污染金葡菌的阴道栓,在经血和适宜的温度下繁殖。同时阴道栓可以引起黏膜干燥和上皮变化,有利于毒素吸收。非经期妇女、男人和儿童也可以通过伤口有血肿或纱条等填塞物有利于金葡菌繁殖,亦可引起TSS。本病金葡菌侵入血循环者罕见。

1. 临床表现

经期用阴道栓女性,经潜伏期1~2日,急发病,有畏寒、发热、全身肌肉痛、恶心、呕吐及腹泻等。病程第2日就可出现全身充血性皮疹和低血压。严重病例很快出现多个脏器功能衰竭,表现发绀、呼吸困难、氧分压低、尿少、尿素氮升高及神志昏迷。病情好转,于恢复期皮肤有大片脱皮。病死率5%~10%。

2. 实验室检查

除血白细胞增高外,目前尚无特异的检测方法,可作阴道分泌物培养或取阴道栓作培养。有肺、肾、肝等脏器功能衰竭时可测血气及肝、肾功能。如出现出血倾向,血小板急骤下降,需作凝血酶原、3P试验、EDP纤维蛋白降解产物等检测来判断是否有DIC发生。

3. 诊断

结合女性有用阻道栓史,加上以下5项标准:①高热;②全身充血性皮疹;③低血压;④多个脏器功能衰竭;⑤恢复期皮肤大片脱皮。

(六)金葡菌感染的治疗

加强支持疗法,对原发或迁徙性化脓病灶要及时切开引流,要积极输液、补充血容量，纠正休克，必要时可输血。有酸中毒时要用5%碳酸氢钠150～200 mL/次，最好分次给，而不是一次给大量。如有低血钾或低血钠时要补充生理盐水及氯化钾。有糖尿病等原发病者需积极控制原发病，以改善机体的抵抗力。下面叙述有关抗生素的应用。

1. 一般感染

如金葡菌引起的食物中毒主要是肠毒素，病程有自限性，输液及纠正电解质紊乱即可，不必用抗生素。疖肿在切开引流前后可口服TMPco 2片，2次/日，红霉素0.375 g，3次/日或利福平300 mg，2～3次/日，空腹服。由于金葡菌产生青霉素酶，耐药菌株逐渐增多，青霉素G除个别对之敏感者应用外，目前已少用。临床皮肤软组织感染重者，可在口服上述三药之一外加肌注庆大霉素8万U，2次/日（或根据血药浓度调整剂量），或肌注丁胺卡那0.2 g，2次/日。患者可在门诊随访。

2. 严重金葡菌感染

需于住院前在急诊室抽血培养后立即联合静脉应用抗生素。

二、溶血性链球菌和肺炎球菌

二者均为G^+球菌，链球菌根据溶血能力可分甲型溶血性链球菌（又称草绿色链球菌）、乙型溶血性链球菌和丙型链球菌，可引起扁桃体炎、猩红热、皮肤感染、肾小球肾炎及风湿热等。

肺炎球菌过去称肺炎双球菌，其外面的多糖荚膜层可保护细菌免受机体吞噬细胞的吞噬和体液中一些杀菌因素的影响。因此，有荚膜的肺炎球菌有毒力和致病性，失去荚膜则毒力减低或丧失。肺炎球菌可引起肺炎、胸膜炎等。近年来由于抗生素的应用，典型的大叶肺炎已少见。

（一）急性扁桃体炎

是由溶血性链球菌引起的急性感染，亦可由肺炎球菌或葡葡球菌引起。发病以冬、春季多见,易感者为20岁以下的青年和儿童。由于病原菌种类多,故常可反复发作。

1. 临床表现

发冷、发热、咽痛、吞咽时加重,伴头痛、恶心、全身不适等。检查双侧扁桃体充血、肿大并有黄白色渗出物,有时在扁桃体表面融合成片,易拭去。颈及颌下淋巴结常肿大,有压痛。恢复期有并发风湿热及肾炎的可能。

2. 实验室检查

血白细胞增多,中性粒细胞也增高,尿中有少量蛋白及管型。咽拭子培养有溶血性链球菌。抗链球菌溶血素"O"在恢复期较急性期明显升高。

3. 诊断

根据症状和体征诊断一般无困难,但需和咽白喉、传染性单核细胞增多症鉴别。前者起病缓,热度稍低,扁桃体及咽部假膜呈灰白色,不易拭去,剥离时有出血,咽拭子涂片及培养有助区别。

(二)猩红热

一年四季均可发病,但以冬、春季较多。主要由呼吸道传播,儿童多见。链球菌侵入咽喉部或扁桃体引起局部炎症,亦可形成扁桃体周围脓肿。该菌产生的红斑毒素由局部进入血循环引起发热、全身症状及皮疹,亦可引起内脏间质的血管周围炎从而导致心肌及肾出现炎变。有些患者在溶血性链球菌感染后2~3周,出现心、肾、关节滑膜处非化脓性炎症,临床出现急性肾小球肾炎、风湿热及多发关节炎,目前认为这是一种变态反应性疾病。

1. 临床表现

一般经2~4日潜伏期,起病急,有发热、咽痛、头痛,24小时后全身皮肤出现充血性皮疹,从颈面部开始延及上胸、四肢。

典型的皮疹为充血的基础上有针头大小稍隆起的丘疹,扪之有细砂样感觉。皮肤皱折处皮疹密集形成帕氏线(Pastia 线),口周皮肤苍白。出疹后 2～3 日,有草莓样舌,颈及颌下淋巴结肿大有压痛。经 3～4 日皮疹出齐后开始退热。一周后自面颈部皮肤开始脱屑,皮疹严重处有大片脱皮。

2. 实验室检查

血白细胞及中性粒细胞增多,尿中有少量蛋白、红细胞及管型。咽拭子培养及涂片可见革兰阳性链球菌。

3. 诊断

根据临床表现一般不太困难,有时需和风疹、麻疹及药物疹相鉴别。风疹耳后及枕部淋巴结肿大且血白细胞减少,临床症状相对较轻。麻疹出疹是第 4 日,为斑丘疹,疹间皮肤正常,有科波力克斑。而药物疹常有用药史,停药后皮疹好转。

(三)肺部感染

最常见的肺炎是由肺炎球菌引起的,该菌外面有一高分子多糖聚合体荚膜,有特异性及抗原性。荚膜保护细菌不被吞噬,又能促使细菌在体内繁殖致病。30%～70% 的健康人鼻咽部带此菌。机体受病毒感染引起上感或受寒、疲劳、饥饿、酒后全身抵抗力减弱,使白细胞吞噬作用和免疫反应削弱,肺炎球菌乘机侵入肺泡导致发病。自青霉素等问世以来,典型的大叶肺炎已少见。

1. 临床表现

起病急,常见寒战、高热、咳嗽、胸痛、咳血痰或铁锈色痰,体温呈弛张或稽留热,伴头痛、全身肌肉酸痛,呼吸急促。如病变范围广,可有缺氧发绀的表现,有时炎症在右下肺,涉及横膈,可表现右上腹痛。体检见口唇周围有单纯疱疹,肺部可发现局部叩浊,语颤增强,支气管呼吸音及湿啰音,偶有合并胸膜炎、胸腔积液的体征。

2. 实验室检查

血白细胞及中性粒细胞显著增加,痰涂片革兰染色可见阳性球菌,痰或血培养阳性,有肺炎球菌。胸透或胸片可见肺野片状阴影或伴有胸腔积液。

3. 诊断

结合临床表现及胸片等可以确诊为肺炎。但病原菌须经痰涂片或培养确立,因为不同菌引起的肺炎临床表现相似。

(四)化脓性脑膜炎

常见继发于肺炎、中耳炎及颅外伤,以肺炎球菌多见,亦有金葡菌、流感杆菌、脑膜炎球菌等引起。多数有败血症、细菌由原发病灶经血循环侵入脑膜,颅外伤时可由创伤或鼻咽部骨折处侵入脑膜。

1. 临床表现

病情重,毒血症症状明显,除寒战、高热外,头痛显著,伴恶心、喷射样呕吐,神志模糊或谵妄昏迷。体检有脑膜刺激征。为明确诊断需作腰椎穿刺,如临床头痛剧烈,估计颅内压很高时,为避免腰穿过程中出现脑疝,宜先用 20% 甘露醇 250 mL 静注(30 分钟内注完)脱水后再穿刺。

2. 实验室检查

血白细胞和中性粒细胞升高明显,可有核左移及中毒性颗粒。脑脊液混浊,白细胞明显增多,以多核白细胞为主;脑脊液生化检查糖明显降低,氯化物稍低,蛋白增高;涂片可见白细胞内、外均有革兰阳性球菌,脑脊液培养可发现肺炎球菌。

3. 诊断

主要根据病史及临床表现,脑脊液的各项检查有助于和病毒性、结核性脑膜炎相鉴别。

(五)败血症

不如金葡菌败血症多见,临床表现等均与之相似,仅血培养病原菌不同。

(六) 溶血性链球菌和肺炎球菌感染的治疗

除了卧床休息和进行呼吸道隔离外,其对症治疗和葡萄球菌感染相似。有脓肿亦要切开引流;要输液,纠正酸中毒、电解质紊乱等;应给以吸氧;用湿化法帮助排痰等。抗生素治疗仍以青霉素 G 为治疗溶血性链球菌及肺炎球菌的首选,如对青霉素过敏可改用口服红霉素。

三、白喉杆菌

是革兰阳性杆菌,两端常见异染颗粒。白喉杆菌侵袭力较弱,但能产生强烈的外毒素,是致病的主要因素。患者和带菌者是传染源,主要通过飞沫传播,以冬、春季多见。新中国成立后我国推广儿童进行百白破三联疫苗预防接种,白喉发病率已明显下降,仅见于少数未注射预防针的儿童。白喉杆菌在咽部黏膜层繁殖,分泌外毒素,外毒素在局部组织引起炎症坏死,可在咽及扁桃体上形成假膜。吸收入体内的外毒素,可与细胞结合引起病变,其中以心肌、末梢神经和肾脏等处较显著。白喉外毒素和组织结合时间越长越牢固。

(一) 临床表现

咽白喉多见,潜伏期为 1~4 日,有发热、咽痛,全身症状轻,扁桃体红肿,其上有灰白色假膜,不易拭去,拭之易出血。咽白喉可引起喉部水肿,发生呼吸道梗阻,出现呼吸困难,严重时假膜可延伸入气管及支气管内。并发症有中毒性心肌炎,表现心率快,心音低钝,心扩大,血压下降或心力衰竭。亦有周围神经麻痹,表现在悬雍垂反射消失,吞咽时水等由鼻孔呛出。

(二) 实验室检查

血白细胞在 $(10\sim20)\times10^9/L$,咽拭子涂片可找到白喉杆菌。

(三) 诊断

对未接受过白喉预防接种者,有上述临床表现,且灰白色假膜不易拭去,涂片找到白喉杆菌有助诊断。但有些不典型、轻型或鼻白喉,有时诊断发生困难。

(四) 治疗

除了卧床休息减少活动外,保持口腔卫生及呼吸道通畅,对发生喉梗阻者要及时作气管切开。由于白喉外毒素结合后不能被抗毒素中和,因此,要早期注射白喉抗毒素。抗毒素是由马血清制备的,用前必须作皮试阴性后方可使用。抗生素可用青霉素 G 80 万 U 肌注者,如对青霉素过敏,可口服红霉素,疗程 7～10 日。

(宋 丹)

第二节 革兰阴性菌感染

常见有脑膜炎球菌、痢疾、伤寒、副伤寒、沙门、肉毒杆菌等与医院内感染中常见的大肠、克雷白、变形、绿脓杆菌以及其他少见的军团病菌和淋球菌等。

一、流行性脑脊髓膜炎(简称流脑)

本病的病原菌是脑膜炎球菌,呈肾形,常成对排列。人是唯一传染源,特别是鼻咽部带菌患者,通过飞沫传播,人群中带菌率高低和本病流行有密切关系。脑膜炎球菌进入鼻咽部后在局部繁殖,当人抵抗力降低时病原菌就侵入血液发生败血症,部分病菌入脑膜引起发病。

(一) 临床表现

潜伏期一般为 2～3 日,以冬、春季多见。起病急骤,主要是寒战、高热、头痛、恶心、呕吐。体检有皮肤黏膜可见淤点或淤斑及明显的脑膜刺激征。重症患者病情凶险,除有抽搐、神志不清、昏迷外,皮肤黏膜淤斑融合成片,血压下降,多见死于脑疝或弥散性血管内凝血。

(二) 实验室检查

外周血白细胞及中性粒细胞明显升高,有核左移及中毒颗粒。脑脊液压力增高,白细胞增多,以多核为主,糖降低,蛋白明显增高。血及脑脊液培养可获脑膜炎球菌。但该菌对外界抵抗力弱,容易死亡,所以急诊腰穿后立即送脑脊液作培养,在作脑脊液常规检查的同时亦应涂片作革兰染色找细菌。目前已有血清学检测抗原的方法,如免疫荧光法、乳胶凝集法、血凝抑制法及酶联免疫吸附法等,还有检测血清中特异抗体的方法。但这些均不能取代细菌培养的结果。怀疑有 DIC 时要作血小板计数、3P 试验、凝血酶原活动度 FDP 等测定。

(三) 诊断

主要根据临床表现及脑脊液的检查。需要和其他化脓性脑膜炎鉴别,关键是找到革兰阴性双球菌。

(四) 治疗

1. 一般治疗

退热镇静及补充血容量等,颅内压高者要给予吸氧及用 20% 甘露醇脱水降颅内压。

2. 抗生素

磺胺嘧啶(SD)及青霉素 G 是首选,前者可口服。亦可联合应用氨基糖苷类,亦可用头孢唑啉等。

3. 5% 碳酸氢钠

有代谢性酸中毒时可用 5% 碳酸氢钠。

4. 中毒症状严重者

中毒症状严重者可短期少量用激素,氢化可的松 100 mg 加入液中静滴,或地塞米松 2～5 mg 静脉注射。

5. 有 DIC 时

有 DIC 时酌情用肝素及输新鲜血。

二、淋病

是由革兰阴性淋球菌引起的一种性传染病,淋球菌不能穿透鳞状上皮,但对柱状上皮有亲和力。在男性尿道、前列腺,女性前庭大腺、尿道、宫颈等处均易被感染。

三、细菌性痢疾

由痢疾杆菌引起。痢疾终年均有发病,以夏、秋两季为多见。患者及肠道带菌者为传染源,通过进污染食物而感染。细菌进入胃肠道大部分被胃酸杀死,少数进入肠道,在机体防御功能低下时,痢疾杆菌在肠腔内繁殖,并侵入肠黏膜上皮而致病。痢疾杆菌有内毒素,经吸收入体内引起发冷、发热等毒血症症状;又能产生肠毒素,引起腹泻。

(一)临床表现

潜伏期为数小时至 2 日,一般起病急,有发热、腹痛、恶心、呕吐。典型痢疾有里急后重、排脓血便。腹泻次数多量大者往往中毒症状轻,而无腹泻者症状较重,有时可合并感染性休克等。体检腹软,仅左下腹有轻压痛,肠鸣活跃;重症者有休克低血压、四肢湿冷、皮肤花斑、呼吸急促、唇发绀或神志不清等。

(二)实验室检查

血白细胞和中性粒细胞明显升高,大便常规红、白细胞满视野,大便培养有痢疾杆菌。乙状结肠镜检查可见黏膜充血、水肿,有大量脓性渗出物及多个浅表小溃疡。

(三)诊断

根据发病季节,有发热、腹痛、腹泻、里急后重和脓血便者不难诊断。需和阿米巴痢疾鉴别。另外在中毒性痢疾无腹泻时要注意和流行性乙型脑炎、脑型疟疾相鉴别。

(四) 治疗

轻型菌痢可以口服小檗碱或诺氟沙星,重症菌痢需输液,补充血容量,纠正电解质紊乱;抗生素应联合应用,并静脉给药,可选氨苄或哌拉西林加上庆大或丁胺卡那,如对青霉素过敏可用氯霉素或头孢唑啉、头孢哌酮素加上一种氨基糖苷类。

四、霍乱

由革兰阴性弧菌引起。患者和带菌者(健康者,潜伏期及恢复期患者)为传染源。本病主要通过污染水源传播,可引起暴发流行。近年来由于防疫措施和疫苗的应用,发病率已显著减少。但由于国际间交往频繁,仍有可能由国外再输入,因此仍需警惕。霍乱弧菌经口侵入人体,通过胃到达小肠,在碱性环境迅速繁殖,并产生大量肠毒素,肠毒素刺激肠壁上皮细胞的cAMP,使肠液分泌亢进导致腹泻。

(一) 临床表现

潜伏期1～3日,无症状的隐性感染占75%。典型病例可分三期:① 吐泻期:绝大多数患者急性起病,有剧烈呕吐及腹泻,大便呈米泔水样,亦有呈洗肉水样。② 脱水期:由于频繁的吐、泻短期内丢失大量水和电解质,患者表现口渴唇干,眼窝内陷,皮肤失去弹性,血压下降,尿少或尿闭。③ 恢复期:经积极输液及补电解质,患者吐、泻停止,症状逐渐消失而恢复正常;亦有在恢复期反出现发热等,历2～3日自行好转。并发症以肾功能衰退较多见。

(二) 实验室检查

取大便作悬滴法检查,如见到快速运动的细菌,可被特异抗血清所抑制,一般在2～5分钟内即可作出诊断,但确诊仍需做大便培养。周围血白细胞及血色素可因脱水血浓缩而升高。

（三）诊断

除流行病史及临床表现外，大便悬滴试验和培养有助确诊。临床需和食物中毒、菌痢相鉴别。

（四）治疗

1. 输液及补充电解质

主要是输液及补充电解质。轻及中度患者可口服补液盐，严重者需置静脉导管补液。这类患者血管常不易找到，可经股静脉或锁骨下静脉插管输液，速度依患者脱水的情况而定，每分钟可输入 50～100 mL。至血压上升，脉搏有力，再减慢速度。

2. 抗生素

抗生素可口服四环素、多西环素等。

3. 隔离及上报

由于我国目前本病已很少，一旦发现除积极治疗外，还需进行隔离及上报，目的是控制病的传播。

五、伤寒与副伤寒

由伤寒杆菌及副伤寒甲、乙、丙四种沙门氏菌所致的急性传染病。以伤寒杆菌发病率较高，副伤寒甲次之。伤寒与副伤寒的病理变化和临床症状很相似，难以鉴别，主要靠细菌培养及血清学来区别之。患者和带菌者是传染源。含伤寒杆菌的粪便污染水源或食物，可以造成流行。细菌经口进入人体，部分未被胃酸杀死者进入小肠，在肠黏膜和肠系膜淋巴结内生长繁殖。伤寒杆菌（或副伤寒杆菌）及其毒素经淋巴管侵入血循环，引起第一次短暂的菌血症，患者出现临床症状。其后细菌被肝、脾、骨髓、淋巴结内网状内皮细胞吞噬，并在其内繁殖后再次侵入血循环，造成第二次较长期的菌血症。此时临床中毒症状加重，大量伤寒杆菌随胆汁排至小肠，又可再进入肠淋巴组织形成肝肠循环。肠壁淋巴组织病变加重，可发生溃疡、出血及穿孔等并发症。

(一)临床表现

潜伏期 7～14 日,症状可分四期。① 初期:起病缓慢,主要有发热、头痛、乏力、体温逐渐升高,可见玫瑰疹、脾大和相对缓脉。② 极期:在发病第 2 周体温呈稽留热或弛张热,有神志淡漠、听力减退、嗜睡或谵妄,检查舌苔厚腻、腹胀、肝脾肿大和相对缓脉。③ 缓解期:为病程第 3～4 周,少数中毒症状重,继续高热,出现肠出血或肠穿孔。大部分患者体温逐渐下降,症状好转。④ 恢复期:体温正常,出汗多,食欲亦渐好转。目前我国伤寒常不典型,临床表现中毒症状轻,相对缓脉和玫瑰疹亦少见,可能和病初期用抗生素有关。伤寒有复发和再燃,复发是指体温恢复正常后,潜伏在体内的伤寒杆菌再次繁殖而发病。复发的原因不太清楚,可能与机体免疫功能不正常有关。再燃是指体温下降但未达正常时又上升者。伤寒还可引起中毒性心肌炎、中毒性肝炎或脱髓鞘脑病、免疫复合性肾炎等。

(二)实验室检查

血白细胞正常或降低,嗜酸粒细胞减少或消失,尿有少许蛋白及管型。血培养在第 1 周末阳性率最高,最好在用抗生素前取血送培养,尿及粪的培养以病程第 3～4 周阳性机会多。血肥达反应菌体"O"抗体 ≥ 1:160(微滴法)有诊断意义;鞭毛"H"抗体滴度可受过去感染过伤寒或注射过预防接种等影响,仅供参考。

(三)诊断

典型的伤寒诊断不难,但对一些不典型或轻型伤寒有时需依赖血清学及血培养结果帮助诊断。

(四)治疗

除了一般支持疗法包括降温、镇静和输液外,抗生素方面首选仍为氯霉素分次静脉滴注,体温正常后减量,疗程 10 日左右。

如白细胞过低的患者可选用氨苄西林、羟氨苄西林或诺氟沙星等治疗之。

六、沙门氏菌感染

是指非伤寒杆菌的沙门氏菌感染,如鼠伤寒沙门氏菌、肠炎杆菌和猪霍乱杆菌等。主要传染源是家畜、家禽及鼠,也存在于蛋类。由于沙门氏菌在含盐量高达10%~15%的肉类中仍能生存数月之久,故进食腌制的污染肉类也能得病。此外,水源污染可造成流行。共进同一污染食物并非都发病,取决于机体情况。免疫力差的,感染量多的易发病。沙门氏菌在食物中繁殖产生大量内毒素是致病的重要条件。

(一)临床表现

临床表现分两个类型。

1. 急性胃肠炎型

潜伏期可短至进食后数小时,亦称食物中毒型。起病急,有发冷、发热、头痛、全身酸痛、呕吐、腹泻。大便次数多,为水样便,有时出现脱水及电解质紊乱,轻的病例病程2~4日,重者可持续1周以上。

2. 伤寒型

潜伏期长同伤寒,其他发热、腹胀、肝脾肿大、相对缓脉和白细胞低等均类似伤寒。

(二)实验室检查

血白细胞低,血、便、呕吐物细菌培养可发现沙门氏菌。

(三)诊断

要注意和其他食物中毒,伤寒、副伤寒相鉴别,关键是本病有进污染食物史,或有多数人发病的流行病史。

(四)治疗

急性胃肠炎型予输液纠正电解质紊乱,可以口服TMPco、羟氨苄西林、诺氟沙星或依诺沙星,稍重可给予氨苄西林 4~6 g/d,分次静脉滴注,亦可用氯霉素等。

(五) 伤寒型治疗同伤寒

(李翠翠)

七、军团菌病

军团菌病由嗜肺军团杆菌引起。

(一) 临床表现

军团病菌肺炎潜伏期为 2~10 日,有发热、气短、呼吸困难、咳嗽,肺部有湿啰音,胸片肺有实变。有时很像流感、胃肠炎或脑膜脑炎等。个别严重者可有休克、昏迷。

(二) 实验室检查

血白细胞正常或升高,分类以中性粒细胞为主。尿中可有少量蛋白质和红细胞。血清间接荧光抗体的检测恢复期较病初期抗体滴度增加≥4倍,亦有用酶联免疫吸附法检测抗体。亦可从痰涂片用直接荧光检查抗原,或从气管吸出物培养分离出军团病菌。

(三) 诊断

临床诊断比较困难,因仅靠临床表现难以与其他病原菌所引起的肺部感染相区别,而庞提阿克热又颇像流感。因此确诊必须有血清学或病原学的分离才行。

(四) 治疗

军团病杆菌大多可产生 β-内酰胺酶,对青霉素及头孢菌素类效果差,最好首选红霉素。

八、肉毒杆菌中毒

肉毒杆菌是一种厌氧的革兰阴性杆菌,生存在自然界的土壤中或家畜的粪便中,共分 7 型(A,B,C,D,E,F,G)。我国以

A型和B型为主,多见于新疆、西藏和青海地区。致病主要是其外毒素。

(一)临床表现

潜伏期18～36小时,长者8～14日,和进入毒素量成反比。典型的症状是头痛、乏力、头晕、视力障碍。发病1～2日内出现神经系统瘫痪现象,首先出现眼睑瘫痪、视力模糊,也有眼睑下垂、吞咽困难、饮水呛咳等。个别有胃肠炎症状,表现有恶心、呕吐和腹泻。

(二)实验室检查

患者呕吐物或粪便在厌氧的条件下培养分离出肉毒杆菌,亦可从呕吐物、污染的食物或伤口分泌物中检测毒素。

(三)诊断

根据集体或一家同食污染食物均发病,有视力障碍,个别有呼吸肌麻痹以及实验室检查可作出诊断。需与其他食物中毒、神经系统疾病相鉴别。由于伤口感染引起的应与破伤风等相区别。

(四)治疗

用特异的抗毒素,A型、B型或E型,各型分别注射4万～10万U,在皮试阴性后肌肉和静脉各用一半,必要时6小时后可再重复1次。

对进食不久者应用5%碳酸氢钠或1:4 000高锰酸钾洗胃,因为外毒素在碱性溶液中易被破坏,在氧化剂作用下毒力减弱。亦可用硫酸镁等导泻。

对有呼吸困难、咽喉或呼吸肌麻痹者不可考虑气管切开术,可用呼吸兴奋剂促进瘫痪神经的恢复。

九、革兰阴性杆菌败血症

以大肠、克雷白、变形和绿脓杆菌多见,常发生在机体免疫功能低下、住院日期长的患者,在医院内感染中病死率较高。美国每年平均有4 000万人住院,院内感染占5%~10%,平均200万~400万患者。住院前无感染,亦非潜伏期,住院后48小时后发生了感染,称之为医院内感染。如从一个医院转至另一医院,则以两者住院时间相加,超过48小时计算。院内感染的发生直接和住院日期有关,住院时间长,发病率高。不管控制院内感染措施如何严格,感染仍有发生,因为有些细菌是内在的,特别是有原发病和免疫功能低下者。患者胃酸pH升高,可使咽喉部菌落数增加,后者又和肺炎的发生有密切关系;肠壁通透性的改变,使肠腔内细菌进入腹腔造成腹膜炎;保留导尿管引起的泌尿道感染等,上述各种感染进一步发展均可导致败血症或感染性休克。国内方国栋等报告,院内感染败血症占2/3,由院外感染的占1/3。院内感染败血症的病原菌,1/3为革兰阳性球菌,2/3为革兰阴性杆菌,且可有复合菌种。院内感染常需联合应用抗生素。病死率院内感染明显高于院外感染。

(一)临床表现和实验室检查

常以发冷、发热为主要症状,肺炎患者可伴有咳嗽、咳痰、呼吸困难等,体检双肺有散在细湿啰音,胸片有小片或大片状阴影,血白细胞从轻度到显著升高,危重患者有时血白细胞正常或偏低。国外过去院内感染中泌尿道感染占首位,为30%~40%,手术切口感染占20%,败血症5%,肺部感染和其他各15%。但自从导尿改成封闭式保留导尿,泌尿道感染发生率有所下降,肺部感染在ICU等病区有上升趋向。

1. 泌尿道感染

常有保留导尿管史,导尿管留置的时间愈长,发生感染的机会愈多。主要症状除发热外可有尿频、尿急、尿痛及尿混浊或脓尿、腰痛等。尿常规检查见满视野白细胞,周围血白细胞亦明显升高,尿培养有大肠、克雷白或变形杆菌。

2. 腹膜炎

多数在血白蛋白低、有腹水的患者,不一定有腹痛、腹肌紧张,因为腹水多时腹膜刺激症状可以不明显。应作诊断性腹腔穿刺,腹水常为渗出液,腹水培养有大肠杆菌生长。

3. 败血症

可以在肺炎、泌尿道感染、腹膜炎的基础上发生,亦可以突发寒战高热起病。体检见唇及指甲发绀,呼吸困难,神志模糊或昏迷,严重者出现尿少,血压下降,心率加快,皮肤花斑或有淤点、淤斑。合并 DIC 后,最初为高凝状态,以后出血不止,呈低凝状态。化验检查周围血白细胞升高,血培养阳性。严重者白细胞下降明显,血气分析 PaO_2 降低,有呼吸性碱中毒或代谢性酸中毒。合并 DIC 时,血小板进行性下降,继而凝血时间延长,凝血酶原活性低,3P 试验阳性,纤维蛋白降解产物升高等。

(二) 诊断

肺炎、泌尿道感染及腹膜炎的诊断常比较明确,唯有败血症有时与活动性结核病、恶性肿瘤、淋巴瘤、结缔组织病等较难鉴别,尤其是从外院转来的发热待查患者。必须在用抗生素前多次抽血送细菌培养,以有助诊断。

(三) 治疗

在尚未有病原学结果报告时,对泌尿道感染和腹膜炎可按革兰阴性杆菌联合使用抗生素,但对肺炎及败血症者则所用两种抗生素需兼顾革兰阴性及革兰阳性菌。

(周晓菲)

第九章 病毒感染性疾病

病毒感染性疾病根据临床表现及传染方式,可以分为呼吸道病毒、虫媒病毒、出疹性病毒、肠道病毒所致感染等。

一、呼吸道病毒感染

流行性感冒是由流感病毒引起的一种急性呼吸道传染病,主要通过飞沫传播,有高度传染性。流感病毒极易变异,人群对变异株缺乏免疫力,每每引起暴发流行。

1. 临床表现

流感流行的特点是突发迅速蔓延,短期内在一地区出现很多病例。潜伏期短,1～3日。主要症状是起病急,有发热、头痛、乏力、全身酸痛等,2～3日热退后出现鼻塞、流涕、咽痛、干咳等,部分患者有食欲减退、恶心等。症状好转后体力恢复很慢。有时流感伴发肺炎,可有气急、发绀、咳痰、带血。更有重者伴中枢神经系统症状,有昏迷抽搐。体检有咽充血,双肺有细湿啰音或脑膜刺激征。除年老、儿童和并发肺炎者,一般经7～10日逐渐恢复。

2. 实验室检查

血白细胞正常或偏低,淋巴细胞相对增高。在急性期,患者咽部嗽液接种于鸡胚羊膜腔中,可分离出病毒。

3. 诊断

根据流行病史,短期内有集体或多人发病上呼吸道卡他症状及白细胞低等。与普通感冒的区别,主要是中毒症状较重。

二、虫媒病毒感染

急诊主要为流行性乙型脑炎。自乙脑疫苗预防接种推广以来,乙脑已渐减少,但每年夏、秋两季蚊虫多时仍有散发病例。乙脑病原为 RNA 病毒,患者及隐性感染者为传染源,主要通过蚊虫叮咬传播,隐性感染较多。随年龄的增长发病率迅速降低,故患病者大多为儿童,感染后可获得较持久的免疫力。

1. 临床表现

潜伏期 10～15 日,大多数人感染后并不出现症状,呈隐性感染。少数患者发病急,出现高热、意识障碍、抽搐、恶心、呕吐及脑膜刺激症状。严重脑干型者,可因脑疝突然出现呼吸停止。体检双瞳孔大小不等,对光反应迟钝或消失,颈强直,提睾及腹壁反射消失,病理锥体束征阳性。经 4～6 日体温逐渐下降,反射重新出现,听力、视觉及思维顺序恢复,以逻辑思维和远事记忆恢复较慢。从患者近事记忆的恢复情况,可以推测其智力是否受影响。很多患者常因昏迷或气管切开后,获肺部感染,加重病情。

2. 实验室检查

血白细胞偏高。脑脊液检查,压力正常或稍高;白细胞增加;糖、氯化物正常,蛋白增高。血清的抗乙脑抗体在恢复期比发病早期要增加 4 倍以上才有诊断意义。常用的补体结合试验、中和试验和血凝抑制试验中,以中和试验特异性较高。

3. 诊断

在夏、秋季对出现高热、意识障碍患者,结合脑脊液变化,在除外中毒性痢疾,化脓性、结核性脑膜炎等,最后可诊断乙脑。由于血清学检查,对急诊患者的诊断帮助不大,因此鉴别诊断着重于临床表现和脑脊液的发现。

三、出疹性病毒感染

(一) 水痘

病原是水痘-带状疱疹病毒,是双链 DNA 病毒,仅对人有传染性,患者是唯一的传染源。自发病前 1～2 日至皮疹干燥结痂为止,均有传染性。主要通过呼吸道飞沫和接触传染。本病传染性很强,学龄前儿童和婴幼儿发病较多,一次感染后,可获持久免疫,再次犯病者极少。

1. 临床表现

潜伏期一般 13～17 日,小儿全身症状很轻,有些低热,成人症状较重,可有高热、全身不适等。一般发病第 1 日就出现皮疹,开始为充血性、针头大小的斑疹,从躯干开始延及头面部,最后达四肢。皮疹呈向心性分布,以躯干为多。经数小时由斑疹→丘疹→水疱,水疱基部有一红晕,皮疹常分批出现,故同一时期可见皮肤有斑、丘、疱和结痂各期皮疹。水痘初含清亮疱液,以后稍呈混浊,疱壁较薄易破,数日后,由中心开始干结,最后成痂。如无继发细菌性感染,则脱痂后不留疤痕。除皮肤外,口腔、咽部或外阴等黏膜也有红色小丘疹,破溃后形成小溃疡。个别可表现有出血性水痘或大疱型水痘,亦有水痘脑炎和原发性水痘肺炎,后者多见于成人。

2. 实验室检查

取新鲜疱疹内液体作电子显微镜检查,可见到水痘-带状疱疹病毒颗粒。

3. 诊断

一般临床表现较典型,从皮疹的特点就可以诊断。

(二) 带状疱疹

和水痘由同一病毒引起。近年来研究证实,本病毒引起的原发感染是水痘。感染后病毒以潜伏形式,存在于脊髓后根神经节的神经元中。由于发热、过度劳累、自身免疫病或恶性肿瘤经化疗放疗后免疫功能低下,病毒重新活动,沿脊神经分布,出现带状的红斑水疱。易感婴幼儿与之接触就可患水痘。

1. 临床表现

经1周的潜伏期,出现低热、头痛,局部皮肤对知觉敏感,出现神经痛。有时可因疼痛而来急诊,出疹前常易误诊;出疹后可见局部皮肤呈带状充血,其上可见充血丘疹及水疱,聚集成堆,沿神经分布,以胸壁肋间神经和面部三叉神经分布处多见。病程2~4周,脱痂而愈。有继发感染时,可留疤痕。常见后遗症是神经痛,可迁延达数月。

2. 诊断

根据临床表现不难诊断。

(三)单纯疱疹

由单纯疱疹病毒引起,可分Ⅰ型和Ⅱ型,Ⅰ型病毒主要感染腰以上部位,Ⅱ型主要通过性生活传播。前者多见于口、唇、鼻孔皮肤黏膜交界处,后者多见于男性包皮、龟头和女性阴唇、宫颈处。Ⅱ型病毒与宫颈癌关系密切。单纯疱疹病毒原发感染后,常在宿主神经节潜伏,受某些非特异因素如日晒、发热、劳累、经期等可诱起复发。

1. 临床表现

最常见在口、唇、鼻孔皮肤黏膜交界处。出现灼热、刺痛或痒感,数小时后局部皮肤潮红,继之出现一群粟粒样小疱,可从几个到几十个不等。疱液清亮,易溃破糜烂,数日后干燥结痂,痂脱后恢复正常。生殖器疱疹,由于局部潮湿和摩擦,在龟头、阴唇等处疱疹破后形成溃疡,常伴腹股沟淋巴结肿大。

2. 诊断

Ⅰ型常在皮肤黏膜交界处,反复发作,病程短,发病前有促发因素和疱疹的特点,诊断不难。Ⅱ型常有不洁的性交史,病变在外阴部。

(四)麻疹

麻疹病毒属副黏液病毒。患者的鼻咽部分泌物含有大量病毒,随飞沫排出体外后,其生活力特别是传染性仅能维持很短时间,因此不太可能在周围物体上生存。麻疹患者是唯一传染源,在潜伏期末到出疹后1~2日,传染性最强。近年来由于麻疹疫苗的普遍接种,发病的年龄推迟,凡未出过麻疹亦未接种麻疹疫苗者均可感染。5岁以下的发病率最高,另外14~18岁青少年发病增加,轻型及非典型病例增多。甚至成人患麻疹者亦有报道。流行周期较过去延长。一次患病可以终身免疫。

1. 临床表现

潜伏期平均为10~12日。起病类似上呼吸道感染,有发热、咳嗽、流涕、结膜充血怕光等卡他症状,小儿尚有呕吐、腹泻等。发病第2~3日口腔颊黏膜可见科氏斑,为白色斑点,周围有红晕,可持续2~3日。一般于发病第4日皮肤出现皮疹,从耳后颈部开始迅速蔓及全身,至足底及掌部有皮疹,说明已出齐。皮疹为充血性斑丘疹,有时融合成片,但疹间皮肤正常。出疹时体温最高,待出齐后开始下降,随之症状也逐渐好转。疹退顺序,也由耳后开始至四肢。恢复期皮肤有糠麸样脱屑,并留有棕褐色色素沉着。成人患麻疹发热高,中毒症状重,科氏斑不典型,常伴发支气管肺炎,但病死率低。年幼体弱的儿童皮疹不易发透,且易合并喉炎及肺炎。

2. 实验室检查

血白细胞总数低,淋巴细胞增多。鼻咽部分泌物可以找到华-弗巨细胞。对不典型病例,可以从鼻咽部分泌物中分离病毒,或检测双份血清抗体,增加4倍以上有助诊断。

3. 诊断

早期可以发现科氏斑来诊断,一旦出现皮疹根据出疹时间顺序、皮疹分布、形状,结合临床诊断可以成立。

(五)传染性单核细胞增多症

是 EBV 引起的。EBV 是一种疱疹病毒,感染后可使 B 淋巴细胞转化,患者血液中的异常淋巴细胞是受病毒转化的 B 淋巴细胞,另一部分是对 EBV 抗原起特异免疫反应的 T 淋巴细胞。本病恢复后血淋巴细胞长期带有 EBV 的核酸,可持续或间歇地排病毒,感染 EBV 而未发病的健康人中也有 10%~20% 排出病毒。我国 3~5 岁儿童 90% 以上已经感染过 EBV。体内已有抗体者,仍有 90% 口腔分泌物中含有 EBV。

1. 临床表现

潜伏期 4~7 周。由于全身多个脏器均可受累,症状较复杂,最常见的是,起病似上感,但伴全身淋巴结和肝脾肿大,其中以颈淋巴结肿最明显。病程一般 2~4 周,但恢复期较长。其他尚有类似肝炎、肺炎及脑膜炎型的。

2. 实验室检查

早期周围血白细胞正常或降低,血涂片可见异型淋巴细胞占 10%~25%。血清学检查嗜异型凝集试验发病后期较早期滴度明显升高(≥4 倍),EBV-IgM 抗体测定具有诊断意义。

3. 诊断

结合临床表现和血涂片有异型淋巴细胞,嗜异型凝集试验阳性,抗 EBV 抗体 IgM 阳性,诊断就可以成立。

(臧慧芳)

(六)其他病毒感染

1. 流行性腮腺炎

病毒通过飞沫传播,先进入口腔黏膜及呼吸道上皮细胞,经繁殖后再入血循环,然后定位于腮腺或内脏其他腺体和器官。发病以冬、春两季较多,约半数发生于 5~9 岁儿童,一次发病可终身免疫。

（1）临床表现。潜伏期为18日，起病先有低热、头痛、全身不适。1～2日后开始出现腮腺肿大，疼痛，可先在一侧腮腺，数日后对侧腮腺亦受累。有时颌下腺或舌下腺亦肿大，水肿涉及颈部，有时胸骨前水肿。进食或吃酸性食物时双腮腺胀痛加重。腮腺管口有红肿。不典型病例可有单纯睾丸炎或脑膜脑炎。约5%的成人有胰腺炎的表现。脑膜脑炎可出现在腮腺肿大前或后。

（2）实验室检查。血白细胞正常或偏低，尿或血清淀粉酶升高，血清学的检测必须双份血清才有诊断意义。

（3）诊断。根据流行情况和接触史以及双侧腮腺肿大，诊断不难。但对脑膜脑炎型出现在腮腺肿大前，有时需作腰穿才能鉴别。单纯睾丸炎应首先考虑和流行性腮腺炎有关。

2. 流行性出血热

病原是一种RNA病毒，本病分野鼠型、家鼠型和实验动物型3种。野鼠型主要宿主动物为黑线姬鼠，家鼠型为褐家鼠，实验动物型主要是大白鼠。

（1）临床表现。潜伏期7～14日。主要临床表现为三大主症，就是发热、出血及肾病综合征，临床经过分五期。① 发热期：以三痛（头痛、眼眶痛及腰痛）、三红（面、颈及上胸部潮红）为特征。可有皮肤黏膜出血，病后尿蛋白迅速增加达 ++ ～ ++++，可自然退热，但热退后病情反而加重。② 低血压期：多出现于病后4～6日，可合并DIC，常因心、肾衰竭而死亡。③ 少尿期：在病后6～8日，出现水肿、电解质紊乱和高血压。④ 多尿期：由于新生肾小管上皮浓缩功能差，尿量每日可达4 000～6 000 mL，可出现脱水、电解质紊乱等。⑤ 恢复期：尿量逐渐正常，症状消失，体力渐恢复。

（2）实验室检查。血白细胞多在病后4日升高，中性粒细胞多，核左移，异型淋巴细胞在5%～10%。尿蛋白 ++ ～ ++++，可有肉眼血尿,镜下可见红、白细胞及管型。

(3)诊断。根据流行病学、临床表现和常规实验室检查综合分析,可以作出诊断。如有条件则可作血清学检查。

3.病毒性感染的治疗

至今对抗病毒尚无特效药,因此治疗重点就在对症和保守治疗,如降温,输液补充血容量,纠正酸中毒或电解质紊乱,吸氧,导尿,翻身等护理,尽可能减少医院内交叉感染。护理工作的好坏常直接影响患者的恢复和预后,尤其是流行性乙型脑炎、重症麻疹和肝炎患者,因此必须重视危重患者的护理。由于病毒性感染没有特效治疗,预防和疫苗接种就显得非常重要。

(王营花)

第十章 真菌病

一、念珠菌病

多见由白色念珠菌引起,也有侵犯内脏或导致败血症的。常发生在机体抵抗力下降时,如恶性肿瘤、白血病、糖尿病或用大量广谱抗生素、激素和免疫抑制剂后引起的感染。

(一)临床表现

局部的口腔黏膜、舌、咽部有白色膜状物质,拭去可见基底部为充血糜烂面,阴道黏膜亦可有同样表现,但瘙痒显著。系统性念珠菌感染,包括肺部、胃肠道及败血症,临床可有高热、咳嗽、中上腹痛或不适。

(二)实验室检查

血白细胞中度升高,黏膜白色膜状物涂片找到芽孢及菌丝。系统性念珠菌感染需有血、胃镜活检、痰或支气管灌洗液培养阳性才能诊断。

(三)诊断

黏膜白色念珠菌感染结合临床和涂片检查就可诊断;深部念珠菌感染必须有培养或活检证实。

二、隐球菌病

最多侵犯脑膜及脑,亦可侵犯肺。在急诊室常见的是隐球菌脑膜炎。

（一）临床表现

起病缓慢，有发热，头痛较剧烈，有恶心、呕吐、颈强直等脑膜刺激征。个别有谵妄、昏迷、视力减退、视盘水肿等，症状与结核性脑膜炎相似。

（二）实验室检查

周围血白细胞升高，脑脊液压力明显升高，常规生化检查和结核性脑膜炎相仿，但墨汁染色可找到隐球菌芽孢，亦可用乳胶凝集法或 ELISA 法测血清抗体。

（三）诊断

根据脑膜炎的临床表现，在机体抵抗力差或继发免疫功能低下患者，脑脊液找到隐球菌就可确诊。必要时可测血清抗体。

三、真菌病的治疗

（一）白色念珠菌引起的口腔黏膜感染（鹅口疮）

可用制霉菌素 100 万 U 研成粉末，加甘油少许调成糊状，涂在口腔黏膜上。全身性白色念珠菌感染可用咪康唑 200～600 mg 静脉滴注，每 8 小时一次，亦可用两性霉素 B。

（二）隐球菌脑膜炎

由于脑病引起的病死率很高，降颅内压就很重要，个别患者在做诊断性腰椎穿刺前最好先用 20% 甘露醇 250 mL 0.5 小时内静滴完毕；颅内压高的患者可每隔 4～6 小时用一次甘露醇，亦可加用呋塞米肌内注射，加强减低颅内压。两性霉素 B 因为静脉滴注有高热等反应，因此宜由小剂量开始。

（刘　雪）

第三篇

循环系统疾病

第十一章 急性心肌梗死

急性心肌梗死是由动脉粥样硬化造成急性机械性阻塞,引起持久而严重的心肌缺血坏死所致。其发病率有逐渐增多趋势,在发病后的几个小时,病死率最高,猝死最多。

第一节 病理生理

冠状动脉突然发生阻塞,局部心肌由于血供中断而发生缺血坏死。这可能由于斑块迅速增大或斑块出血、血栓形成等机械性阻塞,也可能由于冠状动脉痉挛引起。左冠状动脉前降支阻塞常见,主要产生前壁、心室间隔前部及部分侧壁的心肌梗死,右冠状动脉阻塞常产生左室膈面、后壁、室间隔后半部及右心室的心肌梗死;左回旋支阻塞产生左室侧壁及近心底部左室后壁心肌梗死。如影响窦房结、房室结及束支传导组织的血运,则产生各种程度的心脏阻滞。大片心肌梗死波及心外膜可导致心包反应。

心肌在缺氧缺血的情况下,酵解葡萄糖增强,产生大量乳酸,形成局部心肌细胞酸中毒。另一方面,产生的ATP远远少于正常有氧分解,能量的供应不能满足心肌代谢的需要。ATP不仅是心肌收缩的能源,而且是推动钠泵和钙泵的动力。心肌缺血可影响心肌的收缩和舒张功能,在血流动力学上,表现心排血量降低,左心室充盈压升高,临床表现为心力衰竭和心源性休克。

心肌严重缺血时,膜电位明显降低,促使出现慢反应动作电位。慢反应的自律活动,随膜电位减小而不断增高。心脏内的潜在起搏点可由于这种特殊自律活动而形成异位节律,常见为室性早搏。此外缺血区心肌细胞缺血性损害程度不一致,造成复极化的速度不均匀或有部分极化状态存在,易引起折返性室性心动过速。

第二节 诊断依据

确定诊断依据以下几个常用的指标。

一、剧烈持久的心绞痛

持续半小时以上,休息和口含硝酸甘油不缓解。约有20%的病例不发生心绞痛或心绞痛轻微,此时急性心肌梗死易被漏诊。

二、特征性的心电图动态改变

(1) 起病 1 小时内可出现异常高大的 T 波。

(2) 数小时后 ST 段明显抬高,弓背向上与直立的 T 波形成单向曲线,1～2 日后 ST 段逐渐恢复至等电位线,T 波倒置。

(3) 1～2 日内出现病理性 Q 波,同时 R 波减低,Q 波在 3～4 日内稳定不变,70%～80%永久存在。

(4) 急性心内膜下心肌梗死无 Q 波出现,ST 段明显压低,在胸导联上常达 0.4～0.6 mV,T 波倒置,ST-T 的改变往往持续 1～2 日以上。

(5) 小灶性心肌梗死的心电图改变除无病理性 Q 波外,与透壁性心肌梗死相同。

根据出现上述异常波形的导联,可以对急性心肌梗死定位。

三、急性心肌梗死心电图无典型改变

急性心肌梗死心电图无典型改变可发生在下列情况下。

(1) 症状发生最初的 6～12 小时内：心电图可能尚无明显改变，或只见到轻微的非特异性改变，需短时间内复查对照，少数病例甚至需要 2～3 日后才出现有诊断意义的图形。

(2) 正后壁心肌梗死：常规导联 $V_{1\sim3}$ 的 R 波增高，ST 段可能压低，应加做 V_7、V_8、V_9。右心室梗死加做 V_{3R}、V_{4R}、V_{5R}。

(3) 有左束支传导阻滞：急性心肌梗死的心电图改变不易显示，但在急性期仍可见 ST 段及 T 波的改变。

(4) 预激综合征：可掩盖急性心肌梗死的心电图或拟似心肌梗死的图形。

(5) 再发心肌梗死：心电图变化常不典型，新发生的心肌梗死引起的 QRS 与 T 波改变可部分地或完全被对侧的旧梗死留下的改变所抵消。

心电图诊断急性心肌梗死的阳性率 75% 左右。

四、血清酶的升高

心肌组织急性缺血坏死时，从坏死组织释放的各种酶，可使血清中含量增高。因此，测定这些血清酶，对诊断急性心肌梗死的敏感性和特异性均较高。目前临床常测定的心肌酶有肌酸磷酸激酶(CPK)、谷草转氨酶(GOT)、乳酸脱氢酶(LDH)、α 羟丁酸脱氢酶(α-HBDH)、肌红蛋白(Mb)。这些酶的含量在急性心肌梗死中都升高，最高常达正常值的 2～10 倍，甚至 15 倍以上。这些酶也存在于其他一些器官组织中，它们的特异性都有一定的限制。同工酶的测定可以提高对急性心肌梗死的诊断特异性。目前测定的同工酶有 LDH 同工酶和 CPK 同工酶。已知有 5 种 LDH 同工酶，即 LDH_1、LDH_2、LDH_3、LDH_4、LDH_5，LDH_1 和 LDH_2 以心肌、肾、脑、红细胞含量最高。正常健康人血清中 LDH 同工酶含量为 $LDH_2 > LDH_1 > LDH_3 > LDH_4 > LDH_5$，急性心肌梗死患者中 LDH_1 增高，形成 $LDH_1 > LDH_2$。已知有 3 种 CPK 同工酶，即 BB、BM 和 MM，BM 仅存在于心肌。对就诊早的病例（2～3日内），以 CPR、GOT 诊断价值较大；对就诊较晚（3日以上）病例，则以 LDH 和 HBDH 诊断价值较大。如条件许可，来院即刻、第1日、第2日各测酶谱一次以求全面了解，如血清酶总活力升高在正常值高限2倍以上，CPK-MB3% 以上，$LDH_1 > LDH_2$，即可诊断急性心肌梗死。

（杨蕊）

第三节 治 疗

急性心肌梗死的治疗在于防治并发症及缩小梗死范围。冠心病监护病房的建立是治疗急性心肌梗死的一大进展，对及早治疗各种并发症，降低病死率起了很大的作用。目前，治疗上的进展多着眼于缩小心肌梗死范围，以进一步改善近期和远期预后。

一、冠心病监护病房的建立

设立冠心病监护病房对不稳定型心绞痛、急性心肌梗死、严重心律失常、心源性休克、心力衰竭进行监测，及时采取针对性处理，能降低病死率。早期急性心肌梗死患者多死于电不稳，心肌的病理形态变化可以不十分严重，如能纠正或预防致命性心律失常，患者可以恢复且不影响远期预后。心肌梗死的 50%～60% 死亡病例，死于发病后1小时内，其中 90% 由室颤引起；而 70%～80% 死亡者死于24小时内，但早期急性心肌梗死典型心电图可以不出现。因此对剧烈的心绞痛，用硝酸甘油不缓解者，虽心电图正常，仍应警惕急性心肌梗死的发生，应严密观察心电图的变化，进行监护。

心脏监护病房必须保持安静、舒适、宽敞，最好单人一间，由中心护士站集中监测。急性心肌梗死发作初，患者常有濒死恐惧感,加上胸痛,交感神经往往兴奋,分泌过多的儿茶酚胺,引起心率快,血压高,心缩强。这些反应均可使心肌氧耗量增加,扩大心肌梗死范围,并能引起室性心律失常,甚至室颤。患者进入监护病房后,应立即给予吸氧、止痛、镇静,避免各种恶性刺激。

监护病房应有一组训练有素的医护人员,熟悉危重患者的心脏病理生理状态,以判断患者的临床症状,并给予相应的处理。监护病房中的每个工作人员均应能识别常见的心律失常,并能做出初步处理,要掌握心肺复苏步骤,并要求能独立进行除颤和气管插管。所有抢救设备均应处于"应战"状态。

心脏监护病房应设心脏监测仪,主要监测心电图、心率、呼吸,并应包括压力监测,有心电图记录仪、袖带血压表、除颤器、不同型号的插管、呼吸器、麻醉机、氧气筒(或管道氧气)、各种抢救药物和输液器材。这些器械均安置在一定的位置。病房工作人员必须熟悉这些器械的位置和用法。心电监测仪能提供连续的心率变化信号,能对超过或低于一定范围的心率、早搏或心脏停搏发出警报,并根据 QRS 波的宽度畸形识别室上性和室性心律失常。心律发生变化,其前数秒钟的心电图能自动记录下来。为了抢救致命性心律失常,如室速或室颤,除颤器上的电极板可以代替心电图的电极板。因此,一旦患者发生心搏骤停,除颤电极板置于心前区,既能作除颤用,又能显示心电图的变化。

心脏病监护病房监测内容有:① 心律失常的监测为重点监测项目;② 血流动力学的监测,包括左室心搏量、心搏做功指数和左室舒张末压等。急性心肌梗死的早期,心室壁由于缺血、水肿、坏死而变得僵硬、顺应性减低,左室舒张末压升高,可产生肺静脉充血,但左心功能正常。左室功能不全时,虽然临床表现为第一心音减弱、奔马律、肺充血等征象,但 X 光胸片和血液动力的改变可以相差很大,很难预示左心功能不全的程度,因此应直接进行血流动力学的测定,以判断左心室功能。左心室功能测定结果往往与医院病死率直接有关,并可指导治疗用药。

急性心肌梗死患者一般在心脏病监护病房内监测3日,如病情危重,可延长监测时间。

二、发病初期的就地抢救

国外统计急性心肌梗死在开始出现症状至到医院的时间平均超过6小时。因此,如能对尚未住院的患者抢救成功,才能真正大大减少急性心肌梗死的病死率。设立流动监护车,车内有抢救人员多名和冠心病监护单位的抢救设施,随时出动准备抢救。还可在群众临时聚集处如赛球场、大会处设置急救站,包括冠心病的急救设备,这些可能对及时抢救有所裨益。此外需普及冠心病的医学常识和简单的复苏措施。一旦室颤发生,应立即电除颤,无电除颤设备,则可拳击心前区。早期如发现室性期前收缩,可给予利多卡因。先静脉推注 50 mg,继以 2～3 mg/min 的滴速维持。如无静脉注射条件,可肌注 150～200 mg,对转送患者,预防室颤也是有益的。心率慢、血压低,可皮下注射阿托品 0.5 mg。剧烈心绞痛给吗啡或哌替啶。

急诊室必须有心电图持续监护设备及各种抢救器材。从急诊室送患者至冠心病监护病房路中,也必须有监护抢救设备及医护人员同行,这样可避免发生室颤时无法抢救。

三、治疗各种并发症

(一)心律失常

1. 心动过缓

窦缓或交界区心律,多见于下壁梗死,系迷走神经亢进所致。如心率慢于 50 次/分钟,伴低血压或频发室早或短阵室速,应早期用阿托品 0.5 mg 静注。如疗效不好,可考虑静点少量异丙肾上腺素,约 1 μg/min。

2. 心脏传导阻滞

对房室传导阻滞,需识别阻滞部位在房室结区或束支系统。结区多见于下壁梗死,心电图上QRS不宽,心室率不低于50次/分钟,且较稳定,持续时间不长,1~3日内自行恢复,一般不需安装起搏器。如出现心衰或低血压,对药物治疗效果不好,可考虑安装临时起搏器。发生在束支系统的传导阻滞多见于前壁梗死,梗死面积大,且多为永久性。表现为QRS增宽,心室率很慢,在30~40次/分钟,且不稳定,易出现停搏,应及时安装起搏器。药物治疗可用阿托品和激素。但由于梗死面积大,常伴泵衰竭,故预后不良。急性心肌梗死合并无论是单纯右束支阻滞,或双束支阻滞(如右束支阻滞+左前分支阻滞,或右束支阻滞+左后分支阻滞,或右束支阻滞与左束支阻滞交替出现),病死率均高。可无先兆,突然发展为完全性房室传导阻滞,心脏停搏,故有人主张安装预防性起搏器。

3. 房性心动过速

阵发性房性心动过速如合并心衰,首选毛花苷C。如非心衰所引起,可试用维拉帕米,以5 mg溶于20 mL葡萄糖液静脉缓慢注射,4~5分钟注完。如心率减慢,恢复窦律,立即终止给药。

心房扑动和心房颤动,对房颤常用毛花苷C转复,或用洋地黄制剂控制心室率。房扑对药物治疗的效果常不满意,而同步直流电转复疗效较高,且所需电量较小(50~100 Ws)。

4. 室性心律失常

(1)室早:在急性心肌梗死中检出率很高,在发病的头2~3日内常可出现室早、短阵室速,可为致命性的室速或室颤的先兆。常用药物为利多卡因,也可用阿普林定或普鲁卡因胺。是否常规用利多卡因预防室速或室颤的发生,意见不一致。有认为严密监测,如偶有室早,一般不需治疗。如出现室早成二联、频发（>5次/分钟）、多源或室早落于T波上，则应用利多卡因。但这些室性心律失常的出现，不一定都发展为室颤。也有室颤突然发生，而无先兆，或先兆时间短暂。我们主张常规用利多卡因，在发病的头2～3日内用利多卡因预防。首剂给予50～100 mg，静脉缓注。以后以恒定的速度1～3 mg/min滴注，维持48小时。必要时，可临时推注50 mg 1～2次。如有高度房室传导阻滞、心动过缓、休克、心衰，则禁用或慎用。

（2）阵发性室性心动过速：常发生在广泛的急性心肌梗死合并心衰的病例中，易发展为室颤，应积极治疗。首选利多卡因，如用药无效，则同步电转复。

（3）加速性室性心动过速：较少见，室率70～100次/分钟，多见于下壁梗死，窦房结和房室结的起搏功能受抑制。如心功能较好，无须治疗，能自行恢复。也可用阿托品兴奋窦房结或房室结的自律性。

（4）心室颤动：可分为原发性和继发性。原发性室颤多见于心功能好、无心衰或休克的患者，早期多见，晚期心肌再灌注时也可发生。如除颤及时，易于成功，并可完全恢复，是冠心病监护病房重点监测的项目。继发性室颤是指继发于心衰或已控制的休克、低血压者，常见于老年人，容易再发，不易恢复。多数心脏骤停是由室颤引起的。为争取时间，应进行盲目非同步电除颤，电量200～300 Ws。在准备除颤时，可先拳击心前区及作心脏按压。

（刘 红）

（二）泵衰竭

泵衰竭是由于心肌缺血坏死后，心肌收缩功能障碍引起心排血量降低，左心室舒张末压增高。临床表现周围循环灌注不足或肺淤血的症状。休克以心排血量和动脉压降低为主，左心室衰竭以左心室舒张末压和肺毛细血管楔压突出增高为主。心源性休克是较左心衰竭更为严重的泵衰竭。

在治疗泵衰竭时,如有条件,最好有血流动力学监测,对调节补液量、应用血管扩张剂或收缩剂是有指导意义的。

1. 左心室衰竭或肺水肿血压偏高者

左心室衰竭或肺水肿血压偏高者,可优先考虑血管扩张剂,以减低心脏的前后负荷。从静脉滴注用药,其作用快而便于随时调节。目前常用的药物为硝普钠、硝酸甘油。硝普钠对动脉比静脉的扩张作用程度并不多,而硝酸甘油则对静脉的作用强于动脉的作用。对急性左心室衰竭伴有血压明显升高者常用硝普钠,血压轻度升高者可选用硝酸甘油。根据血压、一般症状,从小剂量开始,逐渐增加剂量。硝普钠以每分钟 12.5 μg 的滴速开始,硝酸甘油以每分钟 10 μg 的滴速开始。

一般心力衰竭,特别伴房颤、心室率快者,仍需用洋地黄制剂。但发病初 24 小时内,由于心电不稳,最好不用。

2. 休克

休克是较为常见的心源性休克,有 20%～30% 的急性心肌梗死病例合并低血压或休克,绝大多数发生在第 1 周内,更易发生在发病的初 24 小时内。急性心肌梗死病例要求维持一定的舒张压和平均压以保证足够的心肌灌注。血压降低,心肌灌注减少,会加重心肌缺血性损伤及心脏排血功能障碍,血压进一步降低,导致心肌缺血范围扩大。

(1) 休克的诊断标准:① 低血压,收缩压 < 12 kPa (90 mmHg),或原有高血压的患者,收缩压比原有水平下降 10.7 kPa (80 mmHg) 以上者;② 四肢厥冷;③ 大汗或多汗;④ 脉搏细速;⑤ 尿少,每小时尿量低于 20 mL;⑥ 神志淡漠或烦躁。

(2) 治疗:适当补充血容量是治疗中的一个重要而有效的措施。血容量补充多少,目前仍以心率、血压、尿量及肺部啰音、呼吸困难等临床表现为准。如有血流动力学监测，一般保持肺毛细血管楔压（PCWP）在 $2.0\sim 2.4$ kPa（$15\sim 18$ mmHg）。轻度休克，经适当补液，循环血容量较快恢复。扩容可给予低分子右旋糖酐或706羧甲淀粉，用量直到收缩压回升到12 kPa（90 mmHg）。

如临床出现明显休克，PCWP超过 $2.4\sim 2.67$ kPa（$18\sim 20$ mmHg），根据血管阻力选用血管扩张剂或收缩剂。如血管阻力增加，则应用血管扩张剂，PCWP常能下降，心排血量有所增加，休克改善。常用小剂量硝普钠加多巴胺。如血压仍不升，血管阻力不高，可应用升压药，选用多巴胺或多巴酚丁胺，或合并应用间羟胺。作用于血管的胺类药物，大多有强心作用。多巴胺（< 15 μg/kg·min）能兴奋肾脏的多巴胺受体和心血管的 β1 受体，除强心、收缩周围血管外，能选择性地扩张肾和肠系膜动脉，增加肾血流量和尿量。但大剂量多巴胺（> 20 μg/kg·min）主要兴奋 α 受体，使周围血管收缩，心率加快，肾血流减少，心脏负担增加，故应用多巴胺时剂量不宜太大。多巴酚丁胺为合成的多巴胺衍生物，兴奋 β1 受体，对 β2 受体和 α 受体作用小，不使周围血管明显收缩，对肾脏的多巴胺受体无明显作用，故不增加肾血流量，与小剂量多巴胺合用，可增加尿量。其作用发生快，注射用药后15分钟即可见心排血量增加，左室舒张压下降，周围血管阻力、肺血管阻力、右心房压均下降。多巴酚丁胺半衰期短，仅 $2\sim 3$ 分钟，适用于治疗急性心肌梗死的泵衰竭和急性左心衰竭病例。用量按 $5\sim 10$ μg/(kg·min)静脉点滴。间羟胺收缩血管、升压作用大于多巴胺。

重度心源性休克的病例病情严重，梗死面积往往超过左心室的 $30\%\sim 40\%$，病死率在 80% 左右。药物治疗多不能奏效。如有条件应急诊辅助循环治疗，如主动脉内气囊反搏（IABP）。对合并室间隔穿孔、乳头肌断裂等病例，应用IABP可延长患者生命，以便进行必要的诊断和外科手术治疗。

（三）右心室梗死

右心室梗死多与下壁、后壁心肌梗死同时存在。临床突出表现为低血压或休克，肺部无充血现象，静脉压升高，偶尔出现奇脉，右心室多有扩张。血流动力学检查：右房平均压明显增高，右心室收缩压、肺动脉收缩压均在正常范围，肺动脉舒张压及 PCWP 正常或轻度升高。出现低血压或休克确诊右心室梗死引起者，应立即快速静脉输液，如右旋糖酐、706 羧甲淀粉、5%～10%葡萄糖液等。右心室梗死临床出现低血压及低排出量是由于右室因梗死丧失其收缩功能导致左室充盈不全，左室只能依靠右房、右室的充满膨胀进行充盈，这与一般急性心肌梗死并发休克的治疗有原则性不同。一般输液量可按病情每 24 小时输液 4 000～6 000 mL。大量补液不但不会加重左室负担，反可增加左心排出量。但输液过程中应保持 PCWP 在 2.67 kPa（20 mmHg）以下。此外也可考虑用多巴胺加少量硝普钠静脉点滴，减少外周阻力，增加左室收缩的排空量，减低左房压力，又可增加肺静脉的回心血量。因此心脏排出指数可以提高。使用硝普钠时应慎重，密切观察病情。

四、缩小心肌梗死范围

急性心肌梗死的发生，90%是由于冠状动脉内粥样硬化病变处或其附近有血栓形成，导致相应区心肌血供突然中断。1979 年 Rentrop 等采用冠脉内溶栓疗法治疗早期急性心肌梗死患者，使闭塞血管重新开放，取得了显著效果。大量研究证明，溶栓疗法在挽救濒死的心肌、缩小心肌梗死面积、改善左室功能及降低病死率诸方面有着显著的疗效。

（一）溶栓药物

1. 链激酶（SK）

链激酶是目前使用最广泛的溶栓药物之一。从 β 溶血性链球菌培养液中分离而得,先与纤溶酶原结合成复合体后,再将纤溶酶原转变为纤溶酶。

2. 尿激酶(UK)

尿激酶从人体肾组织培养液或新鲜人尿液中提取。直接作用于纤溶酶原,使之变成纤溶酶。部分药物迅速渗入血栓内部,激活血栓中的纤溶酶原,起内溶栓作用。部分药物激活循环中的纤溶酶原,起表面溶栓作用。

3. 组织型纤溶酶原激活剂(t-PA)

当有血栓形成时,t-PA与血栓内的纤维蛋白结合成复合体。纤溶酶原对此复合体有高度亲和力,纤溶酶原转变为纤溶酶,溶解新鲜的纤维蛋白。所以t-PA只引起局部溶纤而不产生全身性溶栓状态。t-PA的主要来源是血管壁,由内皮细胞合成并不断释放,其他组织如肺、肾髓质、前列腺、子宫含少量t-PA。静脉内给药的溶栓效果比静脉SK的疗效提高一倍。rt-PA不具抗原性,不会引起过敏反应,生物半减期短,有利于溶栓失败者和成功者及时进行冠状动脉旁路搭桥手术或冠状动脉成形术,为有前途的溶栓药物。

(二)用法

原则上用药时间愈早疗效愈好,血管闭塞的时间越长,所能挽救的心肌越少。一般主张发病4~6小时内用药。新鲜血栓内水分丰富,纤溶酶原含量高,溶栓药物容易渗入血栓,激活纤溶酶原,使血栓溶解。

1. 冠状动脉内用药

国外已在多个中心进行了研究。用药后70%~85%闭塞血管可获再通,多在用药后15~30分钟,一般不超过2小时。症状发生4小时内尽早施行冠状动脉造影,先经导管向闭塞血管内注入硝酸甘油200 μg,以除外冠状动脉痉挛。然后首次注入SK30 000 U,维持量为3 000 U/min,每10~15分钟对闭塞血管造影一次。如血管已再通,再用 SK 维持 30 分钟。随后静脉注射肝素,以 1 000 U/h 维持。如血管未再通,SK 至少维持 60 分钟。UK 首剂 3 万~4 万 U 注入,继以 4 000~8 000 U/min 的速率输入,共 1 小时,总量 40 万 U 左右。本法的缺点是受到冠状动脉造影设备以及技术的限制,费用昂贵,不能及时给药,再灌注的心律失常发生率高。但所用 SK、UK 剂量小,出血危险少,而溶栓的疗效大,且能及时看到血栓的溶解。

2. 静脉用药

欧洲协作组已进行了大量的临床观察,治疗组的病死率及室性早搏的发生率均低于对照组。治疗前先静脉注射肝素 5 000 U,地塞米松 2~4 mg,阿司匹林 150 mg,溶栓药物的剂量尚未标准化。近年来多采用 SK 150 万 U 持续 60 分钟滴完。在溶栓治疗后每 4~6 小时测凝血时间及纤维蛋白原含量。待凝血时间恢复至正常对照值的 1.5~2 倍以内,纤维蛋白原 > 1 g/L 时,再静点肝素 1 000 U/h,保持充分抗凝状态,肝素浓度维持凝血时间在对照时间的 2 倍水平,1 周后口服华法林。

(三) 血液学监测

1. 观察溶栓效果

最常用者为监测纤维蛋白降解产物(FDP),FDP 大于正常值 30 倍时提示纤溶活力增强。其他观察项目有纤维蛋白原,含量下降与疗效成反比。

2. 密切监测出血倾向

凝血时间延长超过正常对照值 3 分钟即为异常,延长 5~15 分钟即有引起出血的可能。纤维蛋白原正常值为 2~4 g/L,当血浆浓度降至 1 g/L 以下,即有出血危险。

(四) 再通指标

再通最客观的指标是冠状动脉造影。静脉用药,不做冠状动脉造影,可根据以下征象判断血管是否再通。① 胸痛突然减轻；② 升高的 ST 段迅速恢复正常；③ 出现再灌注心律失常；④ 肌酸磷酸激酶曲线峰值前移。

（五）用溶栓药物的指征

急性心肌梗死发病 4～6 小时以内，除外禁忌证后均可进行溶栓疗法。

（六）禁忌证

① 新近发生的内脏出血,做过手术；② 年龄大于 70 岁；③ 血压高于 24/14.7 kPa；④ 有脑卒中史；⑤ 有出血倾向。

（七）副作用

SK 可致发热和过敏反应，一般不需中止治疗。出血常发生在插管局部或形成水肿，多无危险性。偶有严重出血，需中止治疗，并补充凝血因子或输血。冠状动脉内用药时，再灌注心律失常发生率高，用利多卡因可能奏效。

（八）治疗效果

冠状动脉内给药可有 60%～90% 堵塞的血管再通，短期静脉内大剂量给药有 45%～75% 堵塞血管再通。早期给药（发病后 3 小时内）其再通率远超过发病 4 小时以后给药。有些研究显示满意的再灌注效果：心脏核素心室造影表明射血分数和室壁运动有改善，心源性休克得到控制。冠状动脉阻塞时间越长，进行溶栓治疗再通后的节段活动恢复正常的可能性越小。一般认为症状发生后 4 小时内，甚或 3 小时内进行溶栓治疗为最佳时机。

（邱天真）

第十二章 心绞痛

心绞痛和急性心肌梗死属常见冠心病的两种类型,绝大多数由冠状动脉粥样硬化引起的管腔狭窄或闭塞,导致局部心肌灌注不足,可逆性心肌缺血为心绞痛,持久而严重的心肌缺血发展为心肌坏死,则为心肌梗死。

一、病理生理

冠状动脉供血不足,心肌氧的供求不平衡是心绞痛发作的病理生理基础。最常见的病理解剖变化为冠状脉粥样硬化引起的管腔狭窄或闭塞。冠状动脉三主支和左冠主支都可发生病变,2～3支同时有明显病变的不在少数,严重病变常见于前降支。心肌缺血的病理形态改变、临床症状和动脉狭窄的程度有时不完全一致。一般说来,较大分支的高度狭窄,如发展慢,有足够的时间利于侧支循环的建立和发展,可不至引起显著的供血不足。当较大分支迅速发生闭塞,如动脉内血栓形成,侧支循环来不及充分建立,相应区域的心肌产生严重缺血或血供完全中断而发生坏死,形成心肌梗死。较轻的供血不足,可不引起症状或引起相对性的心肌缺血,在一般活动时,心肌的血液供应尚可满足需要不产生症状;体力劳动或情绪激动时,心肌负荷增加,血供不能满足需要,暂时引起缺血,临床上表现为心绞痛。待休息以后,心肌氧的需要和血液供应又达到了平衡,心绞痛随之消失,称为劳力型心绞痛。

在冠状动脉供血不足发生的原理中,尚不应忽视冠状动脉痉挛的因素。虽然绝大多数心绞痛患者死后解剖或冠状动脉造影可见冠状动脉1支或2、3大支的高度狭窄,以至完全闭塞,但同样的病变也可见于无心绞痛的患者。相反地,在少数病例,虽然冠状动脉病变较轻,甚至无明显狭窄,却有心绞痛发作。冠状动脉确能发生可逆性痉挛,已在冠状动脉造影中得到反复证实。

在劳力型心绞痛时,冠状动脉痉挛也有重要作用,心外膜冠状动脉痉挛可能引起完全或近乎完全性的管腔闭塞,从而表现为休息时心绞痛,也可因较轻程度的血管收缩,加上运动时血供需求的增加,表现运动诱发的心绞痛。大多数劳力型心绞痛除明显的冠状动脉粥样硬化,使运动耐量明显下降外,冠状动脉收缩可进一步诱发缺血。

不稳定型心绞痛介于劳力型心绞痛与心肌梗死之间的缺血综合征,无论休息时心绞痛或劳力型心绞痛均可发展为不稳定型心绞痛。其发生机制较为复杂,可能为粥样硬化损害迅速发展、粥样硬化斑块破裂、冠状动脉痉挛、血栓形成或以上诸因素的综合。部分病例与血小板的激活有关,易发展为心肌梗死或猝死。

急性心肌梗死多数由病变处血栓形成引起,但冠状动脉长时间持续痉挛引起的病例已陆续有报道。

ST段抬高,在冠状动脉正常或轻度狭窄的患者,多数是由冠状动脉痉挛引起;冠状动脉狭窄50%～70%的患者,冠状动脉痉挛仍可起重要作用;当冠状动脉狭窄70%～90%,血流淤滞、湍流,血小板聚集可引起冠状动脉进一步狭窄,但冠状动脉痉挛的可能作用不能完全排除;≥90%的冠状动脉狭窄,冠状动脉内血栓形成是急性缺血的主要原因,与冠状动脉痉挛无关。

二、临床表现

(一)心绞痛临床特点

心绞痛具有一些鲜明的特点,疼痛可轻可重,为一种压迫或紧缩感伴窒息或濒死的恐惧感,位于胸骨后或心前区,少数病例位于胸骨下端,甚至上腹部。疼痛向左上肢放射,沿前臂内侧达小指及无名指。有时可放射至颈部、咽部、下颌部、牙齿和舌尖,或向后放射至左肩胛部。体力劳动、情绪激动、饱餐后和迎冷风走路为常见的诱发原因。多在劳动的当时而不在劳动以后,停止劳动很快消失。情绪激动时常伴交感神经兴奋、儿茶酚胺排泌增加,与体力劳动一样,能使心率加快,血压升高,心肌氧需量增加,并可引起冠状动脉痉挛,冠脉血流量减少,心肌氧的供求不平衡更为明显。一般心绞痛发作持续数分钟,经休息或除去诱因后即能迅速停止,舌下含硝酸甘油能很快缓解。严重心绞痛发作时间较长,可达10分钟以上,伴恶心、呕吐、大汗,舌下含硝酸甘油疗效较差,属不稳定型心绞痛。

变异型心绞痛是一组与典型心绞痛有明显区别的心绞痛,占心绞痛的2%~10%。发作年龄较轻,疼痛性质、部位与典型心绞痛相同,但常在安静发作,与劳动、情绪无关,痛较重而历时长。一次心绞痛常为一系列短阵发作,隔数分钟再发。常于一日之同一时间发作,尤以午夜至清晨好发,可发展成心肌梗死。发作时心电图呈下壁或前壁导联ST段暂时性抬高,凹面向上,T波高耸,偶见T波倒置,R波宽,S波减小或消失。可发生室性心律失常、心动过缓或房室传导阻滞。本症是冠状动脉主支轻度粥样硬化或完全正常的基础上发生痉挛,心肌供血突然减少所致。发作前常无血压升高、心率增快,氧需量未有增加。

(二)心绞痛分型

根据预后和治疗方法的不同,一般将心绞痛分为三型。

1. 稳定型心绞痛

发作有一定诱因,发作频率、疼痛性质和程度在一段时间内稳定,是最常见的一种。不少患者经过一段时间后,发作次数减少,甚至停止发作。提示冠状动脉病变稳定,侧支循环有了充足的发展,心血管的神经调节功能有了改善。

2. 不稳定型心绞痛

发作频率、强度和持续时间均较稳定型心绞痛为重,易发展为心肌梗死或猝死。

(1)新近发生的心绞痛:过去无心绞痛史或有过稳定型心绞痛,已数月以上未发作,近一个月内发作,其频率、强度尚未稳定。

(2)进行性心绞痛:3个月内疼痛的频率、强度、诱发因素经常变动,进行性加重。

(3)中间型急性冠状动脉缺血综合征:疼痛常在休息时发生,性质及持续时间介于心绞痛与心肌梗死之间,但无心肌梗死的心电图和血清酶的改变。

(4)心肌梗死后心绞痛:心肌梗死后1个月内发生的心绞痛,可发展为再梗或梗死扩展。

3. 变异型心绞痛

疼痛剧烈、历时长者说明冠状动脉主支痉挛,也可发展为心肌梗死。

三、诊断

对胸痛或胸闷是否为心绞痛常根据病史中心绞痛的鲜明特点加以考虑。了解疼痛性质、部位(包括放射部位)、诱发因素、持续时间、缓解方式、对硝酸甘油舌下含的效应,结合年龄和冠心病的易患因素(高血压、高脂血症、糖尿病、吸烟)加以判断。日常医疗工作中不典型的心绞痛或含糊不清的胸痛、胸闷较多,很难下诊断。

心电图是诊断检查心绞痛的重要手段,包括常规休息时心电图、连续监测心电图和运动负荷心电图,急诊时则做常规休息心电图。

多数病例心绞痛发作时心电图可以有缺血或各种心律失常

改变,但有少数病例症状典型而心电图无明显改变。国内诊断标准:① 缺血型 ST 段改变呈水平型下降 > 0.05 mV,如为下垂型则 ST 与 R 波的夹角 > 90°;② T 波倒置或较原来加深,偶见原来倒置的 T 波变为直立,以上 ST 段及 T 波的改变在 I、aVL、V3～6 导联有意义;③ 各种心律失常,如频发室早、阵发性心动过速、房颤或传导阻滞及一过性心动过缓等。变异型心绞痛发作时的心电图改变主要为 ST 段暂时性抬高。

心绞痛不发作时心电图可以完全正常,冠状动脉病变较重者,可出现上述发作时的改变。有心肌梗死史者,则示陈旧性心肌梗死的图形。

四、特殊检查

如心绞痛症状可疑,休息时心电图正常或其意义不明确,则可做下列特殊检查,一般不在急诊室进行。这些特殊检查除能判断胸痛或胸闷是否为心绞痛外,还能了解冠心病的病变程度和预后。

(一) 心电图运动试验

早期采用双倍二级梯运动试验,因运动负荷小,影响因素多,已被次极量分级运动试验所代替。次极量分级运动试验是按年龄、性别达到预计最大心率的 85% 为统一要求标准。有活动平板试验和踏车试验两种。

(二) 放射性核素检查

1. ^{201}Tl 心肌灌注显像

^{201}Tl 随冠脉血流很快被心肌所摄取,可以了解心绞痛患者心肌供血情况。采用 ^{201}Tl 心肌灌注显像,安静时大部分都正常,运动负荷试验后出现一时性心肌显像的缺损或稀疏缺血区,可提高检查的阳性率。

2. 放射性核素心腔造影

静脉注射焦磷酸亚锡,被红细胞吸附后,再注射 ^{99}mTc,红细胞标记上放射性核素,心腔内血池显影,可显示室壁局部运动和左室射血分数。放射性核素心腔造影运动试验的异常变化可在心电图 ST 段异常出现之前或完全正常者中出现,故敏感性较心电图运动试验为高。

(三)超声心动图

冠心病患者的主要表现为室间隔、左室壁运动幅度节段性减弱或消失。收缩功能和舒张功能受损,后者常早于前者。运动负荷试验借助电子计算机对各个节段的室壁活动幅度作运动前、后比较,可以增高其敏感性。

(四)选择性冠脉造影

用特制的心导管经股动脉或右肱动脉送到主动脉根部,分别插入左、右冠状动脉口,注入少量造影剂,使左、右冠状动脉及其主要分支得到清楚的显影。以左前斜位与右前斜位两个平面进行电影摄影,可发现各支动脉狭窄性病变的部位及程度。常先做左心室造影以分析左室收缩功能。冠状动脉造影主要指征为:① 心绞痛程度较重,内科治疗疗效不满意,需明确动脉病变情况,以考虑冠脉腔内成形术或搭桥手术;② 胸痛疑似心绞痛不能确诊者。

(五)激发试验

对变异型心绞痛或疑有冠脉痉挛者,运动负荷试验常阴性,可考虑激发试验。

五、鉴别诊断

心绞痛发作应与下列急性胸痛疾病鉴别。

(一)急性心包炎

常有畏寒、发热,查体可有心包摩擦音。

(二) 主动脉夹层动脉瘤

刀割样胸痛常涉及后背。二维超声心动图有助诊断。

(三) 急性肺梗死

常伴呼吸困难、晕厥或休克,心电图示右室负荷过重或动态改变。X线胸片有利于诊断。

(四) 带状疱疹早期

通过短期观察,发现特殊分布部位的皮疹可明确诊断。

(五) 其他疾病

包括肋软骨炎、食管痉挛和食管裂孔疝等。

六、治疗

(一) 一般治疗

立即停止活动,安静休息。医生要耐心了解病情,取得患者合作,予以解释和安慰。做心电图检查,对疼痛严重或较持久者,应给予心脏监护,以防发生猝死或及早发现各种严重心律失常。

(二) 药物治疗

1. 终止发作

可舌下含用硝酸甘油片 0.3～0.6 mg,1～2 分钟内即可缓解,作用持续约 30 分钟,也可舌下含二硝酸异山梨酯片 2.5～5 mg,常于 2～3 分钟内见效,维持约 2 小时。初用该类药物时,患者常出现不同程度的头痛、颜面潮红。使用久后,逐渐减轻或消失,医生应事前做好解释。心绞痛患者随时可发生疼痛,应常随身备带此药。该药不仅能制止或减少心绞痛的发作,并能防止由于缺血引起的心肌损害和严重心律失常,还可防止防绞痛的发生。对剧烈心绞痛或疑有冠状动脉痉挛者,可静脉滴注硝酸甘油,从 20 μg/min 开始,可增加至 200 μg/min,点滴过程中,注意勿使血压过低。

2. 预防发作

常用药物有硝酸酯、β受体阻滞剂和钙拮抗剂。

(1) 硝酸酯制剂。用于治疗心绞痛已久,疗效显著而明确,硝酸甘油应用颇广。其基本药理作用是使平滑肌松弛,动脉和静脉扩张,静脉扩张较动脉扩张明显,心脏前、后负荷减轻,心肌氧耗量降低。冠状静脉扩张后,冠脉流量增加,心肌氧的供求得以平衡。硝酸酯对血管张力较高者如心绞痛发作时扩张作用较强。对心外膜冠脉的扩张强于腔内小动脉的扩张,从而避免了缺血区的"窃血"现象的发生。硝酸酯类有多种,硝酸甘油作用快而短,二硝酸异山梨醇作用较慢而较长。现已制成多种戊四硝酯出售,有含缓慢释放的微粒胶囊和经皮肤吸收的贴剂。近年来硝酸甘油敷贴治疗引起了很大的兴趣,硝酸甘油分子小,敷贴后持续地迅速穿过皮肤,完全避免首次通过代谢,可长时间保持必要的血药浓度。经硝酸甘油敷贴治疗后,运动耐量增加,心绞痛发作减轻,且副作用轻微。24小时内贴敷2.5～10 mg,从小剂量开始,逐渐调整到所需的合适剂量,多数贴敷5 mg/24小时即足。二硝酸异山梨醇口服5～10 mg,10～15分钟内起作用,维持4～5小时,每4～6小时一次。

(2) β肾上腺素能受体阻滞剂:已被证明是十分安全有效的抗心绞痛药物。其作用机制主要通过减慢心率、减弱心肌收缩力及降低动脉压以减少心肌耗氧量。与硝酸酯制剂联合应用,起协同作用。在控制心绞痛方面颇有效,并有抗心律失常作用。心脏选择性β阻滞剂,主要作用于心脏的β1受体,较少作用于β2受体。为治疗心绞痛,一般所用β受体阻滞剂均为口服。因个体差异较大,宜从小剂量开始,根据疗效、心率、血压逐步加大剂量。

(3) 钙拮抗剂:对治疗心绞痛有效,临床上应有最广泛的制剂,其药理作用为选择性阻滞肌细胞膜上的慢通道,抑制Ca^{2+}

内流和兴奋-收缩耦联中的 Ca^{2+} 的利用,使平滑肌松弛。正常或狭窄段的冠状动脉扩张,血流量增加。体循环动脉也扩张,阻力减小,心脏后负荷降低,心排血量增加,从而提高了心脏的作功。对冠状动脉痉挛所致的变异型心绞痛有良好疗效。对稳定型和不稳定型心绞痛亦有效。

3. 不同类型心绞痛的药物治疗

(1)慢性稳定型心绞痛。属劳力型心绞痛;由氧耗量增加引起。运动时,血中儿茶酚胺增高,通过 α 受体使冠状动态收缩。所以在治疗上除考虑除低氧耗量外,应同时加用冠状动脉扩张药,以阻止狭窄的冠状动脉进一步狭窄。常用硝酸酯类、钙拮抗制,可单独或联合 β 受体阻滞剂。

(2)不稳定型心绞痛。属混合型心绞痛,增加氧耗量和自发性血管痉挛均可诱发,根据临床表现和预后分为低危组和高危组。① 低危组:包括新近出现的进行性心绞痛或慢性稳定型心绞痛突然加重,但无心电图改变。这类患者预后较好,应口服多种抗心绞痛药物如硝酸酯、钙拮抗剂或(和)β 阻滞剂,并用阿司匹林。预防休息时心绞痛复发,可给硝酸甘油长效制剂或经皮肤吸收的贴剂。② 高危组:包括静息心绞痛伴有或原有 ST 段改变。剧烈心绞痛持续时间较长的中间型急性冠状动脉缺血综合征,其预后差,心肌梗死发生率和病死率高,应入院积极治疗。仅用钙拮抗剂是不够的,可加用静脉滴注硝酸甘油和肝素,有主张用阿司匹林 100～150 mg/d,加用肝素钙皮下给药 7 500 IU,每 12 小时一次。

(3)变异型心绞痛:血管痉挛型心绞痛,钙拮抗剂疗效好。多中心研究硝苯地平或硫氮酮较维拉帕米疗效佳。硝酸酯与钙拮抗剂合用比分别单用疗效好。理论上 β 受体阻滞剂抑制 β 受体后,α 受体兴奋性加强,可使冠状动脉进一步收缩,因此可加重变异型心绞痛的发作,有时 α 受体阻滞对变异型心绞痛有效。

有些冠状动脉痉挛患者舌下含硝酸甘油或静脉用硝酸甘油不能缓解，多见于冠状动脉造影时导管刺激或激发试验引起。可经导管将小剂量硝酸甘油（25～200 μg）直接注入痉挛的冠状动脉内。

（王华修）

第十三章 高血压危象的急诊处理

一、概述

高血压可分为良性和恶性两型。恶性又称急进型高血压,舒张压很高,引起肾脏坏死性小动脉炎,氮质血症,如不治疗,大约一年死亡。恶性高血压在原发性高血压中发生率为1%。

恶性高血压时,舒张压常大于17.3 kPa(130 mmHg),有眼底视网膜渗出、出血,常有视盘水肿,早期肾功能可能正常,数周后可出现肾衰竭。当恶性高血压血压突然升高,病情急剧恶化而危及生命时称高血压危象。高血压危象是以舒张压突然升高达18.7 kPa(140 mmHg)以上或更高为特征,收缩压相应升高达33.3 kPa(250 mmHg)以上。血压极度升高以至于发生致命的血管坏死。高血压危象可发生在缓慢型或急进型高血压,也可发生在过去血压完全正常者,多为急性肾小球肾炎。原有慢性高血压者发生高血压危象,多为慢性肾小球肾炎、肾盂肾炎或结缔组织病。肾血管性高血压或嗜铬细胞瘤也可以发生高血压危象。由于原发性高血压占高血压的90%以上,故高血压危象也以原发性高血压为多。

二、高血压危象分型

(一)高血压脑病

血压突然急剧升高,发生严重血管病变导致脑水肿,出现神经系统症状,头痛为最初主诉,伴呕吐、视力障碍、视盘水肿、神志改变,出现病理征、惊厥、昏迷等。脑脊液压力可高达 3.92 kPa（400 mmH$_2$O）,蛋白增加。经有效的降压治疗,血压下降,症状可迅速缓解。

(二)高血压危象伴颅内出血

包括脑出血或蛛网膜下腔出血。

(三)儿茶酚胺突然释放所致高血压危象

见于嗜铬细胞瘤。肿瘤可产生和释放大量去甲肾上腺素和肾上腺素,常见的肿瘤部位在肾上腺髓质,也可在其他具有嗜铬组织的部位,如主动脉分叉、胸腹部交感神经节等。表现为血压急剧升高,伴心动过速、头痛、苍白、大汗、麻木、手足发冷。发作持续数分钟至数小时。某些患者发作有刺激诱因,如情绪激动、运动、按压肿瘤、排尿、喷嚏等。发作间歇可无症状。通过发作时尿儿茶酚胺代谢产物 VMA 和血儿茶酚胺的测定可确诊此病。

(四)高血压危象伴急性肺水肿

(五)高血压危象伴肾脏损害

(六)高血压危象伴主动脉夹层动脉瘤

(七)妊娠高血压综合征

妊娠后期出现高血压、蛋白尿和水肿,严重时发生子痫。

三、病理生理

(一)高血压脑病

包括两个过程,一为功能性改变,即脑血管扩张,过多的脑血流灌注脑组织,引起高血压脑病;另一为器质性改变,即动脉壁急性损伤,纤维蛋白样坏死。这两个过程发生在血压极度升高之后,尚无肾素或其他体液因素参与时。经动物和临床研究,发现血压下降时血管扩张,血压上升时血管收缩,通过自动调节机制维持恒定的脑血流量。但当平均动脉压超过 24 kPa

(180 mmHg),自动调节机制丧失,收缩的血管突然扩张,脑血流量过多,液体从血管溢出,导致脑水肿和高血压脑病。脑循环自动调节的平均血压阈值正常者为 16 kPa（120 mmHg）,而高血压者为 24 kPa（平均血压 = 舒张压 + 1/3 脉压）,故正常人血压稍升高就发生高血压脑病,而慢性高血压者血压升得很高时才出现高血压脑病,在发生急性血管损伤时血压上升的速度比升高的程度更为重要。

（二）小动脉病变

肾脏和其他脏器的动脉和小动脉急性血管病变,内膜损伤,促使血小板聚集,纤维蛋白沉积,内膜细胞增生,微血管血栓形成。

（三）肾损害

严重高血压引起肾血管损害,造成肾缺血,通过肾素-血管紧张素系统,肾素分泌增加,使血管收缩,醛固酮分泌增加,血容量增多,从而使血压更高。

（四）微血管内凝血

微血管溶血性贫血,伴红细胞破碎和血管内凝血。

（五）妊娠高血压综合征

经动物实验和临床观察发现,妊娠时子宫胎盘血流灌注减少,使前列腺素（PGE）在子宫合成减少,从而促使肾素分泌增加,通过血管紧张素系统使血压升高。妊娠中毒症出现蛋白尿时,经肾活检发现纤维蛋白和免疫球蛋白沉积在肾小球,从而认为肾脏损害由免疫机制所致。有人认为抗胎盘抗体可能为此免疫反应的原因,此观点虽未被普遍接受,但为探索妊娠中毒症的机理开辟了一条新的途径。

四、临床表现

(一)血压

舒张压高于 17.3 kPa（130 mmHg），血压突然升高,病程进展急剧。

(二)眼底视网膜病变

出血、渗出或(和)视盘水肿。

(三)神经系统表现

头痛、嗜睡、抽搐、昏迷。

(四)心脏

心脏增大,可出现急性左心衰竭。

(五)肾脏

少尿、氮质血症、尿毒症的表现。

(六)胃肠道

恶心、呕吐。

高血压危象如不及时治疗,患者迅速死于脑损害,更多患者死于肾衰竭。如及时治疗,血压下降,高血压脑病恢复。恶性高血压的预后与肾脏损害程度密切相关,一组恶性高血压资料表明尿素氮低于 180 mg/L,5 年存活率为 64%;尿素氮高于 180 mg/L 者,5 年存活率仅 23%。

五、高血压危象的治疗原则

(一)应尽快使血压下降

做到迅速、安全、有效。至于血压下降程度则因人而异,如肾功能正常,无脑血管病或冠心病,则血压可降至正常。但如患者为 60 岁以上高龄,有冠心病,或脑血管病,或肾功能不全,血压下降过快过猛可导致冠状动脉或脑动脉供血不足或少尿,其安全的血压水平是 21.3～24.0/13.3～14.7 kPa

(160～180/100～110 mmHg)。开始时降压药剂量宜小,使舒张压降至 16.0 kPa（120 mmHg）。密切观察是否有神经系统症状、心输出量降低、少尿等现象。然后逐渐增加剂量,使舒张压降至 14.7 kPa（110 mmHg）。1～2 日内逐渐降至 13.3 kPa（100 mmHg）,应使患者能够耐受血压下降的速度。静脉用药者 1～2 日内应加上口服降压药,争取短期内停用静脉给药。如一药无效可合并用药以提高疗效,减少副作用。

（二）根据病情选择用药

以适宜的速度达到降压目的。硝普钠数秒钟起作用,二氮嗪数分钟起作用,利舍平、甲基多巴、米诺地尔数小时起作用。

（三）监护

患者以在 CCU 或 ICU 治疗为宜,以获得密切的监测,避免脱水或补液过多,前者可引起肾前性氮质血症,后者可使血压进一步升高,并可引起心力衰竭。

（四）防治脑水肿

高血压脑病时加用脱水剂甘露醇、呋塞米等治疗；脑水肿、惊厥者镇静止惊,如肌注苯巴比妥钠、安定、水合氯醛灌肠等。

（五）抗心衰

合并急性左心衰竭时予强心、利尿及扩血管治疗,选用硝普钠最为理想。

（六）合并氮质血症者

应予血液透析治疗。

（七）嗜铬细胞瘤合并高血压危象时

由于瘤体分泌大量儿茶酚胺引起血压急剧升高,手术前应选用 α 受体阻滞剂酚妥拉明降低血压。

（八）合并妊娠高征时

早期通过限制活动和盐的摄入足以增加子宫、胎盘和肾的血流。如蛋白尿加重、血压升高、视力下降、尿量减少、体重增加或头痛应住院治疗，尤其是头痛应引起重视，提示可能发生子痫，在子痫发生之前应终止妊娠。若患者发生子痫，应静脉注射硫酸镁（10%，10 mL），给予镇静剂（以安定较适宜，必要时静注10～20 mg）、中枢神经抑制剂，患者应绝对卧床休息，避免激惹而再度发生子痫。舒张压大于或等于 15.35 kPa（115 mmHg）者应积极降压治疗。子痫发生后应延缓分娩，以子痫停止发作24～48 小时分娩为宜。

（九）恶性高血压

往往迅速发生高血压危象，必须积极治疗，根据临床症状的轻重决定降压速度。病情危急的恶性高血压，舒张压高于 20 kPa（150mmHg），需数小时内下降，而处在恶性高血压早期，病情尚不十分危急，血压可在数日内下降，可口服或间断静脉给药。恶性高血压伴氮质血症者即使积极治疗，远期存活率仍低，故应在肾功能损害前积极降压治疗。恶性高血压出现栓塞性微血管病变、血管内膜损伤、血小板聚集、纤维蛋白沉积、内膜细胞增生导致肾小动脉狭窄、氮质血症，故有人提出溶栓和抗凝治疗可减少或抑制内膜增生。恶性高血压 75% 患者起病时有体重下降，由于丢钠、丢水之故，尿内丢钠 500 mmol/d，1/3 患者有低钠血症，故对体重下降的恶性高血压患者不宜限制钠盐摄入，因为低钠可促使肾素分泌，加重恶性高血压的血管病变。

（刘凤美）

六、几种常用的高血压急症降压药

（一）胃肠道以外用药

1. 硝普钠

硝普钠为强有力的血管扩张剂，作用迅速，调节滴速可使血压满意地控制在预期水平，停药后血压迅速上升，故不至于发生低血压。静脉点滴数为 50～400 μg/min,适用于高血压脑病、主动脉夹层动脉瘤、恶性高血压。由于硝普钠降低心脏的前、后负荷,对高血压危象合并左心衰竭者尤为适宜。在无条件监测硝普钠的代谢产物硫氰酸盐的血浓度时,应用硝普钠不宜超过 1 周,一般数日之后尽早改为口服降压药,因为硫氰酸盐可引起神经系统中毒反应。

2. 利血平

为中枢及周围性交感神经阻滞剂,以耗竭交感神经末梢的去甲肾上腺素为主要作用。用于恶性高血压尚无高血压危象立即危及生命者,可肌注 0.5～1 mg。作用较慢,常需数小时才能达到血压下降。

(二)口服降压药

高血压危象时胃肠道以外应用降压药使血压下降后应尽快改用口服降压药,对顽固的高血压可选用以下药物。

1. 巯甲基丙脯氨酸

为血管紧张素转换酶抑制剂,抑制血管紧张素Ⅱ的产生,使血管扩张,外围阻力降低,血压下降,同时又减少醛固酮分泌,排钠保钾有利于降低血压。与利尿剂合用降压效果更好,并可弥补利尿剂排钾导致低血钾的副作用。剂量为 25～100 mg,一日 3 次,口服。口服后 20～30 分钟降压作用达高峰。该药对高肾素性肾血管性高血压疗效更为满意。巯甲基丙脯氨酸可降低肌酐清除率,从而使 BUN 和肌酐上升,需加注意。不良反应有皮疹、蛋白尿、粒细胞减少等。

2. 哌唑嗪

α 受体阻滞剂,扩张血管,降低外周阻力。对心排出量、心率、肾血流量和肾小球滤过率影响不大。口服 1～2 小时血浆浓度达高峰。缺点为位置性低血压,故首剂不宜太大,以免发生低血压。第一剂可在睡前口服 0.5 mg,以后逐渐加量,从 1 mg,

一日3次开始,降压剂量为3～20 mg/d。

3. 钙拮抗剂

抑制钙离子进入血管平滑肌细胞,抑制血管平滑肌收缩,导致血管扩张,血压下降。其短效制剂常用的为硝苯地平,该药对高血压急症患者可迅速、有效而且安全地降低血压,尤其适用于心绞痛伴高血压危象者。缺点是血管扩张引起头晕、头痛、反射性心动过速、水肿,起效迅速而强烈时可导致低血压,对某些患者可能加重脑水肿和高血压脑病。

（徐　艳）

第十四章 急性心力衰竭

心力衰竭系心脏的排血量(CO)不能满足人体日常活动和机体代谢需要所出现的一种病理生理过程。多见于心脏病发展到一定严重程度，CO下降所致。某些患者，如甲状腺功能亢进、严重贫血和动静脉瘘等，即使心脏功能无明显降低，CO正常或相应增加，亦不能满足需求，而出现心力衰竭。因此，心力衰竭可以认为是"供"与"需"之间的矛盾所引起的临床综合征。

由于心肌收缩力减弱而致的心力衰竭称心肌衰竭；当心肌收缩力减弱严重，同时伴有心源性休克时，亦称泵衰竭。

第一节 心脏泵功能的调节

引起心力衰竭的原因很多，因为心脏泵功能是受很多因素调节的。

一、心脏的前负荷

亦称容量负荷。系心脏收缩前所承受的负荷，相当于回心血量或心室舒张末期的血容量(VEDV)及其产生的压力(VEDP)。

二、心肌收缩性

指与心脏负荷无关的心室收缩能力。

心力衰竭患者交感神经兴奋性增高，构成机体应激时的首要调节机制。患者血中儿茶酚胺含量增加，与心肌细胞膜的β

受体结合,使膜的慢通道开放,促使 Ca^{2+} 内流,加之增快肌质网摄取和释放 Ca^{2+} 的速度,故可代偿地增加心肌收缩力。

三、心脏的后负荷

亦称压力负荷。系心肌收缩排血时所受负荷,即心室射血阻抗。

四、心率

在一定范围内,心率加快,CO 增加,轻度心力衰竭患者可借以维持 CO 达到或接近正常水平。但是,心室舒张期随心率增加而相应缩短。当心率过快(> 150 次/分钟)时,则心室舒张期过短,充盈量过低,致心肌收缩力下降,CO 反见减少。加之心率增快致心肌的氧和能量消耗增加,可致心力衰竭。心率显著过缓时,虽然每搏排出量(SV)增加,但心脏指数(CI)降低,亦可致心力衰竭。

五、心室收缩的协调性

心室收缩时室壁运动协调亦是维持正常 CO 的重要因素之一,此对冠心病尤其是心肌梗死患者的心功能尤显重要。心肌缺血、心肌梗死时,可出现心肌局部运动减弱或消失,运动不同步甚至形成矛盾运动,使心室收缩失去协调性,患者 CO 降低。

(李瑞娟)

第二节 急性心力衰竭的病因

心力衰竭根据其发生的速度分为急性心力衰竭和慢性心力衰竭。急性心力衰竭以急性左心衰竭最常见,严重者表现为急性肺水肿。右心室对压力负荷的耐受性较差,各种引起肺血管阻力增加的疾患均可诱发右心衰竭,临床上右心衰竭常继发于左心衰竭。

一、急性肺水肿

(一)心源性肺水肿

1. 左室功能障碍

常见于急性心肌梗死、急性心肌炎和肥厚型心肌病等。冠状动脉粥样硬化所致的急性心肌梗死是急性肺水肿的常见原因,多为大面积或广泛的心肌梗死,一般梗死面积在25%以上。当梗死面积达40%,则左室射血分数(LVEF)由正常的 0.66 ± 0.10 降至0.40,可出现心源性休克。前壁梗死面积常大于下壁和后壁,故易合并左心衰竭。鉴于梗死部位心肌多丧失收缩功能,甚至向外膨出,故左室心肌收缩力减弱,伴室壁运动障碍,LVEDP增加,SV和CO降低。

各种原因的心肌炎均可引起心肌纤维损害。如果损伤严重或病情发展迅速,使心肌收缩力显著下降,终致心肌衰竭。

2. 心脏负荷过重

(1)前负荷过重:常见于某些病因引起的急性主动脉瓣关闭不全或二尖瓣关闭不全,如乳头肌急性缺血或坏死、腱索的严重损伤或断裂、感染性心内膜炎所致的瓣膜穿孔或破裂等,以及某些有分流的先天性心脏病。此时左室收缩力无减弱,但由于急性血液反流,左侧心腔容量负荷过重,LVEDP和(或)LAP升高,待肺静脉和肺毛细血管压升高至一定程度时,即可引起急性肺水肿。某些左向右分流的先天性心血管病,如房、室间隔缺损和动脉导管未闭等,当分流量大时,右心容量负荷明显增加,肺循环淤血致肺毛细血管压升高,亦可产生肺水肿。

某些心外疾患,如甲状腺功能亢进、脚气病、严重贫血、动静脉瘘和嗜铬细胞瘤等,由于血容量过多或循环速度加快致回心血量增加,CO代偿性增加,心搏功(SW)增加,但心肌的能量供给不足,亦可引起左心衰竭。

(2)后负荷过重:高血压、主动脉口狭窄等均可使左室压力负荷增加。急性左心衰竭主要发生于血压急剧升高或左室流出道梗阻突然加重时。

(3) 心脏机械性障碍：左房黏液瘤可引起急性二尖瓣口狭窄，严重阻碍血流通过二尖瓣口，致 LAP 急剧升高。常见的风湿性二尖瓣狭窄患者，在出现某些诱因时，如情绪激动、劳累、感染（尤其是肺部感染）、妊娠、分娩、输液量过多、心律失常、心率过快或过慢等，右心排血量突然增加，而因二尖瓣狭窄使入左室的血量增加受限，致 LAP 急剧升高，促进肺水肿的形成。

限制型心肌病、缩窄性心包炎、大量心包渗液或心包液体不多但积聚迅速致心脏压塞时，均使心室顺应性降低，引起心脏舒张功能障碍，严重妨碍心脏舒张期血液充盈，CO 降低，且心肌氧耗量增加。左室心内膜心肌纤维化，LVEDP 升高，二尖瓣反流。这些疾患亦常引起严重的肺动脉高压，出现急性左心衰竭。

(二) 非心源性肺水肿

根据发病原理，大致归纳以下几种。

1. 肺泡毛细血管膜通透性增加

系物理、化学或生物因素等对肺泡上皮或肺毛细血管内皮的直接损伤所致，为非心源性肺水肿的最常见原因。患者常合并左室衰竭或灌注过多所致的肺毛细血管高压。见于成人呼吸窘迫综合征；严重肺部感染，如肺炎球菌、流感病毒性肺炎；氯气、氨气、二氧化氮和二氧化硫等毒性气体吸入；内毒素或蛇毒等进入血循环而形成循环毒素；急性变态反应；氧中毒；播散性血管内凝血；放射性损伤及尿毒症等。

2. 肺毛细血管压力升高

除心源性以外，尚可由下列因素引起。① 血容量增加过多，见于输血或输液过多过快和溺水等；② 肺毛细血管胶体渗透压下降，多见于门脉性肝硬化、肾病和严重营养不良，尤其当伴左心功能不全或输液过多时；③ 肺淋巴回流障碍，如矽肺或肺癌压迫、肿瘤细胞侵入淋巴管,均可造成淋巴管阻塞;④肺间质负压突然增加,见于快速、大量抽吸胸水或胸部腔内空气等。

3. 其他

因多种原因或不明原因引起者,见于急性高原反应、有机磷中毒、肺栓塞、麻醉药过量和妊娠中毒等所致的肺水肿。

二、急性右心衰竭

多数急性右心衰竭源于左心衰竭,个别急性右心衰竭系急性肺源性心脏病所致。这些患者多由急性肺栓塞引起,如果阻塞部位的肺组织发生缺血性坏死,则出现肺梗死。

(安美华)

第三节 心源性肺水肿的发病机制

正常的血管以外肺组织仅含少量组织液,其生成和回流量处于动态平衡。当其生成量明显超过回流量,致肺泡和间质内积聚过多液体时,即形成肺水肿。

肺内液体代谢主要在"肺终末液体交换单位"进行,它由肺毛细血管、肺泡、肺组织间隙和肺淋巴管组成。肺泡毛细血管膜由肺泡上皮、肺毛细血管内皮和二者共有的基底膜组成,其厚度小于 1 μm。肺泡膜的薄部为气体交换部位。肺泡上皮包括至少三种细胞:Ⅰ型细胞为扁平细胞,覆盖于 90% 以上的肺泡表面;Ⅱ型细胞内含嗜锇性板层小体,产生单分子磷脂的表面活性物质,具有降低肺泡表面张力的作用,从而降低肺泡回缩力,不使其在呼气末萎缩,此外亦与维持肺泡的干燥有关;另为肺泡巨噬细胞,对吞噬和清除进入肺泡的颗粒性物质具有重要作用。为了维持肺毛细血管内外液体交换的平衡,必须保持上述结构完好和功能正常。

除上所述,亦与左、右肺毛细血管内、外液体交换的因素密切相关,促进肺毛细血管液体向肺泡或间质滤出的因素包括肺毛细血管平均压、肺间质液的胶体渗透压、肺间质负压和肺淋巴回流负压。促使肺泡或间质液体回流入肺毛细血管的因素包括肺泡毛细血管胶体渗透压和肺淋巴管的胶体渗透压。与其他组织相比,肺组织的抗水肿能力较强,因为肺毛细血管的胶体渗透压与体循环的胶体渗透压相同,约 3.60 kPa(27 mmHg),而肺毛细血管平均压明显低于周身毛细血管平均压,仅 0.93 kPa(7 mmHg),利于液体自肺泡或间质流入肺毛细血管内。一般只有在肺毛细血管压快速增至 4.0 kPa(30 mmHg)以上时才致肺毛细血管液体外漏,出现急性肺水肿。肺毛细血管压急剧上升是产生急性心源性肺水肿的重要原因。左心衰竭时 LVEDP 升高,相继引起 LAP 和肺静脉压升高,出现肺淤血,肺毛细血管压亦随之升高,使组织间液生成过多,而血管和淋巴管又不能完全引流,乃引起肺水肿。

(宋妮娜)

第四节 急性心力衰竭的临床表现

一、左心衰竭

(一)症状

1. 呼吸困难

呼吸困难是患者的一种主观感觉,自己感觉"喘不过气"、"呼吸费力"、"气短、气憋"。轻度左心衰竭,患者在安静状态下可无明显不适,体力活动时出现呼吸困难,称劳力性呼吸困难。待病情加重,即使在平卧状态下患者亦感"气短、气憋",坐位后减轻,称端坐呼吸。其原因主要是平卧时下肢静脉血液回流增多,进一步加重肺淤血和肺水肿;而取坐位后,血液在重力作用下,部分转移到腹腔和下肢,肺淤血减轻;且坐位后膈肌下降,胸腔容量增加，肺活量增加，故呼吸困难减轻。

左心衰竭患者，尤其是出现端坐呼吸后，常发生阵发性夜间呼吸困难。患者入睡后突然气憋、胸闷而醒，频频咳嗽、喘息，有时伴细支气管痉挛而哮喘，称为心源性哮喘。轻者10余分钟后缓解，可继续入睡。重者可咯粉红色泡沫样痰，甚至发展为急性肺水肿。其发生机制可能包括：患者平卧后下半身静脉血液回流增多，肺淤血、水肿加重；膈肌上升，肺活量减少；睡眠时迷走神经紧张性增加，支气管口径变小，通气阻力增加，肺通气量减少。睡眠时神经反射的敏感性降低，待肺淤血严重时才能刺激呼吸中枢，乃突然出现呼吸困难。

急性肺水肿为左心衰竭的最严重表现，表现为突然端坐呼吸、剧烈气喘、面色青灰、唇指发绀、冷汗淋漓、烦躁不安、恐惧和濒死感觉，可咯出或自鼻、口涌出大量粉红色泡沫样血痰，甚至咯血。早期双肺底可闻少量湿啰音，晚期双肺对称地满布干、湿啰音；心率加快，心脏杂音常被肺内啰音掩盖而不易听出；血压正常或偏高。如病情严重、持续过久或抢救失利，则可因严重缺氧而昏迷，CO急剧下降而休克，导致死亡。

急性肺水肿多见于频现劳力性呼吸困难和阵发性夜间呼吸困难者，且多有前述的某些诱发因素。

肺淤血、肺水肿引起呼吸困难的可能机制为：① 肺顺应性降低。肺顺应性与肺弹性回缩力密切相关。当肺组织间隙渗入组织液和（或）血液后，肺泡表面活性物质被大量破坏或消耗，肺泡表面张力增加，肺弹性回缩力减弱，使肺不易扩张。故吸气时弹性阻力增加，产生限制性通气障碍。此外，小气道内液体增加，尤其当合并支气管痉挛时，管腔变窄而不规则，气道阻力明显增加，亦存在阻塞性通气障碍和通气/血流比例失调。② 在限制性通气障碍时，肺-毛细血管旁感受器（J感受器）受刺激，冲动经迷走神经传入，兴奋呼吸中枢，反射性地使呼吸运动增强，患者感到呼吸费力。③肺毛细血管与肺泡间气体交换障碍,致动脉血氧含量降低,兼呼吸作功增加,乃加重缺氧和呼吸困难。

2. 咳嗽、咯血

主要见于重度二尖瓣狭窄,二尖瓣狭窄引起二尖瓣口的机械性梗阻。正常二尖瓣口面积 $4\sim 6\ cm^2$,当瓣口狭窄、面积小于 $1.5\ cm^2$ 时,左房扩张超过代偿极限,致心室舒张期左房血难以充分流入左室,左房淤血,压力明显升高,尤其伴有心动过速、心室舒张期缩短时。随之肺静脉压和肺毛细血管压亦升高。当支气管内膜微血管破裂时,常咯血丝痰;支气管静脉与肺静脉侧支循环曲张破裂时,可喷射样咯血;出现急性肺水肿时可咯粉红色泡沫浆液痰。

3. 其他

患者 CO 降低,骨骼肌缺血,故常感疲劳、乏力,休息后可缓解。严重二尖瓣狭窄伴肺动脉高压者,常现严重乏力。部分患者声音嘶哑,系左肺动脉扩张压迫左喉返神经所致。

(二)体征

1. 左室扩大

除二尖瓣狭窄、左房大而左室不大外,患者多左室不同程度扩大,心尖搏动向左下方移位。

2. 心脏听诊

心率增快,第一心音减弱。心尖部可闻收缩期杂音,肺动脉瓣听诊区第二心音亢进。

3. 心律失常

除原有心房颤动者外,尚可出现其他心律失常,如室上性心动过速、室性心动过速、窦性心动过缓伴交界区性逸搏和不同程度的房室传导阻滞等。

4. 舒张期奔马律

心尖部舒张期奔马律常为左心衰竭的早期表现之一。一般认为其产生机制系 LVEDP 和 LAP 升高,心房强烈收缩使心室快速充盈所致。

5. 交替脉

系左心衰竭的另一早期表现。脉搏规整,但强弱交替出现。明显者可用手扪出,不明显者测血压时可听出。

6. 肺部啰音和胸水

湿啰音的分布部位随体位而变化。左心衰竭患者喜取半坐位,故湿啰音多分布在两肺底部。病情加重时湿啰音可波及全肺,并伴有干啰音或哮鸣音。部分患者可出现胸水。

7. 发绀

轻者劳累或平卧久后可现发绀。发绀随病情加重而趋明显。

(三)实验室检查

1. X 线检查

胸部 X 线检查对左心衰竭的诊断有一定帮助。除原有心脏病的心脏形态改变之外,主要为肺部改变。

(1)间质性肺水肿:产生于肺泡性肺水肿之前。部分病例未现明显临床症状时,已先现下述一种或多种 X 线征象。① 肺间质淤血,肺透光度下降,可呈现雾状阴影;② 由于肺底间质水肿较重,肺底微血管受压而将血流较多地分布至肺尖,产生肺血流重新分配,使肺尖血管管径等于甚至大于肺底血管管径,肺尖纹理增多、变粗,尤显模糊不清;③ 上部肺野内静脉淤血可致肺门阴影模糊、增大;④ 叶间隙水肿可在两肺下野周围形成水平位的 Kerley B 线。

(2)肺泡性肺水肿:两侧肺门可见向肺野呈放射状分布的蝶状大片雾状阴影;小片状、粟粒状、大小不一结节状的边缘模糊阴影,可广泛分布两肺,可局限一侧或某些部位,如肺底、外周或肺门处;重度肺水肿可见大片绒毛状阴影,常涉及肺野面积的 50% 以上;亦有表现为全肺野均匀模糊阴影者。

2. 动脉血气分析

左心衰竭引起不同程度的呼吸功能障碍,病情越重,动脉血氧分压(PaO_2)越低。动脉血氧饱和度低于85%时可出现发绀。多数患者二氧化碳分压($PaCO_2$)中度降低,系 PaO_2 降低后引起的过度换气所致。老年、衰弱或神志模糊患者,$PaCO_2$ 可能升高,引起呼吸性酸中毒。酸中毒致心肌收缩力下降,且心电活动不稳定易诱发心律失常,加重左心衰竭。如肺水肿引起 $PaCO_2$ 明显降低,可出现代谢性酸中毒。

动脉血气分析对早期肺水肿诊断帮助不大,但据所得结论观察疗效则有一定意义。

3. 血流动力学监护

在左心衰竭的早期即行诊治,多可挽回患者生命。加强监护,尤其血流动力学监护,对早期发现和指导治疗至关重要。

应用 Swan-Ganz 导管在床边即可监测肺动脉压(PAP)、PCWP 和 CO 等,并推算出 CI、肺总血管阻力(TPR)和外周血管阻力(SVR)。其中间接反映 LAP 和 LVEDP 的 PCWP 是监测左心功能的一个重要指标。在血浆胶体渗透压正常时,心源性肺充血和肺水肿是否出现取决于 PCWP 水平。当 PCWP 高于 2.40~2.67 kPa(18~20 mmHg),出现肺充血;PCWP 高于 2.80~3.33 kPa(21~25 mmHg),出现轻度至中度肺充血;PCWP 高于 4.0 kPa(30 mmHg),出现肺水肿。

二、右心衰竭

多数右心衰竭继发于左心衰竭,故常兼左、右心衰竭的临床表现。单独的急性右心衰竭多系急性肺栓塞所致,患者起病急剧,突然呼吸困难、剧烈胸痛、烦躁不安,继之恶寒高热、咳嗽咯血,可合并严重心律失常或休克,重者可迅速昏厥、死亡。

(古秀丽)

第五节　诊断和鉴别诊断

一、急性肺水肿

心源性肺水肿的诊断需顾及三个方面,即肺水肿的存在、原发心脏疾患和诱发因素。

根据既往心脏病史,突发严重呼吸困难、剧烈咳嗽和咯粉红色泡沫样痰,典型心源性肺水肿的诊断并不困难。心脏杂音、舒张期奔马律、肺部湿啰音和发绀等体征以及胸部 X 线检查对确诊肺水肿可提供重要佐证。

左心衰竭常现夜间阵发性呼吸困难,可伴喘息,需与支气管哮喘相鉴别。心源性哮喘者,多有明确的冠心病、高血压或瓣膜病等既往史,发作时患者可咯泡沫血痰,除心脏体征外,双肺底可闻湿啰音;胸部 X 线检查可发现肺水肿征。支气管哮喘以年轻者居多,常有多年哮喘史,查体心脏正常,双肺野可闻哮鸣音,胸部 X 线检查心脏正常,肺部清晰。结合以上诸点,常可确立诊断。如一时难以鉴别,可先静脉注射氨茶碱,待症状缓解后再行有关鉴别检查。此前不宜使用吗啡,以策安全。

此外,有时尚需与吸入性肺炎鉴别,尤其对衰弱、卧床和原有心脏病者。吸入性肺炎常突发呛咳,多伴发热,且经治疗后肺部阴影消失速度远不及肺水肿迅速。

能否尽快查清心源性肺水肿病因亦与预后相关。其重要性在于患者临床症状一俟缓解,需进一步针对性治疗;且不同心血管病所致的肺水肿的治疗各有侧重面。例如,血压过高所致者,应首先投以快速血管扩张剂,行有效降压;主动脉口狭窄者,不宜以大量利尿作治疗手段,相反忌大量利尿;合并严重心律失常,应同时用抗心律失常药;急性心肌梗死的治疗,旨在缩小梗死面积,当合并肺水肿时,所用强心苷剂量宜小,以免发生中毒和诱发心律失常,对发病第 1~2 日者慎用强心苷。

分析、清除或减轻诱发因素,以减少以后肺水肿复发的可能性。

二、急性右心衰竭

多发生于急性肺栓塞,发病突然、剧烈胸痛、呼吸困难等急性表现,结合心电图呈急性肺源性心脏病改变,胸部X线呈肺动脉高压表现,不难确诊。严重肺梗死常需与急性心肌梗死相鉴别,但急性心肌梗死心电图多出现特异性动态改变,且血清肌酸磷酸激酶、谷草转氨酶和乳酸脱氢酶均升高,此有别于急性肺梗死。此外,有时尚需注意与肺炎和胸膜炎等鉴别。

(刘晓慧)

第六节 急性心力衰竭的治疗

一、急性左心衰竭

与急性肺水肿的急诊治疗措施大体相同,诸如消除患者紧张情绪、改善供氧、减轻心脏负荷、增加心肌收缩力和消除诱因等,且这些措施需同时进行。在积极抢救过程中尽快寻找病因,以行病因治疗。

(一)对症治疗

1. 纠正缺氧

急性肺水肿均存在严重缺氧,缺氧又促使肺水肿恶化,故积极纠正缺氧是治疗的首要环节。

(1)鼻导管吸氧:氧流量 $4\sim 6\,L/min$,且常加用除泡剂,对部分轻度肺水肿有效。

(2)面罩吸氧:可提高氧浓度,神志清醒者多不能耐受,适用于昏睡病例。

(3)加压给氧:适用于神志不清的患者。经上述方法给氧后，PaO_2 仍低于 6.67 kPa（50 mmHg）时，应行气管插管或气管切开，使用人工呼吸器。初始宜间歇正压呼吸给氧，如仍无效，可改用呼气末正压呼吸给氧。加压给氧可减少肺毛细血管渗出、破碎气道内的泡沫、改善通气和增加功能残气量。亦有效地阻止呼气时肺泡萎缩和提高血氧分压。

（4）体外膜式氧合器：简称肺膜给氧治疗。在其他治疗无效时常可挽救一些危重的肺水肿患者。

2. 除泡剂的应用

严重肺水肿患者的肺泡、支气管内含有大量液体，当液体表面张力达一定程度时，受气流冲动可形成大量泡沫，泡沫阻碍通气和气体交换，乃加重缺氧。所以，降低泡沫表面张力以使泡沫破裂，亦是改善通气和保证氧供的重要措施。

经鼻导管吸氧时，可将氧气通过含 75% 酒精的滤过瓶，与氧一起吸入。初始流量 2～3 L/min，待患者适应后可增至 5～6 L/min，间歇吸入。

20% 酒精经超声雾化吸入，可吸 20 分钟，停 20 分钟。

在应用消泡剂的同时，应间断经吸引器吸取气道内的分泌物，保持呼吸道通畅。

3. 降低心脏前、后负荷

除急性心肌梗死者外，应取坐位，腿下垂。同时可用止血带轮流、间歇结扎四肢，以减少回心血量，减轻心脏的前负荷。

应用血管扩张剂则是通过扩张周围血管减轻心脏前和（或）后负荷，改善心脏功能。根据药物的血流动力学效应，血管扩张剂可分为扩张小动脉为主、扩张静脉为主和均衡扩张小动脉和静脉三类。

对急性肺水肿采用静脉给药。常用制剂有硝普钠、酚妥拉明、硝酸甘油、哌唑嗪和巯甲丙脯氨酸。

（1）硝普钠：直接作用于血管平滑肌，均衡扩张小动脉和静脉。其作用强、起效快（2～5分钟即可生效），作用持续时间短（2～15分钟）。主要用于急性心肌梗死和高血压等引起的急性左心衰竭。对二尖瓣和主动脉瓣关闭不全所致的心力衰竭亦有效。

（2）酚妥拉明：为α受体阻断剂，以扩张小动脉为主，也扩张静脉。起效快（约5分钟），作用持续时间短，停药15分钟作用消失。

该药可增加去甲肾上腺素的释放，使心率增快；剂量过大可引起低血压。

（3）硝酸甘油：主要扩张静脉，减少回心血量，降低LVEDP，减轻心脏前负荷。

（4）哌唑嗪：系轴突后α受体阻断剂，能均衡地扩张动脉和静脉，减轻心脏的前和后负荷。口服后45～60分钟出现最大效应，药效持续6小时。可用以替代硝普钠等快速制剂，作维持治疗。

（5）血管紧张素转换酶抑制剂：应用最广的是血管紧张素Ⅰ转换酶抑制剂——巯甲丙脯氨酸。该药通过降低血浆中血管紧张素Ⅱ和醛固酮水平而减轻心脏前、后负荷。服药后15～30分钟起作用，CO增加，PCWP和SVR降低。服药后1.5小时作用达高峰，6小时左右消失。当急性心力衰竭不宜用硝普钠时可选用本药。

应用血管扩张剂治疗急性心力衰竭主要适用于伴LVEDP增高的患者。选用血管扩张剂宜在严密的血流动力学监护下进行。使用时应防止血压过度下降，一般收缩压不宜低于12.0 kPa（90 mmHg）。避免用药过量，当PCWP低于2.0 kPa（15 mmHg）、有效循环血量不足时，不应单独继续使用血管扩张剂，否则可因心脏前负荷不足致CO和血压下降，心率增快，心功能恶化。

4. 加强心肌收缩力

加强心肌收缩力旨在对抗升高了的压力负荷,增加CO,降低LVEDP,缩小左室容量负荷,减少心肌张力,从而减少心肌氧耗量、改善心脏功能。

(1) 强心苷类。洋地黄制剂迄今仍是加强心肌收缩力最有效的药物。治疗急性心力衰竭时应选用速效制剂。对冠心病、高血压性心脏病所致者,选用毒毛旋花子苷K较好,剂量为0.25~0.5 mg加入5%葡萄糖液20 mL内,缓慢静脉注射,必要时4~6小时后可再给予0.125 mg。对风湿性心脏病合并心房颤动者,选用毛花苷C或地高辛较好。毛花苷C 0.4~0.8 mg加入5%葡萄糖液20 mL内,缓慢静脉注射,必要时2~4小时后可再给予0.2~0.4 mg。病情缓解后,可口服地高辛维持,剂量为0.25 mg,每日1次。对二尖瓣狭窄而不伴心房颤动者,一般不宜使用强心剂,以免因右心室CO增加而二尖瓣口血流不能相应增加致肺淤血愈重。

(2) 儿茶酚胺类。多巴酚丁胺系合成的儿茶酚胺类,主要作用于心脏β1受体,可直接增加心肌收缩力。用药后CO、EF增加,LVEDP降低,SVR无明显变化。主要用于以CO降低和LVEDP升高为特征的急性心力衰竭。实践证明,将扩血管药物与非苷类正性肌力药物合用,可发挥各药疗效,减少其副作用,比单用一种药物疗效佳。诸如硝普钠与多巴胺或硝普钠与多巴酚丁胺联合应用治疗急性左心衰竭,既能改善组织灌注,又可迅速解除肺水肿症状,避免血压过度下降。

5. 利尿剂

利尿治疗主要是减少增加过多的血容量,即减轻心脏的前负荷、缓解肺循环和体循环的充血症状。对于急性左心衰竭尤其是急性肺水肿患者,可酌选利尿剂以加强疗效。常用制剂包括呋塞米和依他尼酸钠。除利尿作用外,静脉注射呋塞米还可扩张静脉、降低周围血管阻力，是缓解急性肺水肿的另一因素。静脉注射后约5分钟起效，疗效持续4～5小时。

此外，可用氨茶碱0.25 g，溶于5%葡萄糖液20 mL内，缓慢静脉注射，能加强利尿，兼可减轻支气管痉挛，改善通气。

下列急性左心衰竭不宜应用强力的利尿剂：急性心肌梗死合并休克，而休克主要系低血容量所致者，应着重纠正低血容量；主要因左室顺应性降低所致的老年心力衰竭，对利尿治疗反应差；主动脉口狭窄合并心力衰竭，需要较高的左室充盈压来维持CO，过分利尿可导致CO急剧下降，病情恶化。

6. 镇静剂

急性左心衰竭患者呼吸十分困难，精神极度紧张，既增加氧耗、加重心脏负担，又严重影响治疗，须尽快使患者安静下来。首选吗啡，5～10 mg/次，皮下或肌内注射，对左室衰竭和心瓣膜病所致的急性肺水肿疗效尤佳。一次注射常可收到显效，必要时15～30分钟后可重复应用1次。吗啡系中枢抑制药，能有效地消除患者的紧张情绪，减少躁动，使患者安静下来，且可扩张周围血管，减轻心脏负荷和呼吸困难。对老年、神志不清、休克和已有呼吸抑制者应慎用。

此外，尚可选用哌替啶，50～100 mg/次，皮下或肌内注射。该药尚可用于合并慢性阻塞性肺部疾患或休克的肺水肿以及颅内病变所致者。

一般镇静药和安定药疗效不如吗啡和哌替啶。

7. 糖类皮质激素的应用

此类药物作用广泛，可降低毛细血管通透性、减少渗出；扩张外周血管，增加CO；解除支气管痉挛、改善通气；促进利尿；稳定细胞溶酶体和线粒体，减轻细胞和机体对刺激性损伤所致的病理反应。对急性肺水肿的治疗有一定价值，尤其是伴通透性增加的肺水肿。应在病程早期足量使用。常用地塞米松

5～10 mg/次，静脉注射或溶于葡萄糖液内静脉滴注。或氢化可的松 100～200 mg/次，溶于 5%～10% 葡萄糖液内静脉滴注。之后可酌情重复应用，至病情好转。

8. 机械辅助循环

严重的急性左心衰竭，如急性心肌梗死所致，尤其兼有休克时，仅用药物治疗常难奏效，有条件时行机械辅助循环，辅助左室泵功能，可望改善心脏功能。

(二) 消除诱发因素和积极治疗原发疾病

在抢救急性心力衰竭的同时或以后，应努力寻找和消除诱发因素，如消除心律失常、治疗感染、控制高血压、缩小心肌梗死面积、纠正休克和改善心脏收缩功能等。左房黏液瘤、瓣膜病变和某些先天性心血管病，可酌情手术治疗。

教会患者预防方法，如避免紧张过劳、饮食清淡、忌暴饮暴食和防治感染等，防止急性心力衰竭复发。

二、急性右心衰竭

鉴于常见的右心衰竭多系左心衰竭引起，故处理与左心衰竭相似。对于急性肺栓塞所致的急性右心衰竭，因起病急剧，常需紧急处理。

(一) 对症治疗

患者卧床、氧气吸入；剧烈胸痛者予以哌替啶 50～100 mg 或罂粟碱 30～60 mg 皮下或肌内注射；心力衰竭可选用毒毛旋花子苷 K 或毛花苷 C，用法同急性左心衰竭；合并休克者予以抗休克治疗。

(二) 抗凝疗法

多选肝素 50～75 mg 加入 5% 葡萄糖液内静脉滴注，根据凝血时间每隔 6 小时酌量续用 1 次。亦可经右心导管将肝素直接注入栓塞部位，疗效明显。

应用过程注意监测血凝状态,使凝血时间(三管法)维持在20～30分钟为宜。有条件时,应同时监测凝血酶原时间和白陶土凝血活酶时间。对年老体弱、出血性体质、活动性消化性溃疡、严重肝肾功能不全和血压过高者慎用或不用。

(孙建忠)

第十五章 心律失常的诊治

心律失常极为常见,它的发生往往引起患者不适而来就医。心律失常对于个体是否构成急诊取决于患者的心功能状况、频率快速或缓慢的程度及持续的时间、对血压和心肌灌注的影响以及患者的年龄和精神状态等。

心律失常的机制是心脏传导系统自律性及(或)传导性异常。它不仅见于器质性心脏病也见于正常心脏。身体其他脏器疾病、药物中毒、电解质紊乱、外科手术、麻醉等都能有心律失常发生。在急诊遇到心律失常时,一方面要做出正确诊断,决定恰当的治疗措施,同时还应考虑诱发原因及病因,以便较彻底地防止其发作。

第一节 心律失常的血流动力学后果

一、心率的变化

正常心脏可以承受范围广泛的心率变化,慢自40次/分钟,快到170次/分钟。在此范围内,心脏仍能保持一定的排出量。但是已有器质性心脏病情况就与正常不同。心动过速使舒张期缩短,心肌耗氧量增加。当心率只是略有增快,心室缓慢充盈期缩短,心搏出量稍下降。随着心室率进一步加快,心室快速充盈期也缩短,心搏出量更为降低。心率极快时,心搏出量过于减少,即使加快心率也不足以代偿明显降低的心排血量。舒张期缩短,除了心室充盈受损,也影响了冠状动脉的灌注。某些心脏病,如二尖瓣狭窄,原来就依赖于延长舒张期以提高心室充盈容积,此时可能出现失代偿的现象。又如冠心病患者心率快速,心肌耗氧量增加,但冠脉灌注反而降低,就使缺血进一步恶化而出现心绞痛。心动过缓时每搏量增多,但是相对固定,不能有效地适应活动和代谢的需要。同时多量搏出久而久之心脏扩大。若原有器质性心脏病则可导致心力衰竭。

二、心房的功能

心房是静脉系统与心室之间的通道。实验和临床研究证实心房尚有两项重要的功能:① 心房在心室舒张后期主动收缩挤血入心室;② 促使房室瓣在心室收缩之前已先关闭。心房主动收缩,可以排入心室的血量占心排血量的 10%~30%,甚至达 40%。心房和心室的激动顺序是很重要的。P-R 间期 0.10~0.20 秒、最多 0.30 秒时心搏出量最大,低于或超过此范围,心搏出量、动脉血压和心室作功效率都会降低。心房颤、完全性房室传导阻滞、室性心动过速时,心房收缩功能和房室协调关系都受到影响,使已有降低的心排血量更为减少,出现不同程度的心脏失代偿的症状。在完全性房室阻滞中孤立的心室收缩前没有心房收缩促使房室瓣紧闭,可能发生瓣膜反流,这也是心排血量减少的因素之一。

三、心肌的状况

慢性器质性心脏病的心肌多有病变。心律失常的不良血流动力学变化加重心肌损伤,反过来又使血流动力学恶化。心肌受损又可能产生更为复杂的心律失常。

(李敏智)

第二节 诊断心律失常的原则

绝大多数的心律失常通过病史询问、体格检查及心电图检查,可以做出正确的诊断。

一、病史

应注意了解发作初始的情况、诱因、有无心脏病史、用药经过等。若是反复发作的心律失常,则应了解每次发作的症状,持续的时间,终止发作的规律,接受过何种治疗措施,效果如何。特别要注意有无易患因素,如电解质紊乱(低血钾),洋地黄制剂、排钾利尿剂的反应,及有无产生过副作用的药物。

二、体格检查

首先要注意患者的循环状态、血压、神志、肤色、脸色及尿量等。若是患者来时处于神志丧失和无脉状况,可以先给予前胸重击一拳,然后"盲目"除颤,不需先做系列的心电图或其他常规检查。

系统的体格检查时注意左、右心功能状况,有无心力衰竭的体征,以及其他并发症(如栓塞现象)。

三、心电图

它是确定心律失常性质的关键。为了使临床工作人员能够从长条心律记录中尽快地获得正确诊断,宜按步骤有条不紊地进行分析。这些步骤是:① 有无心房活动?是否为 P 波?是否规则?是否为 f 或 F 波?② 心室活动的 QRS 波群形态如何?时间正常还是增宽(>0.12 秒)?规则与否?③ P 波与 QRS 波群之间的关系如何?④ 有无其他需要解释的早搏或间歇?

四、心房活动

正常窦性心律的 P 波在标准肢体导联和右胸前导联中比较清晰易见。加做右胸 V_{3R}、V_{4R} 导联或是右胸双极导联(CR),都能使心房活动显示更为清楚,有助于识明P波。

食管导联是近年来国内广泛使用的非侵入性方法。食管紧贴左房后壁,所记到的心房波代表左房电活动,振幅较大,易于辨识。

五、QRS波群

QRS波群的时间代表激动在心室中除极的过程。激动通过左、右束支的速度极快,故正常QRS波群时间远不及0.12秒。QRS波群时间正常者,代表心室由室上或交界区传来的冲动所控制。

(杨剑秋)

第三节　常见心律失常的诊断和治疗

一、阵发性室上性心动过速(室上速)

室上速包括阵发性房性和交界区性心动过速,实际从心电图上难以区分,现今统称为室上速。室上速的发生机制有折返激动和自律性增高两大类。折返激动可以发生在窦房结与心房之间、心房内、房室结内及房与室之间。后两种近返占室上速的90%以上,是急诊常见的一种心律失常。前两种折返及自律性增高者不及10%,而且频率不是极快或者不是持续性的,不经常促使患者去急诊就医。

室上速发生和终止都是突然的,这个特征有助于正确诊断。心动过速频率150～240次/分钟,很是匀齐。从心电图上不易区分房室结内抑是房室旁路的折返(在QRS波群正常时)。房室结折返的室上速频率167～190(平均178)次/分钟,旁路折返者为187～214(平均201)次/分钟。结内折返的逆行P波埋在心室波群内不能查见,而旁路折返的逆行P波紧跟在R波之后,仔细观察常规 12 导联心电图,往往能在某些导联中见到倒置的 P 波。室内差异性传导在旁路折返时也比结内折返远为多见,因此 QRS 波群呈束支传导阻滞图形。若有正常图形的心动过速作比较,出现束支阻滞图形时心率减慢(心动过速周期延长 30 ms 以上)提示同侧旁路。偶尔在房室结内折返心速时出现 2∶1 房室传导阻滞,但在旁路折返中绝对不会有房室阻滞而心动过速仍持续不止。

室上速的处理也是决定于血流动力学的状态。在器质性心脏病的基础上又发生了室上速,患者耐受差。逆向传导室上速中心室激动顺序完全不正常,对血流动力学的影响较大,同时有可能演变为心室纤颤。因此,在血流动力学状态不稳定时宜选用直流电同步转复,迅速终止室上速。

多数室上速发生于无器质性病变的心脏,血流动力学状态稳定,即使有轻度胸闷、胸痛或轻度心脏失代偿的现象,也无需立即直流电转复,可试用下列治疗措施。

(一)刺激迷走神经

这种方法简便、易行,往往最先采用。其中以颈动脉窦按压和 Valsava 动作效果较好。压迫眼球可能导致视网膜剥离,目前已较少采用。久犯的患者常自行引吐或蹲踞憋气试图终止发作。

压迫颈动脉窦时,患者取卧位或半卧位,以免发生晕厥。在约与甲状软骨上缘同一水平摸得颈动脉搏动最明显处用手指按压。先压右侧,如无效,数分钟后再按压左侧,不可双侧同时按压。每次按压不宜长过 5 秒,并应进行心电监测,一旦心率减慢则立即停止。年龄超过 75 岁,有过脑血管病变者禁用此法。压迫颈动脉窦改变了血管内压力,压力升高的信息传递到心脏抑制中枢,反射性地增强了迷走神经张力。乏氏动作为会厌紧闭用力呼气,使肺内和胸膜腔内压力上升,肺内压力上升更多些。压力升高刺激了张力感受器,引起迷走反射减慢心率。另外在用力呼气胸内压力升高时回心血量减少,动脉血压及心搏出量也下降,一旦憋气动作停止,回心血量骤然增多,动脉血压突然上升,反射性地增强了迷走神经兴奋性。

兴奋迷走的措施一方面治疗心动过速,另外有鉴别作用。只有室上速可以因兴奋迷走而突然终止,而其他快速心律失常对兴奋迷走或无反应或表现为逐渐减慢心率。

(二)升压药物

升压药物可以提高血压反射性地增加迷走张力。应注意升压药物仅能用于没有心、脑血管疾病者。一般当收缩压升高到 21.3 kPa（160 mmHg）时心动过速常可终止,升压不宜过高。可选用的升压药有间羟胺、多巴胺、去甲肾上腺素等。升压药还可以和抗心律失常药物同用,以提高疗效。

(三)抗心律失常药物

窄 QRS 波群的室上速,血流动力学稳定,维拉帕米是最有效的药物,可终止95%的发作。推注过程中监测心律,心动过速终止则停止注射。维拉帕米剂量过多,推注过快,可引起严重的窦性停搏,房室传导阻滞及血压降低。已有血压偏低的患者不宜选用维拉帕米,但是在升压之后仍不终止时可合用,往往能使心动过速迅速停止。合并轻度心功能障碍而血压正常者,维拉帕米并不禁忌,因为药物迅速终止发作反而有利于心功能的恢复。

毛花苷 C 0.4～0.6 mg,静脉注射（1 mg/min 的速度）,可以终止心动过速或减慢心室率。

普罗帕酮是近年用于临床有效的药物,可用 70 mg 溶于葡萄糖液中,5分钟内缓慢推入静脉。无效时,于20～30分钟后可重复注射。必要时还可注入第3个 70 mg。普罗帕酮半衰期短,无蓄积作用,相对安全,但它有致室性心律失常的副作用。

胺碘酮 5 mg/kg 缓慢静脉推注,其终止心动过速的有效率约 50%。但长期口服预防再犯的效果良好。

三磷腺苷 20 mg 快速静注可迅速终止发作，其有效率与维拉帕米同。但该药副作用多，可致血压下降，窦性心动过缓及异位室性搏动等。所幸此药半衰期极短，副作用消失也快。

(四) 电生理方法

由于 90% 以上室上速为折返性质，给以程序刺激延长折返途径中某一段组织的不应期，使再传来的激动无法如期通过，从而中止发作。

经食管左房调搏方法简便，可广泛应用。从患者鼻孔插入电极导管。成人插入深度为 35～40 cm。选择食管电图上房波振幅最高的部位进行程序刺激，容易夺获心房，达到治疗的目的。

二、阵发性室性心动过速(室速)及扭转型室速

室速的最常见病因是冠状动脉硬化性心脏病(冠心病)，急性心肌梗死时或急性缺血时，有时没有明确的缺血征象也可能发生。各种心肌病、二尖瓣脱垂、主动脉瓣狭窄、先天性心脏病中伴有肺动脉高压和右室发育不良以及电解质紊乱和酸碱平衡失调等都是室速的病因。一小部分患者在临床上找不到原因，即"原发性"室速，但尸检往往发现有心肌炎或心肌病的改变。

室速根据发作情况分为持续性和非持续性。持续性室性心动过速指发作延续 15 s 以上，有的作者认为 30 s 以上。非持续性室速多不引起明显的症状。持续性室速的临床症状取决于室速的频率和心脏功能。一部分出现严重的血流动力学障碍，另一部分则症状轻微。所以症状轻重不是诊断室速的指标。

出现严重血流动力学障碍的室速，必须立即直流电转复，不宜先试用抗心律失常药物。在转复为窦性心律后可以酌情用药维持并预防近期复发。只有当血流动力学稳定时才可用药物试行控制室速。

(一)利多卡因

此药半衰期短,作用发生与消失均很迅速,对血流动力学也无明显影响,使用安全,是紧急情况下治疗室速的首选药物。利多卡因对急性室速,尤其是急性心肌梗死合并室速时疗效好,而对慢性、反复发作的室速作用并不理想。

(二)普鲁卡因胺

普鲁卡因胺静脉注射,50～100 mg,5分钟一次,总量不超过1 g。静脉用药的副作用是引起血压下降而被迫停止用药。还可能延长房室和室内传导,故用药时注射要缓慢,并监测血压及心电图,一旦出现不利副作用立即停药。

(三)普罗帕酮

静脉点滴普罗帕酮对室速有较好的效果。普罗帕酮210 mg溶于200 mL 15%葡萄糖液,以每分钟1～2 mg的速度静脉点滴,直到生效。也可以分次静脉注射。口服普罗帕酮450～600 mg/d,分2～3次,可以预防再发。

近年来开展电生理-药理学方法,能在较短时间内选到有效的药物。用程序刺激法诱发与临床发作相似的室速,当时给药就可以观察疗效,是终止发作,是预防诱发,或是无效。以不能再诱发或不再发生持续性室速为有效,继续改为口服长期使用有预防复发的作用。电生理检查在急诊时不易进行,若是药物控制不满意,心内安置的导管可用程序刺激以终止室速。

三、心房纤颤

心房纤颤是最常见的心律失常,有阵发性及持续性两类,多见于器质性心脏病。风湿性心脏病二尖瓣狭窄和关闭不全、冠心病、高血压性心脏病是最多见的原因。心肌病、心包疾病及某些非心脏病如甲状腺功能亢进、肺栓塞、慢性阻塞性肺部疾患都可能是其潜在的病因。有一小部分病例为阵发性心房纤颤,并无器质性心脏病的证据,更少的是无病因的持续性心房纤颤。近年来认为这部分病例中部分是心肌炎或是病态窦房结综合征的患者。

临床检查听诊时发现完全不齐的心律,多可以就此做出诊断。心电图示 P 波消失,代之以大小不一、间距不等的心房颤动波(f 波)。f 波在 II、III、aVF 及 V_1 导联比较明显,有时振幅太低不易辨明。QRS 波间距绝对不等,可以是窄的,也可以是宽的。原有束支传导阻滞即可呈现为宽 QRS 波群。若是间断地出现宽波群就需要鉴别室内差异性传导和室性早搏,两者在心房纤颤时都很常见。室内差异性传导因心室率快速,心动周期短于室内传导系统的相对不应期所致。一般出现在长心动周期后的短心动周期时。长心动周期时室内传导系统的相对不应期较短周期时延长,当心动周期突然缩短,室内传导组织仍处于相对不应期状态,传导速度缓慢,使接踵而来的 QRS 波群时间增宽,表现束支传导阻滞的图形。室性早搏则不存在上述周期变化的规律。

心房纤颤时,由于失去了心房收缩对心室的充盈作用及快速而不规则的心室搏动,使心排血量降低。若是原有心脏病已近于失代偿,则能导致不同程度的心力衰竭,有时甚至难以恢复代偿状态。因此治疗房颤的最终目的是恢复窦性心律,并维持窦性心律。如果房颤不能纠正,则应控制心室率,保持适当的心排血量。

(一)阵发性房颤

对发作时间短且无明显症状者可不进行特殊治疗。嘱患者休息、给予镇静剂即可。但若发作时间长或有血流动力学影响时则应争取恢复窦性心律。恢复窦性心律的方法宜首选直流电转复,其次是药物,如胺碘酮、心律平等。奎尼丁是较有效的复律药物,用前需先给适量的洋地黄制剂,以减慢房室传导。

洋地黄制剂，如地高辛和毛花苷C，在治疗房颤中占有重要地位。对于不是正在接受洋地黄类药物治疗的患者，可静脉给予毛花苷C 0.4～0.8 mg溶于5%葡萄糖20 mL中缓慢注射。其主要目的在于迅速减慢心室率，从而减轻由于心室率过快所造成的血流动力学异常及临床不适。必要时过4～6小时后还可给毛花苷C 0.2～0.4 mg。毛花苷C纠正房颤恢复窦律的作用并不肯定，但是部分患者在房颤率减慢后能自行恢复。

（二）持续性房颤

由于心室率未能满意控制，引起临床症状加重，常使慢性房颤患者急诊就医。此时首先应详细了解病史，进行全面检查，找寻可能的诱发因素，并做相应处理。诱因去除后症状常可明显好转。

持续房颤患者多已长期口服洋地黄制剂，当心室率加快或心力衰竭加重时，需要分析药量不足抑或过多。血清地高辛浓度测定有一定帮助，高于20 ng/L有过量之可能，10～20 ng/L之间常表示用量合适。若无过量之可能，可酌情加口服地高辛0.125～0.25 mg，或静注毛花苷C 0.1～0.2 mg，并严密观察心率和病情。

协助洋地黄制剂控制心室率的药物有钙离子拮抗剂维拉帕米。维拉帕米作用于房室结，减少房颤波的下传。口服40 mg，一日2～3次，有人主张可小剂量静脉推注。但维拉帕米可成倍地提高地高辛的血浓度，引起临床洋地黄中毒症状。所以要慎重，实在心室率不能被满意控制必须加维拉帕米时，地高辛的剂量宜减半。β受体阻滞剂普萘洛尔也有减慢心室率的作用，注意事项同上。

持续房颤一般不作急诊直流电转复，需要进行全面检查，权衡病程、心脏大小、心房大小、有无血栓和栓塞及长期预防复发等多方面条件后才能做出是否转复窦律的决定。

四、缓慢心律失常

心率低于每分钟60次即为心动过缓。正常心脏即使只有30次/分钟的心跳，也能保持适当的心排血量。当心脏有器质性病变时，过于缓慢的心率可以引起一系列心排血量不足的症状，如头痛、头晕、眼黑、乏力，甚至一过性晕厥。

严重的窦房结病态综合征（病窦）和高度房室传导阻滞是急诊中常见的缓慢心律失常。

（一）病态窦房结综合征

病窦的临床表现有三种：窦性心动过缓（持续性）、窦房传导阻滞及慢快综合征。持续的窦缓和阻滞比例高的窦房阻滞使心率降低到40次/分钟上下，甚至仅有30余次/分钟。慢快综合征的症状多发生在两种心律转换的时候，由慢突然变快（此时多为房性心动过速或房颤、房扑），患者觉得心慌、气短。由快变慢往往发生很突然，病变的窦房结受到快速心律的抑制，不能按正常时间恢复发放冲动，致心脏停搏较长时间。此时患者出现一系列脑缺血的症状，甚至晕倒。正常窦房结恢复时间在1.5 s以内，病变时可长达数秒之久。

病窦的病因有心肌缺血、心肌炎症及药物副作用。老年人窦房结细胞退行性变，可能在这基础上合并上述病因，病窦的发生率自中年后随年龄而增长。多种抗心律失常药物，如Ⅰ型快通道抑制剂、β受体阻滞剂、钙离子拮抗剂和胺碘酮等，都有抑制窦房结的作用。治疗剂量的药物对于正常窦房结没有或轻微作用，一旦窦房结功能障碍，药物抑制作用便可显现，以致发生严重的缓慢心率。

窦房结不正常还在1/4的病例中合并房室交界区的病变，使有代偿作用的交界区逸搏频率也很缓慢，甚至不出现，加重了患者的症状。

有症状的病窦，从心电图上就可以获得诊断。

处理的办法是：① 药物提高窦房结频率。可用阿托品 0.6 mg 静脉注射，如心动过缓未改善则可再给予 0.4～0.6 mg。阿托品适用于急性心肌梗死、低血压、心力衰竭或伴有室性早搏时的心动过缓。② 安装心导管临时起搏。消除诱因，给予药物后心率不增快，仍有心排血量不足或心功能不全的症状时，宜经皮静脉穿刺送入起搏导管，留置于右心室心尖部（偶有在右心房临时起搏），进行起搏。临床起搏一般不超过 7 日，病情好转；若超过 2 周仍不缓解，则应考虑安置永久心脏起搏器。

(二) 高度房室传导阻滞

房室传导阻滞分为三度。Ⅰ度表现为 P-R 间期延长；Ⅱ度为房室传导部分受阻，P 波后面心室 QRS 波脱落；Ⅲ度则为完全受阻，P 波与 QRS 波群无传导关系。

Ⅰ度传导阻滞没有症状，往往因周身疾病就诊发现。治疗针对病因，注意随诊以防止其进展为Ⅱ度或Ⅲ度。

Ⅱ度传导阻滞时，阻滞比例较高，QRS 波波脱落较多，心室率就会明显缓慢，如 2∶1 或 3∶1 房室传导时心室率很慢。

Ⅲ度传导阻滞时，根据发生的急缓和心室率决定其症状，从头晕、乏力、活动时加重，直到阿-斯综合征。

处理上可以先试行给予异丙肾上腺素静脉点滴，剂量同病窦综合征。异丙肾上腺素可以提高逸搏频率，但也可能诱发室性搏动。阿托品静脉注射可能改善房室结传导，但对希氏束及其远端阻滞者加快了窦率，增加了传导阻滞部位的承受，反而减少了房室间的传导。急性心肌炎或心肌缺血可以试用静脉注射氢化可的松或地塞米松，可能帮助消除传导部位的水肿。若是点滴 2～3 日无效则不宜长时间应用。

（张美丽　王　娟）

第十六章 心源性休克

心源性休克是指心搏出量减少而致的周围循环衰竭。心搏出量减少,或是由于心脏排血能力急剧下降,或是心室充盈突然受阻。因此,称之为"动力衰竭"或者"泵衰竭"。临床上最多见的病因是急性的心肌梗死(因心肌坏死、收缩能力降低而致泵血障碍),其他原因有急性心肌炎、重症的急性瓣膜病、严重心律失常、心包填塞、心脏创伤、室间隔穿孔、乳头肌腱索断裂、张力性气胸、肺栓塞、巨大心房黏液瘤以及心脏手术等。

一、临床表现

急性心肌梗死并发心源性休克的临床表现主要为重要器官血流灌注量的降低。如患者仅仅出现低血压则不足以诊断心源性休克。原因是许多患者发病后,在短期内会发生严重的低血压(收缩压低于10.7kPa)。此种低血压可较顺利地得到恢复,因此只有当低血压伴有其他循环功能不良的临床体征时方可以为有休克综合征的存在。

(一) 临床特征

大多数心源性休克患者应有以下一些特征:① 血压降低,收缩压低于12.0 kPa(90 mmHg)或者原有高血压者其收缩压下降幅度超过4.0 kPa(30 mmHg);② 心率增加、脉搏细弱;③ 面色苍白、肢体发凉、皮肤湿冷有汗;④ 有神志障碍;⑤ 尿量每小时少于20 mL;⑥ 肺毛细血管楔压(PCWP)低于2.67 kPa

(20 mmHg)、心脏指数(CI)低于 2 L/(min·m^2);⑦除外由于疼痛、缺氧、继发于血管迷走反应、心律失常、药物反应或低血容量血症等因素的影响。

(二) 主要体征

急性心肌梗死患者出现第一心音减弱可认为有左心收缩力下降;当出现奔马律时,即可认为左心衰竭的早期衰竭现象;新出现的胸骨左缘响亮的收缩期杂音,提示有急性室间隔穿孔或乳头肌断裂所致急性二尖瓣反流,如杂音同时伴有震颤或出现房室传导阻滞,都支持室间隔穿孔的诊断。

(三) 血流动力学的测定

心源性休克时,血流动力学的测定结果,表现为严重的左心室功能衰竭;心脏每搏做功降低,每搏血量减少,因而导致左心室舒张末压或充盈压上升以及心排血量下降。此外,按一般规律,心输出量降低均会引起外周阻力的代偿性升高,心肌梗死患者中大部分心输出量的降低可由全身血管阻力的代偿性升高而得到代偿,血压不致明显下降。而在急性心肌梗死合并休克时,相当一部分患者的全身血管阻力(SVR)并没有预期的代偿性升高,而是处于正常或偏低的状态。因为心肌梗死时全身血管阻力受两种相反作用的影响。一种作用是心输出量降低,使主动脉弓和颈动脉窦的压力感受器的冲动减少,反射性地引起交感传出冲动增加,SVR 升高。另一种作用是心室壁内的牵张感受器受牵引,拉长时反射性抑制交感中枢而使交感传出冲动减少,SVR 降低。上述两种相反作用的力量对比决定着 SVR 的变化方向。因此,在急性心肌梗死休克时,SVR 的变化很不一致,这不仅是因为心输出量降低的程度不同,而且还由于上述两种反射效应的相对强度不同所致。因此,在急性心肌梗死合并及不合并休克时心脏指数(CI)、平均动脉压(MAP)、左室做功指数(LVWI)均有明显差异,而两者的 SVR 变化不完全一致,即多数表现增高，部分正常，少数则降低。心肌梗死休克时由于组织的血液灌注量减少，因而出现动脉血氧降低、高或低碳酸血症、代谢性酸中毒、血中乳酸盐增加等改变。

心肌梗死合并休克综合征可以在发病一开始即发生，但大多数是逐渐发生的。在急性心肌梗死出现后的数小时至 2～3 日内均可发生休克，且其危险性与过去是否曾发生过心肌梗死、高血压、充血性心力衰竭以及年龄是否超过 60 岁有着密切的关系。此外，心脏增大、周围水肿和肺水肿的存在亦将使得死亡率增加；其中梗死面积大小和既往是否曾发生过心肌梗死是影响预后的重要因素。此与 Alonso 等的发现是相符合的。

（四）病程进展及监测

心源性休克病情进展甚快，一般在出现后 24 小时内死亡，为此应严密观察病情和不断根据患者的血流动力学、呼吸以及代谢状态制订合理的治疗方案。当前大多数冠心病监护病房（CCU）所用的是视力观测心电图或检测心律失常的自动心率仪，其效率仅约为 65%。

1. 中心静脉压测定

急性心肌梗死休克时，中心静脉压测定，由于种种原因，目前多数人已认识到它不再是左心室充盈压的可靠指标。近年来通过肺动脉插管法测定肺毛细血管楔压，间断测定左心房和左心室的充盈压（或左心室舒张终末压），成为一种监护测定左心室功能简易和安全的方法。操作者可在患者床边经皮肤穿刺插入"漂浮"导管，导管甚至可留置 1 周。将导管顶端的气囊短暂注气，不致发生肺节段性缺血和肺梗死，却可反复测定肺毛细血管楔压，并同时测得心排血量。测定肺毛细血管楔压或肺动脉舒张压对心源性休克的处理有以下重要意义。

（1）它是一种间接但可靠的估计左心室前负荷的方法，而前负荷则是决定心脏功能的一个主要因素。

(2)测定肺毛细血管压力。肺毛细血管压力是引起肺水肿的一个重要因素,当肺毛细血管楔压超过 2.27 kPa(17 mmHg)时,即会有肺充血发生;超过 3.33 kPa(25 mmHg)时出现肺泡性肺水肿。

(3)肺动脉舒张压、肺毛细血管楔压以及心排血管量等指标可作为鉴别心源性休克和血容量不足引起的低血压的重要依据。

(4)根据心排血量计算的各种指数,可用于估计病情预后,当心脏工作量大于 $3.0 kg/m^2$ 时,预后较佳,低于此数值者预后差。如心脏指数小于 $2.4 L/(min·m^2)$,左室充盈压超过 2.0 kPa(15 mmHg)者,病死率达 50%。

2. 观察尿量的改变

对于心源性休克患者,观察尿量的改变,对病情预后也是一项不可忽视的指标。有人分析指出,尿量超过 60 mL/min 者,存活的可能性增大,其可靠性为 50%。休克后的患者,如尿量维持在 50 mL/min,预后较佳,可靠性为 78%。所以对于心源性休克患者,为了保证测定尿量的准确性,应采用留置导尿管。

3. 动脉血的常规气体分析

急性心肌梗死合并心源休克者常有低血氧发生,此可通过动脉血的常规气体分析测得。临床实践证实,动脉氧分压的降低往往早于肺水肿 X 线征象的出现,此为肺内存在分流的重要线索。

4. 血 pH、二氧化碳以及重碳酸盐的监护测定

呼吸性酸中毒和碱中毒也是常伴随的临床表现,且可增加急性心肌梗死患者室上性和室性心律失常的发生率。为此需对患者常规进行血 pH、二氧化碳以及重碳酸盐的监护测定。

5. 动脉内插管测压

对有血压低和周围血管收缩情况的严重心源性休克患者,

常规气袖血压计测量血压不可靠,需采取动脉内插管测压,特别是在较大的动脉如股动脉,对初次测压和以后观察疗效均较可靠。

二、发病机理

(一)心肌部分坏死致心输出量降低

缺血性损伤或细胞死亡所造成的大块心肌病变是导致急性心肌梗死、心肌收缩力减退和引起休克的决定性因素。

(二)心肌收缩运动不协调

梗死部位的心肌不仅本身不很好地收缩,且在梗死发生的早期,由于梗死的心肌尚保持一定的顺应性,在正常心肌收缩时,该部位被动地拉长,且向外膨出。这种不协调的心室收缩现象,严重影响了心脏做功,其作用犹如二尖瓣关闭不全。继之梗死心肌变得僵硬,心脏收缩时梗死部位不再被拉长,但也不能起收缩作用,同样表现为心脏收缩期运动不协调,即未梗死部位的心肌必须增加舒张期长度以保持适当的心输出量。如果左室有大片心肌梗死,则剩余心肌即使最大限度地伸长也不能维持心输出量,每搏心输出量便明显降低。虽心率增加也不能使每分心输出量适应全身循环的需要。

(三)心肌抑制因子

心源性休克以及其他休克过程中,血循环中存在一种心肌抑制因子(MDF)。MDF 为一多肽类,胰腺因为缺血,其中的溶酶体便解体,酸性蛋白酶使内源性蛋白质分解,产生 MDF。MDF 可使心肌收缩力明显减弱,从而加重休克的进展。

(四)心肌自体抗原作用

近年来,有人提出起源坏死心肌的自体抗原,可能在急性心肌梗死休克的发生发展中起一定的作用。试验发现心肌梗死患者循环血液中存在自体抗原。梗死发生后 6 小时自体抗原开始释放入血,并随时间的延长,其滴定度上升。如将心肌梗死的自体抗原静脉注入正常狗及致敏狗,可引起血压下降,心率增加。可见心肌自体抗原具有降压及心肌毒性作用,为此成为急性心肌梗死休克的附加发病因素。

(五)心律失常

正常心脏能适应较大范围的心率变化,缺血心脏的这种适应能力明显减弱。急性心肌梗死发生快速心律失常时使心肌耗氧量增加,进一步加重心肌缺氧,可引起严重的心输出量降低。发生慢性心律失常时,由于心脏贮备已经不足,心跳减慢本身即可成为心输出量降低的原因,或使已经降低的心输出量进一步减少。

(六)其他附加因素

虽然急性心肌梗死合并休克的基本发病环节是心肌部分坏死,导致心输出量的降低,但是血容量不足或恶心、呕吐、大量失水、异位心律等可能成为促进休克发生发展的因素。

三、治疗

心源性休克的病死率颇高,大约半数患者死于休克发生后10小时之内。因此,临床应尽可能早期识别心源性休克,在形成不可逆的代谢性改变和器官损害或微循环障碍之前开始病因治疗至关重要,目的是使心排血量达到保证周围器官有效灌注的水平。病因治疗指应用全身或冠状动脉局部溶纤维治疗、急性冠状动脉旁路手术、急性心瓣膜置换术、急性室间隔穿孔修补术等。如果暂时没有病因治疗的条件,则应采取紧急维持生命功能的对症治疗。心源性休克的对症治疗要求达到以下指标:平均动脉压维持在 9.33～10.7 kPa(70～80 mmHg);心率 90～100 次/分钟;左室充盈压(LVFP)2.67 kPa(20 mmHg),心脏做功降低。最好的指标是心搏出量提高,动脉血氧分压(PaO_2)和血压、尿量可以作为病情转归的判定指标。

（一）输液

除静脉压明显上升达 1.96 kPa（20 cmH$_2$O）以上，或有明显肺水肿，首先可以 20 mL/min 的速度静注 5% 葡萄糖 200～300 mL，每 3 分钟测定一次尿量、静脉压。如有效则尿量增加、静脉压暂时性上升。点滴液体速度则可依据尿量、静脉压、血压、肺部体征或肺毛细血管楔压、心排血量而定。

（二）通气及纠正酸中毒

首先保持上呼吸道通畅，当意识不清时，因舌根容易下坠，去掉枕头，使前颈部伸展，经鼻导管供氧 5～8 L/min。意识不清或动脉血二氧化碳分压上升时，应做气管内插管，行辅助呼吸。

（三）药物治疗

1. 儿茶酚胺类

常用药物有去甲肾上腺素、肾上腺素、异丙肾上腺素、多巴胺、多巴酚丁胺等。在低血压的情况下，肾上腺素可以提高血压和心脏指数。当血压较高时，肾上腺素不能使心肌灌注量再增加，反而使心脏指数下降，故肾上腺素仅能短期应用，待血流动力学稳定后，尽快改用较弱的升压药。但也有人认为肾上腺素可使冠状动脉狭窄段后的血供区血流量相对降低，所以不适用于急性心肌梗死后心源性休克的治疗。

2. 强心苷

在心源性休克时除特殊情况不应使用，因为洋地黄不能增加心源性休克时的心排血量，却可引起周围血管总阻力增加，反而减少心搏出量，还可诱发心律失常。因此只有在伴发快速性心律失常时方考虑应用。

3. 其他药物

高血糖素、皮质激素、极化液对心源性休克均有其有利的一面，但其疗效不确切。血管扩张剂对急性二尖瓣反流和室间隔穿孔时的血流动力学障碍有调整作用。对于急性心肌梗死合并心源性休克者，有选择地给予抗凝治疗，可防止发展为消耗性凝血病，降低血栓栓塞并发症的发生率，预防左心室内腔梗死部位的附壁血栓形成，并可防止冠状动脉内的血栓增大。肝素常用量为24小时3万～4万U。此外，对于早期急性心肌梗死患者，冠状动脉内或周身采用溶血栓治疗，可使缺血心肌的血供恢复，从而改善心室功能与消除心源性休克的发生。因为冠状动脉闭塞后至形成心肌坏死尚需一段时间，目前认为在动脉闭塞后3～6小时内，如能通过系统的或冠状动脉内溶血栓治疗，或是利用机械方法，使血管再通，恢复心肌血液供应，则至少有一部分心肌不致发展到坏死的程度。

（四）外科治疗

急性心肌梗死并发室间隔穿孔或乳头肌断裂而致急性二尖瓣反流者，半数以上的患者将发生心源性休克。对于这种患者如先经药物和主动脉内气囊反搏治疗，待病情稳定后3～6周再行选择性手术，可大大降低病死率。急性心肌梗死心源性休克，经保守治疗病情稳定12小时后，作冠状动脉搭桥手术，其病死率也明显低于保守治疗者。

（高兰美　王晓双　朱香玲）

第四篇

呼吸系统疾病

第十七章 咯血

咯血包括大口咯血、血痰或痰带血丝。本章重点讨论大咯血的病因及抢救。咯血有时与呕血容易混淆,因为呼吸系统的突然涌血也可引起恶心,甚至呕吐;另一方面,上消化道的突然涌血也可以引起咳嗽。但一般说来,根据患者的既往病史、出血前后的主要症状、血液的颜色、有无泡沫或食物颗粒及酸碱反应等咯血与呕血不难鉴别。

临床上,按咯血的量将咯血分类如下:血痰,即痰中带血丝或血块,以痰为主;小量咯血,一次咯血小于 100 mL;中量咯血,一次咯血在 100~500 mL 之间;大量咯血,即一次咯血大于 500 mL。咯血量不论多少,都应引起临床医师重视,少量甚至微量出血都可能是严重的支气管肺部疾病的一个早期信号,中等量出血亦可能危及生命。

一、病因

引起咯血的原因较多,如咽、喉、气管、支气管、肺部疾病,某些纵隔疾病、胸腔疾病、心血管疾病及全身性疾病皆可引起咯血,现将常见的咯血原因分述如下。

(一)支气管炎

急性支气管炎偶有血丝痰,轻微咯血是慢性支气管炎的常见症状之一。支气管炎根据临床表现、胸部放射线检查等确诊不难。支气管镜检查显示局限性或弥漫性支气管黏膜红肿,且腔内分泌物增多。需要时可做支气管碘油造影以排除支气管扩张。

(二)支气管扩张

多数患者自儿童时期即有慢性咳嗽吐痰症状,微脓性痰,痰中带血或咯血,反复发作的、侵犯一个或数个肺段的肺炎。胸部摄片可以为阴性,亦可在肺底显示线状纤维化、管状或囊状阴影。支气管碘油造影能明确诊断。干性支气管扩张的患者咯血是唯一的主要症状;支气管扩张亦可为肺结核纤维化的后遗症。

(三)肺结核

肺结核的进展期或稳定期纤维瘢痕形成并发支气管扩张,皆可发生咯血。但反复大量咯血多见于空洞形成时,痰菌检查多为阳性,胸片有明显的结核性病变。支气管内膜结核胸片可以阴性,痰菌检查及支气管镜检查可以确诊。有肺结核的老年患者,咯血亦可以由与结核无关的疾患如支气管肺癌所致,值得重视。

(四)支气管结石

2/3支气管结石患者有咯血症状。半数患者有咳出硬块或石灰样物的病史。胸片示肺门有钙化灶,有助于支气管结石的诊断;半数患者在做支气管镜检查时可直接看到"结石",部分病例可看到支气管缩窄或肉芽组织形成等。

(五)肺炎

典型的肺炎球菌性大叶肺炎是咳铁锈色痰,不同程度的咯血可见于多种类型的肺炎。根据有关症状、胸部X线片、痰细菌学检查等一般能明确诊断。对用抗生素治疗效果不佳,吸收缓慢,或在同一部位反复发生的肺炎,尤其是40岁以上长期吸烟的患者,应注意排除癌肿所致的阻塞性肺炎,需要时做支气管镜检查以确定诊断。

(六)肺脓肿

可为原发性,亦可继发于肺结核病、霉菌病和支气管肺癌等病变。约5%原发性肺脓肿可出现大咯血。发烧、吐大量脓痰、白细胞及中性粒细胞增高,胸片示空洞影内有气液平面,是原发性肺脓肿诊断的主要依据。

(七) 肺梗死

约有25%肺梗死患者可发生咯血。长期卧床或有下肢静脉炎的患者突然出现胸膜炎性胸痛,随即发热,局限性胸壁压痛和胸膜摩擦音,是肺梗死的早期表现,以后咳血痰或咯血可持续数日,肺梗死患者罕见有大量咯血的。胸部X线片的表现多不典型,通常显示一侧横膈升高,肺门阴影增大、盘状肺不张和实质性透明度减低等。对可疑病例通过肺充气排灌扫描闪烁检查及肺血管造影等确诊。

(八) 肺霉菌病

肺的真菌感染引起慢性肉芽肿和化脓性病灶而伴有支气管出血,这种情况比较少见。15%原发性球孢子感染和5%慢性球孢子菌空洞的患者可发生咯血;放线菌病、土壤丝菌病、组织浆菌病、隐球菌病、芽生菌病和曲菌病引起的咯血,文献皆有报道。对有肺部病变合并咯血而诊断不明的患者,送痰做真菌检查是需要的。

(九) 肺寄生虫病

阿米巴性肺脓肿,常有膈下或肝脏疾病的病史,痰往往为咖啡色,有的患者于大便内、痰内或胸腔液内发现阿米巴。肺吸虫病是咯血的常见原因之一,在流行地区,痰中或粪便内可找到有盖的虫卵。包虫囊肿病,多见于牧区。由于引起支气管内膜破裂而发生咯血,常伴有过敏反应如荨麻疹、瘙痒、呼吸困难、呕吐,甚至休克。血液嗜伊红细胞增多,Cosoni氏皮试常为阳性,胸部X片可见特殊的"新月征"或"水上浮莲"等表现,痰内可发现许多幼虫小钩。

(十) 肺隔离症

咯血是其常见症状。该症是一种肺组织的先天性发育畸形,部分肺组织与主体肺分离形成囊性肿块,不具有肺功能。肿块的支气管与机体支气管系统相通时,可无任何症状。胸部X线片可见肺下叶有密度高的团块或空洞性病灶,靠近本侧膈肌或纵隔;主动脉造影可见异常动脉进入病变组织。

(十一) 原发性气管内肿瘤

原发于气管内的肿瘤恶性者有鳞状细胞癌、囊性腺癌,50%的患者可发生咯血。良性者有乳头状瘤等,亦可发生咯血,但较少见。对原发性气管内肿瘤做纤支镜检查可明确诊断。

(十二) 支气管腺瘤

50%的患者可发生咯血,而且常是大量的。其他常见的症状有咳嗽、反复发热、呼吸困难和局限性哮鸣音。胸片偶呈阴性,但75%的病例可显示肺不张,25%显示一孤立的结节。由于大多数腺瘤起源于大的支气管,故支气管镜检查可以直接看见肿瘤。活检可以确诊,但腺瘤血管丰富,可引起惊人的大出血。

(十三) 支气管癌

原发性支气管癌半数患者有咯血症状,表现为血痰或血丝痰,量不太多。胸片示肺段或肺叶实变、肺不张、肺门实块、空洞或界限清楚的孤立结节,亦可为较大的块状病灶。少数患者胸片表现可为阴性。70%以上的患者纤支镜检查可看到病变,活检病理及细胞学检查可以确诊。

(十四) 转移性肺部癌肿

肺内转移性癌肿,开始常无明显呼吸道症状,但少数患者肿瘤侵犯支气管而发生咯血。胸片示多个边缘锐利、大小不等的圆形结节。如果是从淋巴转移的,可自肺门向外呈线条状的浸润扩散。

(十五) 呼吸系统良性肿瘤

呼吸系统的良性肿瘤包括喉部和气管的乳头状瘤、血管瘤、平滑肌瘤、纤维瘤、脂肪瘤、淀粉瘤、错构瘤、颗粒细胞性肌纤维状细胞瘤和子宫内膜瘤等。亦可引起咯血,子宫内膜瘤可引起月经期咯血。

(十六) 肺创伤

由于肺部挫伤而致的肺血肿通常不发生大量咯血,在后期可在血痰中发现含铁噬菌体。肺的穿通伤多伴有咯血,并常有气胸存在,应属外科急症。外伤所致的支气管断裂可引起咯血,常伴有气胸、纵隔气肿或皮下气肿,常常伴有上部肋骨骨折,对可疑患者可做纤支镜检查,以明确诊断。

(十七) 甲状腺及主动脉病变

甲状腺癌是咯血的罕见原因,纤支镜检查可明确诊断。主动脉瘤或其主要分支的肿瘤可向气管内破溃,多因大量出血而迅速死亡。

(十八) 心血管疾病

左心衰竭、二尖瓣狭窄所致的肺静脉高压,咯血是常见的主要症状。反复的肺泡出血最终导致继发性含铁血黄素沉着病。临床表现为痰内有含铁噬菌体,即"心衰细胞",胸片示两肺呈弥漫性、细小结节或网状浸润。

肺动静脉瘘,可发生咯血,胸部X线片可见结节或包块影,断层示肿块可波及肺门。患者常有发绀、贫血和典型的遗传性出血性毛细血管扩张的皮肤损害。有时在病区可听到血管杂音。

(十九) 特发性肺铁质沉着症

多发生于儿童和青年人。临床表现有反复咯血,低血色素性贫血,在痰内有含铁噬菌体;发生出血时胸X线片上有多处对称性的"绒毛"状的不透明区。咯血停止后肺野变清晰。病程长者最后肺部出现广泛网状型纤维化。

(二十) 肺出血-肾炎综合征

此病多见于男性青年,其特征是弥漫性肺泡内出血的反复发作和迅速发展为肾小球肾炎,最后导致肾衰竭。在急性发作时,胸片示弥漫性肺泡充实性肺实变。如果患者较长时间反复出血,则可见到由于含铁血黄素沉着症的网状影像,肾活检在肾小球内发现有"线型的抗体",而且这些抗基底膜抗体亦可在血内发现。

(二十一)结节性多动脉炎、过敏性坏死性肉芽肿、Wegener氏肉芽肿

常伴有一处或多处肺实变,多为结节状,有时出现空洞,可发生咯血。Wegener氏肉芽肿常有严重的鼻内炎症,并迅速发展成肾衰。

(二十二)出血性疾病

咯血亦可发生于有出血倾向的血液病患者,如白血病、血友病、血小板减少性紫癜症等。

(二十三)医源性咯血

系由于医生在诊断治疗过程中引起的咯血。例如,支气管镜检查,在操作过程中由于损伤黏膜可引起出血。活检时由于钳取组织引起咯血是常见的,但对癌样支气管腺瘤活检时偶可引起危及生命的大咯血。经胸壁肺活检,可引起咯血,一般为少量,在肺动脉高压时可引起大咯血,故应注意。气管切开,黏膜切口的少量血液流入气管,引起咯血是常见的。气管插管可引起炎症,甚至引起气管的压迫性坏死。少数病例由于坏死范围波及邻近的大动脉可导致大咯血。抗凝剂的应用过量,可引起咯血,但多数患者往往伴有体内其他器官的出血和皮肤黏膜下出血或血肿。

(二十四)特发性咯血

部分咯血患者找不到咯血原因,胸部X线片正常,支气管镜检查阴性,支气管造影正常,痰及支气管冲洗物的细胞学检查

未见异常,故诊断为特发性咯血。有人认为此种咯血可能是非特异性局限性支气管炎所致的周围血管的侵蚀,最后破裂出血。

二、诊断

(一)病史

首先根据病史确定出血的来源,排除呕血及鼻腔出血。确定为咯血后再调查病因。

(二)体格检查

仔细检查周身皮肤、鼻、口腔、牙龈、舌、口咽部黏膜有无紫癜、出血点及毛细血管扩张现象。胸部检查在听诊时可发出"喀啦"响声。根据罗音可判断出血部位。为排除心血管疾病引起的咯血,查体时应注意有无周围静脉血栓、二尖瓣狭窄或左心衰竭的体征。肺栓塞患者的咯血可显示有肺动脉高压的心血管征象,有肺内动静脉瘘患者,黏膜皮肤常有毛细血管扩张,并偶在病变区内听到杂音。原发性肺癌转移或转移性肺癌发生咯血时,有时于颈部或锁骨上等部位发现肿大的淋巴结。甲状腺癌所致的咯血,可触及甲状腺部位的硬块。

(三)胸部 X 线检查

对咯血患者胸部 X 线检查多能发现异常,由于原发疾患或血液在支气管内的潴留继发感染,亦可形成支气管肺炎样改变。有的病例胸片可无异常发现,但亦不能排除支气管肺部严重疾病存在的可能。除常规的正侧位胸部摄片外,肺尖部的前弓位摄片、断层摄片、胸部 CT 检查等在特殊情况下有助于诊断。支气管造影对咯血患者常有很大的诊断价值,但咯血停止后才能施行。

肺血管造影对诊断肺栓塞很有价值;对肺动静脉瘘等血管畸形等亦能明确显示出来。支气管动脉造影偶尔用来确定出血的部位。主动脉造影可用于肺隔离症患者的确诊。病变部位的动脉血管来自腹部或胸腔主动脉。

(四) 放射性同位素检查

肺的换气灌注闪烁扫描图是确诊肺栓塞的可靠方法。栓塞区可出现缺损图像，有的区域换气正常而无灌注，有力地提示栓子的存在。

(五) 支气管镜检查

支气管镜检查是诊断咯血的较好方法，在出血停止前进行此项检查最好。咯血患者胸部摄片不能确定其出血部位时，支气管镜检查有重要意义。大约有50%的病例支气管镜检查可发现病灶，对其做活检，并在镜检时吸取支气管分泌物或冲洗物做培养或细菌学检查，有助于确定病变性质。

(六) 血液学检查

特发性含铁血黄素沉着病多伴有低色素性贫血，肺部炎症或化脓性感染多有白细胞总数及中性粒细胞增多，凝血酶原、血小板、出血凝血时间有助于确定有无凝血机制缺陷所致的咯血。

(七) 痰液检查

痰液或支气管分泌物涂片、培养和细胞学检查，对肺部感染性疾患、肿瘤、含铁血黄素沉着病的诊断有很大帮助。

(八) 胸腔积液检查

咯血患者若有胸腔积液存在时，应做胸腔穿刺检查，左心衰竭、肾衰竭所致的胸腔积液多为漏出液。肺部炎症、结核、真菌所致者为渗出性，血性胸腔积液应考虑为恶性肿瘤、肺栓塞和结核。

(九) 淋巴结活检

前斜角肌上脂肪组织内淋巴结切除做活检，对判断肺癌有无胸外转移和鉴别诊断都有帮助。

(十) 肺穿刺活检

采用其他方法不能明确诊断的患者，考虑做肺穿刺活检，但疑有动静脉瘤的患者不应做此检查。

(十一)剖胸探查

对致命性大咯血,保守治疗无效,在明确诊断以后应急症开胸探查及治疗。为明确出血部位在手术前可做支气管镜检查。

三、治疗

(一)常规治疗

1. 静养

大咯血患者应绝对卧床休息,不宜搬动,医护人员应安慰患者。告诉患者咯血时张口呼吸,一定不要屏气,以防窒息。对精神紧张、烦躁不安患者给予适量镇静剂如安定 10 mg 肌注;夜间失眠者可给予 10% 水合氯醛 10~15 mL 口服,或加等量温盐水保留灌肠。禁用吗啡、哌替啶等麻醉剂。酌情氧气吸入。观察血压、心率、呼吸情况,静脉输液、开辟静脉通道以备需要时静脉给药。

2. 治疗原发病

治疗原发病,如肺结核给予抗结核治疗,炎症给予抗生素。

3. 止血措施

(1)主要降低肺动脉压止血。适合中量及大量或反复咯血。止血作用快,效果好。如垂体后叶素、普鲁卡因、阿托品与莨菪碱、酚妥拉明等。

(2)止血剂的应用:通过加速血液凝固而止血。如卡巴克洛、三七片、鱼精蛋白、6-氨基己酸、维生素 K_1 等。

(3)多次少量输血:每次输入 150~200 mL 新鲜血液,有助于止血及纠正贫血。

(4)人工气腹:反复咯血药物不能控制时,可用人工气腹术治疗。一次注气 1 000 mL 左右,每日或隔日补气 1 次,一般能控制出血,对下叶支气管扩张引起的咯血效果尤佳。但有腹疝、腹膜炎、心力衰竭及严重高血压者禁用。

(5)通过纤支镜采取止血措施,对大咯血患者一则可明确出血部位,二则可采取止血措施。经纤支镜吸引孔滴入 1∶2 000 肾上腺素止血效果较快。最近报告于出血之局部滴入凝血酶溶液 5~10 mL(100 U/mL),对支气管黏膜出血具有立即止血效果,并有一定远期疗效。冰盐水灌洗法,即由纤支镜或金属支气管镜(硬支镜)注入 4 ℃生理盐水,每次 50 mL,30~60 秒钟后吸出,如此反复进行,总灌洗量为 300~750 mL。其机制是冷刺激使炎症区血管痉挛收缩。如在冰盐水内加入 1∶20 000 肾上腺素,则其效果更佳。

(6)紧急外科手术治疗:大咯血内科保守疗法死亡率高达 64.5%,手术近期死亡率 4.9%;故对适当病例以早期手术为宜。

手术的适应证为:一是咯血量 24 小时内在 500 mL 以上,内科治疗无止血倾向者;二是反复大量咯血,临床上有窒息及休克可能者;三是一叶肺或一侧肺有慢性不可逆性病变,如纤维性空洞、肺不张、毁损肺;支气管扩张、慢性肺化脓症,对侧病变已稳定,适合外科手术治疗者;四是全身情况能胜任肺部手术者。

(二)并发症的处理

大咯血时常见的并发症有窒息、休克、肺不张、自发性气胸、支气管感染或肺结核的支气管播散等。下面重点讨论大咯血并发窒息的抢救问题。

1. 并发窒息的原因

大咯血并发窒息的主要原因有:原发性肺部疾患、肺部组织损伤严重,心肺功能不全或有气管引流障碍者;体质衰弱,咳嗽力量微薄,肺内出血后不易咯出者;出血量较多,反复喷射性咯血不止者;患者精神紧张,对咯血有恐怖感,导致声带或支气管痉挛,易并发窒息;对咯血的处理不当,误用大量镇静剂或止咳剂者。

2. 并发窒息时的临床表现

大咯血时,窒息前后可有以下临床表现:

（1）咯血过程中突然出现胸闷、恐惧感、精神紧张、烦躁不安，挣扎着要坐起呼吸。

（2）咯血时呼气及吸气都较困难，有明显的痰鸣、咯血不畅、发绀、神情淡漠迟钝。

（3）喷射性大咯血突然停止，呼吸浅促，或从口鼻腔喷出少量血液后即张口瞪目，面色青紫。

3. 并发窒息的抢救措施

大咯血所致窒息主要由于血液阻塞气管所致，如不迅速去除阻塞，则很快发生肺水肿及心室纤维性颤动而死亡。

（1）体位引流倒血。立即使患者成倒立位，或在床上使患者头部及上半身向下，使上半身与躯干成45°～90°；或者立即取头低脚高位，注意保持健侧之呼吸通畅，并拍击背部以利血液倒出。在引流倒血过程中，一人托患者头部向背部屈曲，一面用压舌板撬开紧闭之牙关，挖出口内血块，并用吸引器吸出咽喉部积血。患者神志恢复或呼吸情况好转后，可取头低脚高位以利引流，并进行其他止血措施。

（2）经鼻插导管气管内吸引急救。导管经鼻咽腔直达气管内，边插边吸引；吸到血液时，将导管前后进退或适当转动，插入深度一般为24～27 cm，不宜过浅，亦不宜过深，以免刺激隆突，使迷走神经反射兴奋，引起心动过缓或心脏骤停。脚踏吸引时，每次持续5～10秒钟，不宜过长，如发现导管被血块阻塞应立即更换。

（3）直接喉镜下插管吸出血块或用支气管镜迅速插入气管吸血。如果患者咯血量多，上述方法无法进行，可做紧急气管切开，从导管内吸出血块。

（4）高流量吸氧，并酌情给用呼吸兴奋剂，防治休克等。

（张立志　王启飞）

第十八章 急性支气管炎

急性气管-支气管炎是病毒、细菌感染,物理、化学刺激或过敏反应所引起的气管-支气管黏膜广泛急性炎症。

一、病因与发病机理

在过度疲乏、受凉,削弱了上呼吸道生理防御功能和在寒冷季节气候突变时容易发病。病毒感染最常见,如鼻病毒、副流感病毒、呼吸道合胞病毒、腺病毒等,先引起上呼吸道炎症,如感冒、咽炎、流感,向下蔓延引起喉、气管、支气管炎。细菌感染常在病毒感染的基础上发生,最常见的有流感嗜血杆菌和肺炎球菌。副鼻窦炎或扁桃体感染的分泌物吸入后也可引起本病。理化因素的刺激,如过冷空气、粉尘、二氧化硫、氯等刺激性气体,都易引起发病。

二、病理

气管-支气管黏膜充血、水肿,偶有纤毛上皮细胞损伤脱落,黏液腺肥大,分泌物增加,黏膜下层水肿,伴有淋巴细胞和中性粒细胞浸润。病变严重者可蔓延至细支气管和肺泡,引起微血管坏死和出血。炎症消退后,气管、支气管结构和功能一般能恢复正常。

三、临床表现与诊断

(一)临床表现

起病开始常表现为上呼吸道感染症状,如鼻塞、流涕、咽痛、声音嘶哑。全身症状轻微,可有轻度畏寒,低热、乏力,并有咽喉发痒,刺激性咳嗽及胸骨后疼痛。早期痰不易咳出或先为干咳,后转为黏液脓性,痰量增多,咳嗽加剧,偶可痰中带血丝。如支气管发生痉挛,可出现程度不等的气促。病变一般自限,全身症状可在 4~5 日内消退。查体两肺呼吸音增粗,散在干、湿罗音,罗音部位常不恒定,咳嗽后可减少或消失。伴有支气管痉挛时可听到哮鸣音。白细胞计数正常,胸部 X 线片检查也无异常。痰涂片或培养可发现致病菌。

(二)诊断

根据病史、咳嗽、咳痰,两肺散在干、湿罗音等症状和体征,结合血象和 X 线胸部检查,可作出临床诊断,对病毒和细菌的检查,可确定病因诊断。需与下列疾病相鉴别:① 流行性感冒:起病急骤,全身症状较显著,发热较高,常有流行情况,并依据病毒分离和血清学检查,可供鉴别。② 急性上呼吸道感染:鼻咽部症状较明显,一般无咳嗽、咳痰,肺部无异常体征。③ 支气管肺炎、肺结核、肺癌、肺脓肿等多种肺部疾病:可伴有急性支气管炎的症状,应详细检查,以资鉴别。

四、治疗

(一)抗菌药物治疗

根据感染严重程度,可选用适当抗菌药物口服或注射治疗,如磺胺制剂、螺旋霉素、麦迪霉素、青霉素或其他敏感抗生素。

(二)对症治疗

咳嗽较剧而无痰时,可用喷托维林 25 mg,日服 3 次;痰稠不易咯出时,可服氯化铵 0.3~0.6 g,日服 3 次,棕色合剂 10 mL,日服 3 次,溴己新 16 mg,日服 3 次。如有支气管痉挛,可用氨茶碱等;如有发热可用复方阿司匹林等。

(刘 英)

第十九章 急性肺脓肿

急性肺脓肿是由化脓性细菌引起的肺组织急性感染性炎症,随后发展至中央性坏死,当坏死液化组织破溃进入支气管时,即形成空腔,其外周常为肉芽组织所包围。临床上以高热、咳嗽、咳大量脓性臭痰为特征。

一、病因与发病机制

急性肺脓肿的发病原因主要分三方面。

(一) 病原菌

经口、鼻咽腔吸入下呼吸道是急性肺脓肿最常见的发生途径。致病原因有龋齿、扁桃体、鼻旁窦炎分泌物,齿槽溢脓、口腔、鼻、咽部手术后的血块,或酒醉后呕吐物等倒流于气管,吸入肺内,阻塞细支气管,病原菌即可繁殖致病。据统计,吸入性发病率约占25%。主要发生在熟睡、酒醉、麻醉后或意识障碍等情况下,呼吸道保护机制削弱或丧失时。也有部分病例没有明显吸入性诱因,而是由于受寒、过度疲劳、全身免疫力低下,在熟睡时少量口腔污染分泌物吸入肺内而发病。病原菌为经常存在于上呼吸道的细菌,如葡萄球菌、链球菌、肺炎链球菌、梭形菌和螺旋体等混合感染。近年来的细菌学研究,说明厌氧菌感染在肺脓肿中占有重要位置,肺脓肿的厌氧菌感染高达90%之多。

(二) 血源性肺脓肿

原发病灶可能是皮肤创伤感染、疖痈或全身某器官组织感染灶,如骨髓炎等侵入血流发生脓毒血症。致病菌以金葡球最为常见。肺循环栓塞肺小血管,引起肺组织炎症和坏死,亦可形成肺脓肿。血源性肺脓肿,常多发性分布两肺外缘部,并无一定的肺段分布特点。

(三)继发性肺脓肿

在肺部其他疾病的基础上,如支气管扩张、支气管囊肿、空洞性肺结核等,产生继发感染而发病。支气管肺癌或误吸异物阻塞支气管、诱发引流支气管远端肺组织感染而形成脓肿。肺部邻近器官感染病变,如膈下脓肿、阿米巴肝脓肿扩散蔓延穿破膈肌进入肺部可引起肺脓肿。此外,肾周围脓肿、脊柱脓肿、食管穿孔,亦可引起肺脓肿。

二、临床表现

肺脓肿起病急剧、高热、畏寒、咳嗽、咯黏液痰或黏液脓性痰。若炎症累及胸膜可伴有胸痛,有气急、乏力、脉搏增快、多汗和食欲减退等。1~2周后脓肿破溃到支气管,痰量突然增加,每日可达数十或数百毫升,为脓性痰,静置后可分为三层。可咯血,若为厌氧菌感染则痰带臭味。咯出大量脓痰之后,全身症状可好转,体温下降。脓肿可穿破而引起急性张力性脓气胸或形成支气管胸膜瘘。若支气管引流不畅,抗菌治疗不彻底,迁延3个月以上即转入慢性期。

肺脓肿早期,因病变范围小且位于肺脏深部常无明显体征。脓肿形成后,其周围有大量炎性渗出,叩诊可呈浊音或实音,语颤增强,闻及湿性罗音。脓腔较大时,可有空瓮音。

胸部X线表现:吸入性肺脓肿多发生于上叶尖段及后段、下叶背段和后基底段。急性肺脓肿早期在胸片上呈大片浓密模糊阴影,边缘不清,呈肺段性分布。脓肿形成后,若脓液经支气管引流后,可呈现带液平面的圆形空洞,周围有浓密的炎性浸润影。经治疗后,空洞日趋缩小,周围炎症逐渐吸收,遗留下索条状阴影。

三、鉴别诊断

（一）细菌性肺炎

早期肺脓肿与细菌性肺炎在症状及 X 线表现上很相似。最常见的肺炎链球菌肺炎有口唇疱疹、铁锈色痰，而无大量黄脓痰。胸部 X 线表现为肺叶、段实变或片状淡薄炎症，边缘模糊不清，一般不并发肺空洞。

（二）空洞型结核

患者有长期咳嗽、咳血、午后低热、乏力、盗汗等中毒症状。X 线片示空洞壁一般较薄，空洞周围可见结核性浸润灶，或伴斑点、结节状病变；空洞内一般无液平面，有时可见同侧或对侧的结核播散病灶。并发支气管结核而引流不畅者，空洞内虽有液平面，但痰中可找到结核杆菌。

（三）支气管癌

支气管癌阻塞支气管引起远端阻塞性炎症，形成脓肿。但起病缓慢，毒性症状较急性肺脓肿轻，用抗生素效果不佳，可有肺门淋巴结肿大。癌肿本身坏死液化（以鳞癌多见）可形成空洞，但很少脓痰，X 线片示空洞壁较厚，内壁凹凸不平，空洞常显偏心，多数无液平面，空洞周围无炎性反应，肺门淋巴结常肿大。X 线体层摄片、痰脱落细胞检查和纤维支气管镜检查均有利于确诊。

（四）肺囊肿继发感染

可有发热、咳嗽、吐脓痰等症状。胸部 X 线摄片示有液平面，但周围无炎性反应。若有感染前的 X 线片与之比较，则鉴别比较容易。

四、治疗

（一）药物治疗

1. 对厌氧菌的药物治疗

肺部化脓性感染常见的厌氧菌主要有三类，即梭状芽孢杆菌、厌氧性球菌和革兰氏阴性厌氧杆菌。

2. 对一般化脓菌的药物治疗

肺脓肿的致病菌往往是口、咽部常存在的厌氧菌和需氧菌，都对青霉素敏感，故青霉素是首选药物。临床上常并用链霉素等氨基糖苷类抗生素。氨基糖苷类抗生素虽对厌氧菌无效，但对并存的革兰氏阴性需氧菌有效，并且青、链霉素并用有协同作用。

（二）肺导管留置滴药法

对肺脓肿发热较高的患者，多数先用抗生素肌注或静滴，待体温下降、一般情况好转可开始应用肺导管留置滴药法治疗。方法是在荧光透视下，将特制塑料导管插入病变部位（病灶或空洞内），对导管不易进入病灶者，可将其插入引流支气管内，其外端用胶布固定于鼻孔，将抗生素（青、链霉素或庆大霉素等）稀释于生理盐水 5～10 mL 中，每日 2～4 次滴入。

（三）痰液引流

支气管舒张剂、祛痰剂、气道湿化、胸部理疗有利于痰液引流。口服远志合剂、氯化铵、溴已新、鲜竹沥等使痰液容易咳出。患者一般情况较好，体位引流可帮助脓痰排出，使脓肿部位处于高位，同时轻拍患部，每日 2～3 次，每次 10～15 分钟，有利于脓痰排出。

（四）纤支镜检查

对引流不畅的肺脓肿患者，纤支镜检查有利于痰液吸出，用苏打溶液或生理盐水灌洗，并滴注抗生素，促进病变愈合。对不能排除癌肿的患者，纤支镜检查有助于明确诊断。

（五）其他

支持疗法、对症处理、中医中药等，亦为改善患者一般情况、促进患者好转的重要措施。

(六) 外科治疗

外科手术切除仅适用于大量咯血危及生命者,支气管阻塞、引流不畅尤其疑及支气管癌者,并发脓胸、支气管胸膜瘘者。对内科保守治疗无效、病情重而不宜施行肺叶切除术者,可经肋间隙插入胸腔引流管到脓腔实行外引流。

(刘高林)

第二十章　急性呼吸道梗阻

呼吸道分为上呼吸道(包括鼻、咽、喉)和下呼吸道(包括气管、支气管及其在肺内的分支)。本章主要叙述下呼吸道急性梗阻。

一、病因

急性呼吸道梗阻病因很多,主要有以下几种:

(一)气管、支气管异物

大多发生于5岁以下的儿童,常见异物有瓜子、花生、豆类、笔帽等。昏迷、醉酒、吞咽功能不全可将呕吐物、食物、义齿等误吸至呼吸道。

(二)气管、支气管断裂

可发生于颈部或胸部贯通伤、穿入伤和挤压伤,如刀伤、枪伤或其他锐器伤,以及车祸或其他原因的挤压伤。

(三)肿瘤

气管、支气管的肿瘤可直接导致呼吸道受阻;气管、支气管周围的肿瘤如食管、喉、甲状腺、纵隔和肺部的肿瘤也可因推移、挤压或侵犯气管、支气管而造成呼吸道梗阻。

(四)分泌物

胸部损伤后可引起胸痛、反常呼吸,极大地抑制了呼吸动度及肺的通气功能,加之气胸、血胸、肺压缩等生理变化,减少了呼吸面积,破坏了胸腔内的负压平衡,气道分泌物增多,创伤性湿肺的形成，均可导致分泌物潴留，产生急性呼吸道梗阻。

（五）急性大咯血

指一次性咯血量在 300 mL 以上，多见于胸部损伤、肺结核、支气管扩张、肺脓肿等。

（六）支气管哮喘

管壁痉挛，气道阻力增大，也可致呼吸道梗阻。

二、病理

急性呼吸道梗阻的病理主要是窒息或阻塞性通气不足。气管的完全梗阻，可发生窒息，并立即威胁生命，通气功能丧失，血氧交换停止，造成急性缺氧，而对于缺氧，机体各组织器官耐受性差别不一，脑组织对缺氧十分敏感。有时气管的梗阻可通过神经反射引起心搏骤停；下呼吸道梗阻多表现为呼气性呼吸困难，由于下呼吸道位于胸内，吸气时气道内压力大于胸膜腔内压而使阻塞减轻，呼气时则可因胸膜腔内压大于气道内压而加重阻塞。阻塞性通气不足，表现为不同程度的肺不张及全身缺氧症状，继而血氧饱和度降低，二氧化碳分压升高，pH 值下降，发生呼吸性或混合性酸中毒，使呼吸负担加重，细胞耗氧量增加及出现高碳酸血症，进而产生成人呼吸窘迫症，最后因心肌缺氧造成心功能减退，回心血量减少及左心室低排出量，致静脉血滞积于周围血管中而氧含量减少，造成低血压休克，使多脏器处于低（缺）氧状态，终因多脏器衰竭而死亡。

三、临床表现与诊断

临床表现主要是窒息或呼吸困难。窒息表现为呼吸停止，患者神情紧张，呈濒死状，面色苍白，挣扎，听诊呼吸音消失。在同时或稍后，可出现心搏骤停。诊断的主要问题是查清造成呼吸道梗阻的原因，通过详细地询问病因，仔细查体，并辅以 X 线、纤维支气管镜、CT 等检查而确诊。

四、治疗

(一)心脏复苏

对于窒息致呼吸循环骤停者,抢救必须立即进行,主要包括心脏复苏、呼吸复苏,对重要器官尤其是脑组织采取保护措施。

(二)建立通畅的呼吸通道,充分供氧

1. 气管插管

可以越过梗阻处(如气管肿瘤或外压性的),并可吸除呼吸道分泌物或气管异物、血液或血块,连接呼吸机或简易呼吸气囊,气管内给氧、给药,但急性喉炎、喉头水肿、主动脉瘤压迫气管为禁忌。

2. 气管切开

作用同气管插管,适用于因口、鼻异常不能经口鼻插管者或需较长时间辅助呼吸者。气管切开部位以下有占位性病变引起呼吸道梗阻者,为禁忌证。

3. 咳嗽、咳痰、雾化吸入

4. 床旁支气管镜

既可以观察病变情况,又可以引流排痰,吸除异物。

5. 呼吸兴奋剂

可适量配用,尤当出现肺性脑病致自主呼吸减弱时,其作用更为显著。

6. 脱水利尿剂

在急性呼吸道梗阻的同时多伴有不同程度的肺、脑水肿及心衰。

7. 激素

具有减轻炎性反应及舒张支气管的作用,多选短期、大剂量。

8. 适当选用减低肺循环压力的药物

如氨茶碱、丙嗪类药物。

9. 其他支持疗法

注意水电平衡,加强营养,应用有效抗生素。

(三) 及时解除病因

对于不同的病因,应采取不同的方式,及时予以解除。

1. 气管、支气管异物

可用喉镜或纤维支气管镜取出;也可通过气管切开插入支气管镜取出异物,经纤维支气管镜等各种方法不能取出者,可考虑开胸手术,切开支气管取异物或肺叶切除。

2. 气管、支气管断裂

一经确诊,在全身情况允许的情况下,应立即行剖胸手术,尽可能做一期修补。

3. 肿瘤

若肿瘤造成急性呼吸道梗阻,可行急症手术,将肿瘤切除,以解除对呼吸道的梗阻或压迫。

4. 大咯血

卧床、限动,减少胸廓活动度,利于止血,用支气管镜吸出血块,通畅呼吸道。应用止血药,输血,若仍难以控制,则在首先确定哪一侧出血的前提下,考虑剖胸探查,根据情况行肺切除术或相应肺动脉结扎术,以控制出血,挽救生命。

(赵风云)

第二十一章 急性肺栓塞

肺栓塞是来自静脉系统或右心的栓子进入肺循环,造成肺动脉及其分支阻塞的病理生理过程。严重者可由于肺动脉主干或其分支广泛阻塞和并发广泛肺细小动脉痉挛,使肺循环受阻,肺动脉压急剧增高,引起急性右心室扩张和右心衰竭。肺栓塞在肺部疾病的临床死亡原因中国外居第3位。根据尸检资料,国外肺栓塞的总发生率为5%~14%,国内则为3%;成人为10%,老年人可达25%,心脏病患者中则高达45%。临床发病率随年龄而增加,成年前很少发病。目前肺栓塞的发病率有逐年增高的趋势。由于肺组织氧的供应靠双重循环及肺泡氧,故肺栓塞后肺梗死的发生率不到10%。

一、病因与病理生理

肺栓塞主要为各种栓子进入肺循环,阻塞不同水平的肺动脉所致。常见的栓子来源,外科见于腹部、骨盆手术及外伤、感染所致的血栓形成和血栓性静脉炎的血栓,骨折后的脂肪栓,老年人常在下肢骨折后发生深部静脉内血栓形成,并由于侧支循环而无症状,但活动后脱落形成肺栓塞。此外尚见于输卵管通气后的气栓、输库存血后的微小血栓、肿瘤组织创伤后的瘤栓等;内科见于充血性心力衰竭、心肌梗死的附壁血栓,心内膜炎、心房纤颤时的血栓,充气造影和高压性气胸破入血管的气栓等,以上原因所形成的栓子,脱落后循血流至肺造成肺动脉栓塞。有时也可因肺组织损伤、肿瘤的破坏、炎症的侵蚀等,使肺动脉及其分支闭塞,在肺动脉阻塞后引起肺组织循环障碍,产生肺栓塞病变。

栓子进入肺动脉后引起的栓塞病变和栓子大小、数量、进入血流的速度有关。大栓子迅速进入血循环可致肺动脉主干栓塞引致急性右心衰竭;数量较多的小栓子可引起多发性肺的小栓塞,当栓塞超过肺循环的25%～30%时,可引起肺动脉平均压增高,栓塞达肺循环的30%～50%时,肺动脉平均压可达4 kPa以上,超过40%～50%时则发生右心功能障碍。

阻塞两个或相当于两个以上肺叶动脉时称为巨大栓塞。主肺动脉或其主要分支阻塞,或中等动脉的广泛阻塞,可使肺动脉大部分血流急性受阻,导致肺动脉压骤增、肺动脉扩张、右心室急剧扩大、周围静脉压增高、肝充血等右心衰的表现。同时心排血量降低,反射性冠状动脉痉挛和大脑血流灌注减少,引起缺氧、呼吸困难、心率增快、血压下降、休克等。如栓塞小,常因血栓自溶和侧支循环形成等而无任何表现,也不留任何痕迹。

肺栓塞后造成肺组织坏死(肺梗死),但栓塞不一定都发生肺梗死。因为肺动脉主干及主要分支栓塞可短期死亡,来不及形成梗死;中等动脉栓塞如有侧支循环可无梗死;肺小动脉栓塞则通常不发生梗死。

栓塞后,支气管动脉的侧支循环量代偿性增多,以及肺栓塞部位的血流受阻和反射性肺小动脉广泛痉挛,造成肺内血流灌注量减少,可发生通气血流比值异常,造成生理无效腔和肺泡与动脉血氧分压差增大,导致显著缺氧。

肺栓塞部位循环灌流不足,常并有肺泡表面活性物质减少,且栓塞后血栓游离出来的血管活性物质致支气管平滑肌收缩,因而肺栓塞常发生肺不张。

二、临床表现与诊断

（一）临床表现

临床表现取决于栓子的大小、多少、所致的肺栓塞范围和发作的急缓程度以及栓塞前的心肺状况。故其临床表现轻重悬殊。

1. 症状

呼吸困难（69%）是肺栓塞后最常见的症状。其他还有咳嗽（46%）、咯血（45%）、胸闷、胸痛（39%）、冷汗、晕厥、恶心、呕吐和焦虑等。呼吸困难呈浅而快，频率达 40～50 次/分钟。胸痛多为钝痛，较大栓塞时呈夹板挤压感，但小栓塞可无胸痛。有时为胸骨后疼痛，多与肺动脉高压和冠状动脉供血不足有关。胸膜痛是由于栓塞部位附近的胸膜纤维素性炎症所致，常与呼吸有关。冷汗、晕厥多由于巨大栓塞所致，后者为时短暂，与脑供血不足有关。咯血提示有肺梗死和充血性肺不张。巨大肺栓塞可导致休克，甚至猝死。

2. 体征

呼吸急促是最常见体征。其他常见的为心动过速、发绀和肺部湿罗音。其次为发热、胸腔积液体征、低血压或休克、心律失常、胸膜摩擦音、P2 亢进、血栓性静脉炎体征、黄疸和哮鸣音等。其中发绀和低血压或休克大多见于巨大栓塞者。发热的原因可能是肺梗死和组织坏死，体温多为 38℃ 左右，可持续超过 1 周。除栓塞早期可能有高热 >39℃ 外，持续 >39℃ 者很少，否则应怀疑合并继发感染。肺部干湿罗音与肺水肿、左心衰竭、肺不张及肺部毛细血管渗透性改变有关。胸膜受累可导致胸膜摩擦音或胸腔积液。肺栓塞后小支气管反射性痉挛、间质水肿、肺不张可导致哮鸣者。心血管体征多在巨大栓塞导致急性肺心病时出现。

3. 临床分型

由于肺栓塞的临床表现轻重悬殊，故可分为下列五型。

(1) 轻型：多由不大的单个栓子或几个小栓子引起。临床上常无症状或仅有轻微症状。此型常被漏诊，较难及时确诊。

(2) 肺梗死型：由中等大小的栓子引起，多发生于充血性心力衰竭者。

(3) 急性肺心病型：由巨大栓子或同时由多个栓子引起，50%~65%肺动脉横断面受阻塞。

(4) 急性心源性休克型：此型多由巨大栓子引起，心排出量锐减，导致血压明显下降，呈休克状态。

(5) 猝死型：多由巨大栓子突然阻塞肺动脉瓣口，肺动脉分岔处，或同时阻塞肺动脉的几个大分支所致。

4. 辅助检查

(1) 一般检查：血小板减少，血白细胞计数可正常或增高，血沉快。

(2) 血气分析：PaO_2 多数降低，<10.64 kPa，但 PaO_2 正常者不能除外肺栓塞。

(3) 心电图检查：肺栓塞时大多有心电图异常改变，但特异性不高。65%的患者发现传导障碍如右束支传导阻滞、电轴右偏、左偏等。64%有 ST-T 波改变，小部分有心律失常，以室性早搏最常见。心电图异常与肺梗死的程度有关。

(4) X 线表现：胸部平片大多数有异常征象，正常者仅为 2.2%。无肺梗死的肺栓塞主要有四种 X 线表现，一是肺容量减少是最常见的 X 线征象，其发生率高达 41%，主要表现为横膈抬高，常伴有胸膜反应。二是肺血管粗细的变化。肺总动脉和肺门动脉扩张，肺动脉段膨出，为肺栓塞的一个重要 X 线征象，特别是见到上述血管进行性扩张最有价值。23%的患者肺动脉某一分支扩张，其外周血管突然变细，呈"鼠尾状"，提示肺动脉内有机化栓子的存在。三是局部肺血流量减少的发生率为 15%。多发肺部小栓塞时，肺血流可普遍减少。四是心脏改变，右室扩张致心影增大,肺总动脉扩张,肺门血管迅速变细。肺部阴影多见于肺下叶,可呈圆形、斑片状或楔形。典型改变为楔形阴影,底部与胸膜相接,顶端指向肺门,但这种典型改变甚为少见。这种改变平均在20日内吸收,也可长达5周。系列片常显示其演变成肺或胸膜增厚。并发胸腔积液者约24%。选择性肺动脉造影是诊断肺栓塞最特异的方法,且可同时测量右心房、右心室和肺动脉压力,"肺毛"楔压和心排出量。但当阻塞血管内径 < 2 mm 时,肺血管造影无价值。肺动脉造影可表现为:血管腔内充盈缺损;肺动脉截断现象;某一肺区血流减少;肺血流不对称。上述前二者为诊断肺栓塞的可靠证据;某一肺区血流减少,在肺栓塞时常见,但无特异性;后二者也可见于慢性肺部疾病或充血性心力衰竭。

(5)肺扫描:此法敏感性高而特异性差。

(6)肺核素扫描常需与X线胸片相结合,肺扫描阳性时,如胸片显示肺部浸润、胸水、肺不张和一侧横膈抬高等征象中的两项时,肺栓塞的诊断可靠性将达100%。

(二)诊断

如有以下一项或一项以上表现时即应考虑肺栓塞的可能。

(1)有栓子形成的易患因素及诱发本病的基础疾病,突然出现呼吸困难、胸痛、咳嗽、咯血、晕厥等症状。

(2)呼吸频率和心率增快,发绀,肺部罗音,肺动脉区第二音亢进。

(3)胸部X线表现,肺部楔形或斑片状阴影,盘状不张,一侧膈肌抬高,肺动脉增粗或局限性肺纹理减少。肺动脉造影为诊断肺栓塞最特异的方法。

(4)心电图和心向量有右心受累的表现。

(5)PaO_2 < 10.64 kPa,LDH > 450 U/L,GGT 和 CPK 正常,血胆红素增高。

(6) 肺通气/灌注扫描第二种类型可诊为肺栓塞。

以往认为各种三联症,包括心率、呼吸和体温增加,咳嗽、胸痛和晕厥,胸痛、发热和咯血,心动过速、咯血和休克等,均无特异性。

肺栓塞应与肺炎、胸膜炎、慢性肺部疾患、肺不张、自发性气胸、急性心肌梗死相鉴别。

三、治疗

对可能发生肺血栓患者,应注意动静结合,以避免血栓形成。如需要可每日应用低分子右旋糖酐 250～500 mL 静滴,以使循环改善,防止淤滞。已有肺栓塞者,要禁用口服避孕药。

(一)一般治疗

卧床休息,吸氧,多数患者均有一定程度缺氧,可给适当的氧疗。止痛用吗啡 5～10 mg 皮下注射(昏迷、呼吸衰竭者禁用);解痉用阿托品 0.5～1 mg 静注,以减低迷走神经张力,防止肺动脉和冠状动脉反射性痉挛。

(二)强心剂

有心力衰竭时,可应用毒毛旋花子苷 K 0.25 mg 静注。

(三)抗休克治疗

休克者应用升压药,可酌情用多巴胺 20～40 mg 加入 5% 葡萄糖液 500 mL 中静滴,以增加心排血量,降低肺动脉压。

(四)抗凝治疗

急性肺栓塞确诊后,应给予 100 mg(12 500 U)肝素,然后每 4 小时补充 4 000 U,一般持续应用 7～10 日,因此期间血栓一般可溶解或机化。正确的肝素剂量应根据凝血时间(试管法)和凝血酶原生成时间来进行调节。持续 7～10 日后可改为口服抗凝剂华法林治疗 6 周。如有静脉血栓形成的过去史,有反复发作血栓的倾向,则需持续抗凝治疗 6 个月。

(五)溶栓治疗

常用的有链激酶、尿激酶等,有的患者肝素治疗无改善而血栓溶解剂有效,但本药无预防栓塞的作用,且并发出血也较肝素为多,故对有过敏史、10日内做过较大手术、两个月内的脑血管病变等均忌用。链激酶首次剂量为 2 000~5 000 U,用生理盐水或葡萄糖稀释后,以 20~30 分钟的时间静脉缓注,观察有无过敏反应,然后再用每小时 10 万 U 的速度静滴。按病情持续用 1~5 日。尿激酶首次剂量 25 000 U,稀释后以 30 分钟静注,再以每小时 20 万 U 速度静滴,共 24 小时。

(六)肺栓子摘除术

指征:禁用抗凝者;在抗凝治疗下栓塞表现不缓解者;大块栓塞(5%以上肺动脉受阻);心衰和休克经治疗无效者。但手术死亡率高达 23%~80%。

(七)静脉血栓摘除术

以防止因血栓反复脱落而使肺栓塞加重。

(八)腔静脉阻断术

指征:充分抗凝治疗下,肺栓塞反复发作者;盆腔败血症性血栓性静脉炎合并败血症性肺栓塞或下肢静脉血栓形成不易控制者;有抗凝和溶栓治疗禁忌证者。治疗方法:包括下腔静脉结扎或部分结扎、钳夹、束窄、腔内滤网成形术等手术,使整个或部分血管阻塞。

(李慧敏 王 平)

第二十二章 急性重症哮喘

急性重症哮喘简称急重哮喘,是指哮喘持续发作状态而言,亦即哮喘剧烈发作呈持续状态、经一般治疗24小时不见好转者。急重哮喘有致命危险,尤其是5岁以下的患儿病死率更高。国外文献报道,急重哮喘的住院病死率为9%～38%。

一、病因

急重哮喘发作的病因比较复杂,主要有以下几点:

(一) 过敏原持续存在

引起哮喘发作的过敏原持续存在。

(二) 黏痰阻塞气道

哮喘发作时,患者张口呼吸,多汗,饮水较少,加之氨茶碱、高渗葡萄糖的应用等使尿量增多,引起失水;使痰液黏稠,难以咳出,加重呼吸困难。

(三) 缺氧情况加重

继发支气管感染、肺炎等,发热、黏痰阻塞导致缺氧情况加重。感染未被控制前,症状难以好转。

(四) 酸中毒

哮喘持续发作时,呼吸功能障碍,二氧化碳潴留,导致呼吸性酸中毒。又因严重缺氧,食欲减退,肾功能障碍等发生代谢性酸中毒。两种酸中毒的并存,导致病情严重恶化,难以控制。有的支气管扩张剂在酸中毒的情况下减效或失效。

(五) 耐药

由于长期反复应用支气管解痉剂而产生耐药性,效果不佳。

(六) 精神因素

病者对疾病的恐惧或对疾病的恢复无信心以及周围环境中的不利因素,如家庭纠纷等,都会加重病情。

(七) 并发症

继发自发性气胸、纵隔气肿、肺不张等严重并发症。

(八) 其他

治疗过程中,用药不当或忽略了对并发症的处理。

二、临床表现与严重程度的判断

(一) 严重呼吸困难及发绀

经一般治疗不见好转,提示病情严重,在无败血症的情况下,发绀的出现提示严重缺氧,PaO_2 多已降到 6.7 kPa 以下。

(二) 意识障碍

缺氧及二氧化碳潴留引起的意识障碍,主要为精神抑制状态,开始为无精神、表情淡漠;当 $PaCO_2$ 升高到 8.66 kPa 以上时,可出现定向力障碍、嗜睡等;上升到 10.7 kPa 以上时,可出现谵妄、昏迷等。

(三) 吸停脉

气道阻塞患者可出现吸停脉,阻塞越重吸停脉越明显。可从触扪桡动脉而得知,亦可用血压计比较吸气与呼气时的收缩压变化。健康人吸气呼气之间可有 10 mmHg 以下的差异,哮喘者出现吸停脉时则此种差别加大。

(四) 心动过速

若无高热、心力衰竭及心肌病变等情况,如果心率超过 130 次/分钟,常意味着动脉氧分压低于 5.33 kPa,为病情严重的征兆。

(五)呼吸肌活动过度

呼吸肌特别是胸锁乳突肌吸气时收缩伴以锁骨升高,为气道严重狭窄的有力指征。

(六)哮鸣音减弱或消失

严重哮喘患者呼吸困难及发绀加重,但哮鸣音反而减弱或消失,是病情危重的指征。主要由于患者体力、呼吸肌耗竭及弥漫性小气道痰栓堵塞所致。

(七)体力衰竭及失水

严重哮喘患者食欲减退,较长时间不能进食及饮水,张口呼吸,大量出汗,可造成严重失水。患者可表现为无汗,尿量减少,黏膜干燥,痰液粘稠,甚至出现意识障碍及神经精神症状。

(八)肺功能改变

肺功能改变可以客观地反映气道阻塞的程度。临床上常采用的肺功能指标为1秒率(即第一秒呼出气量占肺活量的百分比)或峰速值(用力呼气时的最大流速)。肺功能测定的另一内容为动脉血气分析,是极重要的参考指标。一般认为,哮喘患者发作时的早期表现是 $PaCO_2$ 降低,如果 $PaCO_2$ 由低转向正常说明呼吸储备消失, $PaCO_2$ 升高是病情危重信号。在呼吸空气条件下,如果 $PaCO_2$ 升高超过 PaO_2 ,即所谓达到二者"交叉"时,提示病情迅速恶化。

有的患者经过治疗后,虽然症状、体征明显好转或消失,但其肺功能却往往仍不正常,证明预后不良。患者如遇到急性气道阻塞加重的因素,可能病情突变,导致猝死。

(九)心电图变化

急重哮喘发作时,心电图可有急性肺动脉高压表现,如电轴右偏,明显顺时针转位,肺型P波,右束支传导阻滞及右心室肥厚等。经连续心电图观察,上述表现有动态变化,提示病情严重。

三、治疗

(一) 危重患者的临床监护

对危重患者应持续心电图监护，定时动脉血气检查，需要时胸部摄片。注意观察血压、有无吸停脉及观察意识状态的改变。

(二) 一般治疗

出汗多、尿量少的脱水患者，除多饮水外应予补液，以补充生理盐水为主。补液量视失水程度而定，一般成人每日补液量 1 500～3 000 mL。氧疗开始应持续低流量给氧，在给氧过程中应密切观察患者的发绀情况及意识状态的变化，需要时复查动脉血 pH、PaO_2 及 $PaCO_2$，酌情调节氧气流量。危重哮喘患者一般合并细菌感染，应给予广谱抗生素。

(三) 特殊药物治疗

1. 茶碱

氨茶碱的支气管扩张作用与其血浆浓度密切相关。目前一般认为氨茶碱的血内治疗浓度为 10～20 μg/mL。常用方法为氨茶碱 0.25 g 加入 25%～50% 葡萄糖液 20～40 mL 内静注，注射速度必须缓慢，一般不少于 5 分钟。如果情况不见好转，继以 0.5 g 加入 5%～10% 葡萄糖液或 5% 葡萄糖盐 500～1 000 mL 中静滴。成人患者氨茶碱总量为每日 1～1.5 g，对第 1 日总量已达 1.5 g 者，第 2 日应警惕氨茶碱毒性反应的出现。氨茶碱 0.5 g 加 10% 水合氯醛及温水各 10 mL 作保留灌肠，有时可代替氨茶碱静滴，对午夜后易发作者尤为适宜。氨茶碱静注有时可引起心律失常、血压骤降、抽搐，甚至猝死。静注氨茶碱时，为预防各种副作用的产生，应注意以下几点：严格掌握用药指征，不要滥用；详细询问近期服用氨茶碱情况及有无药物过敏史，如患者平时经常口服氨茶碱，近期亦未停服，静注时应适当减量，注射过程中密切观察反应；年老有冠心病或心律失常的患者应慎用；儿童及有甲状腺功能亢进的患者应慎用；有低血压及呕吐者应慎用或尽量不用；有脱水者静注氨茶碱时一定要缓慢，注射过程中密切观察血压，并应同时补液；勿与麻黄碱同时并用。

2. 拟交感神经药

该制剂是舒张支气管平滑肌强有力的药物。常用者有以下几种：

（1）肾上腺素（α受体及β受体兴奋剂）。一般以0.1%肾上腺素0.2～0.3 mL皮下注射即可止喘，一次注射不应超过0.5 mL，必要时于半小时内可重复注射1次。用药后有心悸、颤抖等副作用。对有心脏病、高血压及甲状腺功能亢进的患者应慎用。对口服麻黄碱能引起心悸失眠者，说明患者交感神经系统易兴奋亢进，宜减量或不用肾上腺素。

（2）异丙基肾上腺素（β受体兴奋剂）。常用者有异丙基肾上腺类气雾剂，每次喷吸量0.1～0.2 mg，即每次喷吸1～2下即可。过量可引起心悸、心律失常，甚至心脏骤停。

（3）选择性β_2受体激动剂。常用者有沙丁胺醇、克仑特罗、盐酸氯喘片（通）、妥洛特罗等。沙丁胺醇对支气管的舒张作用强而持久，对心血管系统和中枢神经系统影响较小，比较安全。气雾剂吸入后5分钟内发挥疗效，1小时达最高效应，维持4～5小时。有高血压及甲状腺功能亢进者慎用。特布他林亦为效果较好、副作用较少的β_2受体激动剂，口服量成人开始1～2周每次1.25 mg（半片），每日2～3次，以后可加至每次2.5 mg（1片），每日3次。喘康速为特布他林的雾化剂，雾化吸入作用较快。

（4）副交感神经阻断药。常用者有阿托品，有人认为该药有与异丙肾上腺皮质激素相同的舒张支气管效果。近年来，有人对重症哮喘用一般平喘药物无效的患者试用阿托品治疗，收到一定效果：用法是1 mL内含阿托品1 mg的液体雾化吸入（10～15分钟），疗效可维持4～6小时。

（5）肾上腺皮质激素。对危重哮喘患者,早期应用皮质激素极为重要。短期内应用较大量皮质激素,病情好转后立即停药,对机体影响不大。

（四）碳酸氢钠

急重哮喘患者由于严重缺氧及二氧化碳潴留,往往合并呼吸性酸中毒及代谢性酸中毒,导致病情加重。由于酸中毒的存在,影响了氨茶碱等支气管扩张剂的疗效,故应及时纠正。如患者以代谢性酸中毒为主,可给用碳酸氢钠静滴。如果同时有呼吸性酸中毒并存,在静滴碳酸氢钠时,必须注意呼吸道通畅,改善通气,以保证二氧化碳的排出,以防加重二氧化碳潴留。

（五）气管切开或气管内插管辅助呼吸

哮喘患者出现以下征象时,应考虑立即施行气管切开或气管插管辅助呼吸：患者极度衰弱,呼吸极度困难,无力咳痰；出现意识障碍及神志改变；心率超过130次／分钟；出现奇脉；PaO_2 < 5.33 kPa, $PaCO_2$ > 8.0 kPa；肺部呼吸音降低；并发气胸、纵隔气肿或肺不张等。

（李德峰　管振青）

第二十三章　自发性气胸

自发性气胸是指在无外伤或人为因素的情况下,肺组织及脏层胸膜突然破裂而引起的胸腔积气。本病发病率为 5～47/10万,男女之比约为 5:1。多见于 20～30 岁的青壮年,近年来老年患者增多,可能与肺气肿、慢性支气管炎、肺纤维化有关。小量气胸时患者症状轻微。自发性气胸属于肺科急症,常需立即抢救。

一、病因与发病机理

自发性气胸大多由于胸膜下气肿泡破裂引起,也见于胸膜下病灶或空洞溃破、胸膜粘连带撕裂等原因。胸膜下气肿泡可为先天性,也可为继发性。前者常局限于肺尖,见于肺部 X 线检查无明显疾病的瘦长男性,又称为特发性气胸。后者较常见于阻塞性肺气肿或炎症后纤维病灶的基础上细支气管半阻塞、扭曲、产生活瓣机制而形成。胀大的气肿泡因营养、循环障碍而退行性变,以致在咳嗽或肺内压增高时破裂。

本病的发生常因突然用力、排便或打喷嚏等剧烈动作使支气管内压力突然增高所致。50%～60% 的病例找不到明显诱因,有 6% 左右的患者甚至在卧床休息时发病。

二、临床类型

自发性气胸按胸膜破裂情况不同,分为闭合性、开放性及张力性气胸三种。

(一) 闭合性气胸

也称单纯性气胸,裂口较小,随肺脏萎缩而闭合。症状一般不太严重。胸腔内测压显示压力有所增高,抽气后,压力下降而不复回升,说明破裂口不再漏气。胸膜腔内残余气体将会自行吸收,胸膜腔内压力即可维持负压,肺也随之逐渐复张。

(二) 开放性气胸

也称交通性气胸,裂口较大,或因胸膜粘连带妨碍肺脏回缩使裂口常开,气体经裂口自由进出。胸膜腔内压力为零上下或随呼吸在零上下波动。抽气后观察数分钟压力并不下降。

(三) 张力性气胸

也称高压性气胸,胸膜裂口呈单向活瓣,吸气时开放,空气漏于胸膜腔,呼气时关闭,胸膜腔内气体不能再经破口返回呼吸道而排出体外,其结果是胸腔内气体越积越多,形成高压,使肺脏受压,纵隔向健侧偏移,甚至影响心脏血液回流。患者呼吸困难症状严重,烦躁不安,出现休克与循环障碍而危及生命。需要紧急排气以缓解症状。

胸膜裂口可随病情而变化,临床类型也可互相转换。5%~10%的患者可同时或先后发生双侧气胸。气胸发生后超过3个月,肺长时间未能复张者称为慢性气胸。多由于裂口未闭、胸膜增厚或气道被分泌物堵塞,阻碍了肺的复张。

三、临床表现与诊断

(一) 临床表现

起病可在剧咳、屏气和用力后发生。多数患者突然起病,迅速发生胸痛及呼吸困难,少数患者起病缓慢,自觉症状也轻,起病后仅感胸部隐痛,常在数小时后渐发生呼吸困难。症状的轻重和年龄及原来肺的健康情况、气量多少、临床类型、肺脏压缩程度等有关,如闭合性气胸,发病常稍缓,胸腔气量常占胸腔容积的30%~50%以下,有轻度气短,因气体不再继续增加,故症状逐步好转。而开放性气胸,气体随呼吸而进出胸腔,病程较缓慢,肺复张需时间长。张力性气胸则肺萎缩明显,纵隔移位,出现严重的呼吸循环障碍,患者表情紧张、气闷,常挣扎坐起,烦躁不安,有发绀、冷汗、脉快、虚脱、血压下降等心肺功能衰竭的病危征象。

在原有严重哮喘或肺气肿基础上并发气胸时,气急、胸闷等症状有时不易觉察,要与原先症状仔细比较,并做胸部X线检查。

查体,典型的气胸体征有患侧胸廓饱满、肋间隙膨隆、气管及心尖搏动向健侧偏移,呼吸运动减弱或消失,叩诊呈鼓音,语音震颤及呼吸音减弱或消失。右侧气胸时肝浊音界下降,左侧气胸时心界叩不清,气量少时可听到与心脏跳动一致的"噼啪"音(Hamman征)。有人认为呼吸音降低是少量气胸最有价值的体征,敏感而容易掌握。

X线检查可显示肺萎缩程度、有无胸膜粘连、纵隔移位及胸腔积液等,是诊断气胸最可靠的方法。

(二)诊断

根据突发胸痛、呼吸困难及病侧气胸体征作出初步诊断。X线显示气胸征是确诊的依据,并能了解压缩情况。肺大泡、支气管囊肿、肺部巨形空洞等情况,X线呈圆形或卵圆形透亮区,有时与局限性气胸相混淆,应结合病史、体征及X线肺压缩形态仔细鉴别。一些气胸患者临床表现不典型,或仅有胸痛或似哮喘发作而被误诊为心肌梗死或支气管哮喘等。临床对胸痛、呼吸困难突然加剧、药物治疗效果不理想的患者,应警惕气胸的可能性。

四、治疗

(一) 急性自发性气胸

急性自发性气胸患者,均应卧床休息,注意止痛,镇咳,必要时吸氧,并密切观察病情。少量气胸(20%)通过卧床休息,胸膜腔气体可自行吸收,每日吸收约1.5%。因此,15%的气胸可在10日左右吸收。

(二) 张力性气胸或肺萎缩较多、症状明显的交通性气胸

张力性气胸或肺萎缩较多、症状明显的交通性气胸需采取紧急措施排气。张力性气胸胸膜腔内气量不断增加,临床常用导管闭式引流,效果比较理想。在局麻下,用手术刀切开皮肤,通过套管针或用止血钳进行钝性分离,并穿破胸膜将橡皮管或硅胶管送入胸膜腔。注意水封引流瓶玻璃管插入液面下要保持1~2cm深度。插管成功则引流玻璃管持续逸出气泡,呼吸窘迫症状迅速缓解,压缩肺可在几小时或数日内复张。一部分患者胸膜裂口较大,闭式引流量相对不足,虽经1~2周闭式引流,肺仍无明显复张。可采用0.98~1.47 kPa负压持续吸引,使排气量大于裂口漏入气量以加速肺脏扩张。但萎缩时间过长的肺脏,因肺表面活性物质损耗增加、合成减少等原因,过快复张会出现复张后肺水肿,危及生命,应十分谨慎。长期不能复张的慢性气胸或因支气管胸膜瘘持续存在,或由于胸膜粘连使胸膜破口持续开放,可考虑手术修补或烙断粘连带。

(三) 并发症及其处理

1. 复发性气胸

自发性气胸经休息、抽气或导管闭式引流等措施,大多可治愈。5%~30%的患者容易复发,以休息及抽气治疗者复发率较高。约1/3气胸2~3年内可在同侧复发。对于多次复发的气胸,可考虑胸膜粘连术。可在肺复张时胸腔内注入50%葡萄糖溶液、自身血液、20%灭菌滑石粉悬液等,造成无菌性胸膜

炎，促进胸膜粘连避免气胸再发。采用导管闭式引流者产生胸膜反应及胸膜粘连较多，故以后气胸复发者也较少。

2. 脓气胸

由金黄色葡萄球菌、肺炎杆菌、绿脓杆菌，以及多种厌氧菌引起的坏死性肺炎、肺脓肿、干酪性肺炎可伴发脓气胸。病情多危重，常有支气管胸膜瘘存在，脓液中可找到病原菌。除适当应用抗生素（局部和周身）外，还应根据具体情况考虑外科治疗。

3. 血气胸

气胸自发伴有胸膜腔内出血，是由于胸膜粘连带内的血管被裂断。肺完全复张后，出血多能自行停止。若继续出血不止，除了抽气排血和适当输血外，应考虑开胸结扎出血的血管。

（丁昌会）

第二十四章 纵隔气肿

纵隔内有气体聚积时,称纵隔气肿。少量积气可无症状,突然发生或大量气体进入纵隔,压迫其内器官,可导致呼吸循环障碍,甚至危及生命。

一、病因与发病机理

(1)自发性气胸,尤其是张力性气胸是纵隔气肿最常见的原因,成人20～30岁,男性多见。发病机理可能是在咳嗽、呕吐、大便、剧烈活动时,在边缘部肺泡细胞内压力突然增高而破裂。空气沿肺血管周围鞘膜进入纵隔,引起纵隔气肿。

(2)在治疗呼吸窘迫症时,应用呼气末正压呼吸,所用压力过高而引起肺脏气压伤,发生自发性气胸或纵隔气肿。

(3)胸部外伤、内窥镜检查或吸入异物等,可引起支气管或食管破裂而发生纵隔气肿。

(4)颈部手术,如甲状腺切除术或扁桃体摘除术,有时气体可沿颈深筋膜间隙进入纵隔。气管切口,若皮肤切口过小,气管切口过大,空气逸出发生纵隔气肿。纵隔内空气常向上沿颈筋膜间隙逸到颈部皮下,甚至向面部、胸腹皮下扩散,发生皮下气肿。

二、临床表现与诊断

(一)临床表现

纵隔气肿症状轻重与积气量、压力高低以及发生速度有关。积气少、发生缓慢可无明显症状,积气量多、压力高、发病突然时，患者常感胸闷不适，咽部梗阻感，胸骨后疼痛并向两侧肩部和上肢放射。上腔静脉受压时，患者烦躁不安，脉速而弱，出冷汗，血压下降，意识模糊甚至昏迷。最常见的症状是呼吸困难。查体：呼吸困难严重时出现发绀，颈静脉怒张，心尖冲动不能触及，心浊音界缩小或消失，约半数患者可于心前区闻及与心搏一致的"喀哒"声或称嚼骨声（Hamman征）。颈部软组织或胸壁有皮下气肿，局部肿胀，扪诊有握雪感，听诊有皮下捻发音。X线检查：正位胸片示纵隔两旁有以索条状阴影为界的透亮带。一般在上纵隔较明显。心边缘也见透亮带，多发生在左侧。侧位片表现为胸骨和心脏间距离增大。亦能在颈、面、胸部皮下组织见到积气征。

（二）诊断

本病诊断一般不难，常有诱发纵隔气肿的有关疾病、呼吸困难和胸骨后疼痛等症状。胸部X线检查发现纵隔两侧透亮带可确诊。原因不明的颈部皮下气肿应考虑有纵隔气肿的可能。严重患者出现急性心功能不全症状时，应与心肌梗死相鉴别。

三、治疗

纵隔气肿症状不明显，一般1～2周内气体自行吸收。首先应针对原发性疾病积极处理，如控制支气管哮喘的发作，食管穿孔紧急进行修补术，气管、支气管破裂的手术治疗等。若纵隔积气量大，压力高，致使纵隔器官受压出现呼吸循环障碍时，可做胸骨上切口，剥离气管前筋膜，排气减压。必要时可于胸骨左缘第2前肋间针刺至纵隔排气，进针时应紧贴胸骨左缘，以免刺伤胸廓内动脉。伴发张力性气胸可做胸腔闭式引流术。胸腔积液时应抽液。吸入纯氧以置换氮，可促进皮下和纵隔内空气的吸收。必要时用广谱抗生素以预防和控制感染。

（张海漉）

第二十五章 成人呼吸窘迫综合征

成人呼吸窘迫综合征（ARDS）的临床表现在第一次世界大战和 1918—1919 年流感流行期间已被人们所注意。以后从第二次世界大战，直到越南战争，人们发现非胸部创伤的士兵，经处理在病情恢复过程中，出现致命的呼吸窘迫，尸检发现肺组织内充满液体，故曾有"湿肺"之称。该病过去命名较多，有的根据发病原因称之为创伤性肺衰竭、休克肺、氧中毒肺、呼吸器肺、体外循环肺等，亦有的按病理特征命名为创伤性湿肺、硬肺综合征、充血性肺膨胀不全、出血性肺水肿、进行性肺实变、肺透明膜病、肺微栓塞等。1967 年 Ashbaugh 报道 12 例，其中 5 例继发于休克，7 例继发于输血过量。因其临床表现类似新生儿透明膜病，但发病机理与病理变化不尽相同，为了避免混淆，故以成人呼吸窘迫综合征命名之。

ARDS 的发生除与休克有关外，同时与继发感染有密切关系；Clowes 报道单纯失血性休克发生 ARDS 者不到 7%，但休克合并感染者则高达 91%。

一、病因与发病机理

引起 ARDS 的病因较多，归纳起来主要分以下几类：

（一）休克

败血症休克为主要原因，出血性休克占 2%～9%，心源性和过敏性休克亦可引起 ARDS。

（二）创伤

长骨骨折易发生脂肪栓塞，肺的创伤、出血、感染和大量输血尤其是复合性创伤时 ARDS 发生率最高。

（三）感染

细菌、病毒、真菌、卡氏肺孢子虫病等，尤以革兰氏阴性细菌性败血症最易诱发 ARDS。

（四）吸入毒气

吸入高浓度氧可产生大量活性氧，为 ARDS 的重要致病因子。吸入 NO_2、NH_3、光气、氯化镉、二氧化硫和烟雾等，均可引起肺损伤，发生 ARDS。

（五）误吸

如胃内容物、水、盐水、糖水等吸入肺内。如胃内容物吸入，约 1/3 可发生 ARDS；胃酸 pH 2.5 左右，可引起肺损伤。咽部分泌物和胃内容物又可引起细菌性肺炎。

（六）药物过量

如麻醉药、巴比妥、阿司匹林、秋水仙碱、氢氯噻嗪、阿糖胞苷、海洛因、美沙酮、丙氧吩等。

（七）代谢紊乱

急性胰腺炎可引起休克和感染，因释放大量卵磷脂酶破坏卵磷脂等，引起广泛性肺微不张，有 2%～18% 发生 ARDS。

（八）输血等方面

大量输血；DIC 和使用人工心肺机等。输血时因白细胞的凝集素可突然发生免疫反应，引起肺水肿和 ARDS。

（九）其他

淋巴管性癌病、颅内高压、癫痫、子痫、放射性肺炎、空气栓塞也可引起肺水肿和 ARDS。

二、病理变化与病理生理特点

ARDS 的病理改变与病程长短有关。肺组织改变主要为两肺重量明显增加,一般可增加正常重量的 3~4 倍,可达 1 000~2 000 g,含水量超过 80%。因肺组织充血水肿无空气,打开胸腔时肺脏不萎缩,切面呈灰色或暗红色,或呈牛肉样。少数病例可见较大动脉或静脉内有血栓,病程较长者常有灶状炎性实变。早期的基本病变为间质及肺泡水肿、肺不张、间质及肺泡出血以及肺透明膜形成。稍进入亚急性期,上皮呈立方形变,间质纤维化进行性增加,肺泡—毛细血管膜增厚,以后逐渐形成弥漫性肺纤维化。

ARDS 的基本病理生理特点,主要表现为由于肺水肿、肺不张,通气/血流比率失调,引起一系列病理生理变化。

肺容量特别是功能残气量减少,肺顺应性减低。功能残气量减少、肺泡水肿及肺泡隔闭合都会产生通气与血流比率失调,导致 PaO_2 降低。功能残气量减少,使肺顺应性降低,呼吸功增加;严重时可引起呼吸肌衰竭,通气量下降,缺氧加重。

肺小血管收缩,肺循环阻力增加,肺动脉压增高。此种变化不仅使右心负担增加,而且迫使部分血流进入原来处于闭合状态的终末前小动脉,形成动静脉分流。

病初由于创痛、惊恐、低氧血症或通过神经反射机制兴奋呼吸中枢,引起通气过度,发生呼吸性碱中毒。严重缺氧时,组织内无氧糖酵解过程增加,乳酸生成增加,产生代谢性酸中毒。晚期呼吸衰竭时,则表现为呼吸性酸中毒合并代谢性酸中毒。

三、临床表现

Moore 曾将 ARDS 的病程分为四期。

(一)创伤、休克、复苏和碱中毒期

主要表现为原发病的症状,如外伤、出血、感染等,或原发病经处理后,一般情况好转,血压稳定,于 24~48 小时内出现

呼吸急促,呼吸次数 > 30 次/分钟,引起过度通气或呼吸性碱中毒。此期胸部听诊和放射线检查多无异常发现。实验室检查:PaO_2 < 12.0 kPa, $PaCO_2$ < 4.7 kPa, pH > 7.45,尿呈中性或偏碱性。患者一般情况尚好,诊断易被忽略。如能及时发现,积极治疗,一般能够恢复。

(二)循环稳定及早期呼吸衰竭期

一般患者于第一期 2～3 日后进入第二期。此期患者意识清醒,皮肤温暖,血压及尿量正常。但患者呼吸困难更趋严重,呼吸次数达 35 次/分钟以上,过度通气及呼吸性碱中毒的症状更明显。肺内动静脉分流增加,可达心排血量的 15%～30%(正常不超过 5%),PaO_2 降低更显著,心率增快。肺部听诊可无异常发现或偶闻细小水泡音。胸部 X 线检查可无异常发现或可见网状或点片状阴影。实验室检查:PaO_2 < 8.0 kPa, $PaCO_2$ < 4.0 kPa, pH7.5 左右。此期可持续数小时或 3～5 日,若能积极治疗上述情况是可逆的。

(三)肺功能不全期

此期主要表现为呼吸困难加剧,呼吸频率和深度增加,肺顺应性继续降低,发绀明显。PaO_2 进一步下降,给予高流量吸氧缺氧状态亦不见好转。由于组织无氧代谢,乳酸血症加重。两肺出现干湿罗音。胸部 X 线检查可见两肺弥漫性肺泡浸润或多发性肺栓塞样改变。实验室检查:$PaCO_2$ < 6.7 kPa, $PaCO_2$ > 6.0 kPa,动脉血乳酸盐含量升高,pH < 7.35。此期死亡率很高,使用 PEEP 积极抢救,病情可望好转。

(四)临终期

此期仅能维持数小时。肺分流进一步增加。由于感染,肺部病变加重,胸片显示两肺浸润影融合,形成大片实变。CO_2 严重潴留,加上较重的乳酸血症,发生呼吸性及代谢性混合性酸中毒。血 pH 急剧下降到 7.10 以下。患者呈昏迷状态,并进行性加深。最后出现心力衰竭或周围循环衰竭。心电图示心率缓慢，QRS 波增宽或示束支传导阻滞。最后可因心室纤维性颤动或心脏停止跳动而死亡。

四、诊断与鉴别诊断

(一) ARDS 的诊断主要依靠以下几点

(1) 有创伤、休克、严重感染、大手术后、过量输血输液、急性中毒等诱因。

(2) 有进行性呼吸困难、呼吸频率达 30 次/分钟以上。

(3) 进行性加重的低氧血症、发绀、PaO_2 明显降低，虽给高浓度吸氧亦不能改善。

(4) 胸部物理检查，早期可无异常发现；晚期可有肺水肿、感染、肺实变的体征，如听诊时可闻干、湿罗音或支气管呼吸音等。

(5) 胸部 X 线检查，早期可无异常发现，或仅有肺纹理增多；晚期可见两肺点片状阴影或片状融合影。

(6) 动脉血气检查，早期表现为缺氧及呼吸性碱中毒，PaO_2 轻度降低，$PaCO_2$ 降低，pH 值增高；晚期表现除严重缺氧外，并有呼酸及代酸；血气显示 $PaO_2 < 5.3$ kPa，$PaCO_2$ 增高，pH 明显降低。

(二) ARDS 应与以下疾病相鉴别

1. 心源性肺水肿

以下几点可作为 ARDS 与心源性肺水肿鉴别诊断的参考。

(1) 心源性肺水肿的呼吸困难与体位有明显关系，ARDS 则否。

(2) 心源性肺水肿的痰为泡沫血性，ARDS 患者的痰为稀血水样。

(3) 心源性肺水肿患者肺部的湿罗音多集中在肺底，ARDS 则较广泛，常呈音调较高的"爆裂"音。

(4) 用 Swan-Ganz 导管测定肺毛细血管楔压(正常为 1.3 kPa),如低于 1.3 kPa 则考虑为 ARDS,如高于 1.6 kPa 则为心源性肺水肿。

(5) 如有明显胸腔积液,抽取积液测定其蛋白浓度,对鉴别诊断有一定帮助;心源性肺水肿由于流体静水压上升,肺毛细血管渗透压升高,胸腔积液的蛋白含量仅接近血浆蛋白含量之半,而弥漫性肺部损伤的疾病(包括 ARDS)其胸水蛋白的含量接近于正常血浆水平。

(6) 心源性肺水肿对强心、利尿、给氧等治疗有较好的效果,ARDS 则对上述治疗效果不佳。

2. 原发性肺血管疾病

该病的胸片特点为弥漫性进行性浸润性改变,与 ARDS 有相似之处。但前者往往可见右心增大,肺动脉段或肺动脉圆锥部膨隆凸出,肺动脉分支增粗;漂浮导管检查有明显肺动脉压增高现象。

3. 其他

广泛性肺栓塞、肺部感染性疾患、自发性气胸等危重病,亦须与 ARDS 鉴别。除注意病史外,多次血气检查有重要鉴别价值。但应注意的是上述疾病亦可能并发 ARDS,不能忽视。

五、预防

(一) 休克患者

对休克患者应迅速补足血容量,使血压尽快回升。血压恢复稳定后,应控制输液量,防止输液过量;尤其是输非胶体性液体时更应注意,需要时测肺动脉楔压,衡量输液指标。

(二) 输血

输血时,尤其大量输血时,宜用新鲜血,尽量少用库存血,并经过有效过滤。

(三)休克及严重呼吸道感染患者

对休克及严重呼吸道感染患者,加强呼吸道护理,防止感染,注意口腔卫生。定时翻身、拍背,促进排痰。做好湿化引流,防止误吸。室内要定时通风,紫外线照射,减少交叉感染。随时注意心律、心率、血压、尿量、呼吸深度及频率等。

(四)外伤患者

对外伤患者及时彻底清创,解除剧痛,及时有效地控制感染,防止弥散性血管内凝血发生。

(五)适当吸氧

应避免长时间高浓度的氧气吸入。超过60%的高浓度氧可以损伤毛细血管内皮,引起间质水肿,毛细血管—肺泡壁增厚,局灶性肺不张与透明膜形成。成人在常压下吸氧浓度不宜超过40%。在病情允许下,应尽可能使用较低的氧浓度,保持动脉氧分压在8.0 kPa以上即可。要注意吸入氧的湿度与温度。

六、治疗

ARDS患者由于严重缺氧,除肺脏广泛损伤外,全身各器官都发生严重障碍,预后不良,死亡率高。及时确诊,尽早积极地合理治疗,可降低死亡率。在ARDS的治疗过程中,除积极抢救基础疾病(外伤、休克、感染等)外,要注意处理好以下问题:

(一)迅速纠正缺氧

ARDS患者缺氧严重且难以纠正。迅速改善缺氧是抢救ARDS的中心环节。鼻导管吸氧往往不能解除缺氧状态。在病情继续加重、PaO_2进行性降低的情况下,应及时改用人工呼吸。

(二)控制液体入量,保持体液负平衡

在ARDS的发展阶段,肺间质与肺泡水肿,体液增加,是缺氧、呼吸频数、分流增加的主要原因。因而,迅速有效地解除水肿是抢救ARDS的重要措施。液体入量应严格控制,每日输入

液量以不超过 1 500 mL 为宜。根据病情的严重程度,原则上在维持适当动脉血压的情况下,入量应少于出量。为了加速水肿液的排出,应同时使用利尿剂。

(三) 改善微循环

ARDS 患者多有肺小静脉痉挛、组织灌注不良、组织缺氧等微循环障碍。在抢救时酌情使用下列药物。

1. 肾上腺皮质激素

该制剂能减轻肺泡上皮与毛细血管内皮细胞的损害,还可以提高组织耐缺氧能力,缓解支气管痉挛。

2. 低分子右旋糖酐

可以减少红细胞凝集及微血栓形成,并可增加血容量,促进利尿。每日不超过 1 000 mL。少尿或无尿时不应使用。

3. α-受体阻滞剂

临床上常用的有苄胺唑啉或酚苄明。这些药物可以扩张肺内血管,降低肺静脉压力,减少肺水肿,改善微循环。

4. 莨菪类药物

能解除血管痉挛;改善微循环,并能降低血液黏度。

(四) 对症处理及并发症的处理

ARDS 患者可发生多脏器功能障碍与并发症。据统计,ARDS 患者仅一个肺外器官受累时,病死率为 54%;累及四个或更多器官时,病死率可高达 99%。故对 ARDS 患者应密切观察病情,及时发现并发症并对症处理。常见并发症如下:

1. 感染

ARDS 患者,由于免疫功能受损,呼吸道防卫机能低下,气管插管、气管切开、频繁吸痰和雾化吸入等很容易继发细菌感染。肺部感染是 ARDS 常见的致死病因之一。常见的致病菌为革兰氏阴性杆菌,如绿脓杆菌、大肠杆菌、肺炎杆菌及厌氧杆菌等。有时可为革兰氏阳性球菌,如溶血性金黄色葡萄球菌等。

晚期往往并发真菌感染。应及时取痰、血、尿等标本进行涂片、培养及药物敏感试验。酌情选用抗生素。在未得到培养结果以前,应联合使用 2~3 种抗革兰氏阴性杆菌和阳性球菌的抗菌药物。

2. 心律失常

由于缺氧、酸碱失衡、电解质紊乱、毒血症等均可导致心律失常,应积极去除病因,对症处理,纠正心律。

3. 气胸或纵隔气肿

多因使用 PEEP 所致。应及时调整 PEEP,并即刻抽气或采用闭式引流等。

4. 上消化道出血

缺氧、CO_2 潴留、皮质激素的应用、应激性溃疡等皆可发生大呕血。多突然发生,出血量大,常可致死。出血时,应插胃管,抽光胃液后,注入卡巴克洛、去甲肾上腺素等止血。

5. 弥散性血管内凝血(DIC)

创伤、感染败血症、休克、缺氧等均导致 DIC。应定时检查血小板计数,鱼精蛋白副凝集试验(3P 试验)等。如有 DIC 迹象,应尽早考虑用肝素等抗凝疗法。

(董晓辉)

第五篇

消化系统疾病

第二十六章 消化道出血

消化道出血一般以 Treitz 韧带为界划分为上、下消化道出血。由于空肠和回肠引起出血的病变较少,因此下消化道出血主要来自结肠。

急性消化道出血是临床十分常见的急症,尽管近年来增加了许多新的诊断方法,但消化道出血的病死率仍在 10% 左右。

呕血(红色或咖啡状)是上消化道出血的特征性表现。呕血的颜色取决于出血量的多少及血液在胃内停滞时间的长短。如果血液在胃内经盐酸作用后变成酸性血红素则呈咖啡色,若出血量大,未经胃酸充分混合即呕出,则为鲜红色或伴有血块。多量上消化道或高位小肠出血后排出的大便呈黑色或柏油状,后者黏稠而有光泽,一般需要血液在肠道内停留 8 小时以上,使血红蛋白的铁经肠内细菌作用与硫化物结合形成硫化铁可致。当出血量大、速度快,大便可呈暗红或鲜红色,容易误为下消化道出血。有时低位小肠或回盲部出血量少,在肠道停留时间较长,粪便亦可呈黑色,但一般不呈柏油状,勿误以为上消化道出血。直肠部位以下的出血不仅血色鲜红,排出体外后尚可凝成血块。

在确定消化道出血前,应排除口腔、鼻咽部出血所咽下的血液,注意区分咯血,并识别由于服用铁剂、铋剂、炭片、美鼠李皮、中草药等以及进食富含动物血食物所致的黑便。一般药物所致的黑便缺乏光泽。

当发生消化道出血后,需迅速对下列问题作出判断,以便及时采取相应的处理措施。

第一节 失血量的估计

失血量的估计对进一步处理极为重要。一般每日出血量在5 mL以上，大便色不变，但潜血试验就可以为阳性，50 mL以上出现黑粪。以呕血、便血的数量作为估计失血量的资料，往往不太精确。因为呕血与便血常分别混有胃内容与粪便，另一方面部分血液尚贮留在胃肠道内，仍未排出体外。因此可以根据血容量减少导致周围循环的改变作出判断。

一、一般状况

失血量少，在400 mL以下，血容量轻度减少，可由组织液及脾贮血所补偿，循环血量在1小时内即得改善，故可无自觉症状。当出现头晕、心慌、冷汗、乏力、口干等症状时，表示急性失血在400 mL以上；如果有晕厥、四肢冰凉、尿少、烦躁不安时，表示出血量大，失血至少在1 200 mL以上；若出血仍然继续，除晕厥外，尚有气短、无尿，此时急性失血已达2 000 mL以上。

二、脉搏

脉搏的改变是失血程度的重要指标。急性消化道出血时血容量锐减，最初的机体代偿功能是心率加快。小血管反射性痉挛，使肝、脾、皮肤血窦内的储血进入循环，增加回心血量，调整体内有效循环量，以保证心、肾、脑等重要器官的供血。一旦由于失血量过大，机体代偿功能不足以维持有效血容量，就可能进入休克状态。所以，当大量出血时，脉搏快而弱（或脉细弱），脉搏每分钟增至100次以上，失血估计为800～1 600 mL；脉搏细微，甚至扪不清时，失血已达1 600 mL以上。

有些患者出血后，在平卧时脉搏、血压都可接近正常，但让患者坐或半卧位时，脉搏会马上增快，出现头晕、冷汗，表示失血量大。如果经改变体位无上述变化,测中心静脉压又正常,则可以排除有过大出血。

三、血压

血压的变化同脉搏一样,是估计失血量的可靠指标。

当急性失血 800 mL 以上时(占总血量的 20%),收缩压可正常或稍升高,脉压缩小。尽管此时血压尚正常,但已进入休克早期,应密切观察血压的动态改变。急性失血 800～1 600 mL 时(占总血量的 20%～40%),收缩压可降至 9.33 kPa(70 mmHg),脉压小。急性失血 1 600 mL 以上时(占总血量的 40%),收缩压可降至 6.67 kPa(50 mmHg)。更严重的出血,血压可降至零。

有人主张用休克指数来估计失血量,休克指数 = 脉率/收缩压。正常值为 0.58,表示血容量正常,指数 = 1,失血 800～1 200 mL(占总血量 20%～30%),指数 > 1,失血 1 200～2 000 mL(占总血量 30%～50%)。

有时,一些有严重消化道出血的患者,胃肠道内的血液尚未排出体外,仅表现为休克,此时应注意排除心源性休克(急性心肌梗死)、感染性或过敏性休克,以及非消化道的内出血(宫外孕或主动脉瘤破裂)。若发现肠鸣音活跃,肛检有血便,则提示为消化道出血。

四、血象

血红蛋白测定、红细胞计数、血细胞压积可以帮助估计失血的程度。但在急性失血的初期,由于血浓缩及血液重新分布等代偿机制,上述数值可以暂时无变化。一般需组织液渗入血管内补充血容量,即 3～4 小时后才会出现血红蛋白下降,平均在出血后 32 小时,血红蛋白可被稀释到最大程度。如果患者出血前无贫血,血红蛋白在短时间内下降至 70 g/L 以下,表示出血量大,在 1 200 mL 以上。大出血后 2～5 小时,白细胞计数可增高,但通常不超过 15×10^9/L。然而在肝硬化、脾功能亢进时,白细胞计数可以不增加。

五、尿素氮

上消化道大出血后数小时,血尿素氮增高,1～2日达高峰,3～4日内降至正常。如再次出血,尿素氮可再次增高。尿素氮增高是由于大量血液进入小肠,含氮产物被吸收。而血容量减少导致肾血流量及肾小球滤过率下降,则不仅尿素氮增高,肌酐亦可同时增高。如果肌酐在 133 μmol/L（1.5 mg/dL）以下,而尿素氮 > 14.28 mmol/L（40 mg/dL）,则提示上消化道出血在 1 000 mL 以上。

（吕希峰）

第二节　判断是否继续出血

临床上不能单凭血红蛋白在下降或大便柏油样来判断出血是否继续。因为一次出血后,血红蛋白的下降有一定过程,而出血 1 000 mL,柏油样便可持续 1～3 日,大便潜血可达 1 周,出血 2 000 mL,柏油样便可持续 4～5 日,大便潜血达 2 周。有下列表现,应认为有继续出血。

（1）反复呕血、黑粪次数及量增多,或排出暗红以至鲜红色血便。

（2）胃管抽出物有较多新鲜血。

（3）在 24 小时内经积极输液、输血仍不能稳定血压和脉搏,一般状况未见改善;或经过迅速输液、输血后,中心静脉压仍在下降。

（4）血红蛋白、红细胞计数与红细胞压积继续下降,网织细胞计数持续增高。

（5）肠鸣音活跃。该指征仅作参考,因肠道内有积血时肠鸣音亦可活跃。

如果患者自觉症状好转,能安稳入睡而无冷汗及烦躁不安,脉搏及血压恢复正常并稳定不再下降,则可以认为出血已减少、减慢甚至停止。

第三节 出血的病因诊断

对消化道大出血的患者,应首先治疗休克,然后努力查找出血的部位和病因,以决定进一步的治疗方针和判断预后。

上消化道出血的原因很多,大多数是上消化道本身病变所致,少数是全身疾病的局部表现。据国内资料,最常见的病因依次是:溃疡病,肝硬化所致的食管、胃底静脉曲张破裂和急性胃黏膜损害,胃癌。其他少见的病因有食管裂孔疝、食管炎、贲门黏膜撕裂症、十二指肠球炎、胃平滑肌瘤、胃黏膜脱垂、胆道或憩室出血等。

下消化道出血的病因,国内以恶性肿瘤(多数是大肠癌)、肠息肉、炎症性肠病最为多见,其次是痔、肛裂、肠血管畸形、小肠平滑肌瘤、缺血性肠炎、肠憩室、肠套叠及贝切特病等。国外便血的病因则以癌及憩室为最常见。

一、病史及临床症状

急性消化道出血时,往往病情重,患者不宜接受详细询问及查体,因此应抓住关键,突出重点。据病史及症状、体征,多数患者可作出初步病因诊断。

(一)消化性溃疡病

出血是溃疡病的常见并发症。据国内外报道,溃疡病出血约占上消化道出血病例的50%,其中尤以十二指肠球部溃疡居多。致命性出血多属十二指肠球部后壁或胃小弯穿透溃疡腐蚀黏膜下小动脉或静脉所致。部分病例可有典型的周期性、节律性上腹疼痛,出血前数日疼痛加剧,出血后疼痛减轻或缓解。这些症状对溃疡病的诊断很有帮助。但有30%溃疡病合并出血的病例并无上述临床症状。

溃疡病除上腹压痛外,无其他特异体征,尽管如此,该体征仍有助于鉴别诊断。

(二)食管、胃底静脉曲张破裂

据北京地区5 191例成人上消化道出血病例统计,食管、胃底静脉曲张破裂出血占25%。绝大部分病例是由于肝硬化、门脉高压所致。临床上往往出血量大,呕出鲜血伴血块,病情凶险,病死率高。如若体检发现有黄疸、肝掌、蜘蛛痣、脾大、腹壁静脉怒张、腹水等体征,诊断肝硬化不难。但确定出血原因并非容易。一方面大出血后,原先肿大的脾脏可以缩小,甚至扪不到,造成诊断困难;另一方面肝硬化并发出血并不完全是由于食管、胃底静脉曲张破裂,有1/3病例合并溃疡病或糜烂性胃炎出血。肝硬化合并溃疡病的发生率颇高。可能因肝功能减退或门腔分流,使正常存在于门静脉血液内的胃促分泌物不能灭活,导致胃分泌过多的结果。而肝硬化合并急性糜烂性胃炎,则可能与慢性门静脉淤血造成缺氧有关。因此,当临床不能肯定出血病因时,应尽快作胃镜检查,以便及时作出判断。

(三)急性胃黏膜损害

急性胃黏膜损害包括急性应激性溃疡病和急性糜烂性胃炎两种疾病。而两者主要区别在于病理学,前者病变可穿透黏膜层,以致胃壁穿孔;后者病变表浅,不穿透黏膜肌层。以前的上消化道出血病例中,诊断急性胃黏膜损害仅有5%。自从开展纤维胃镜检查,使急性胃黏膜损害的发现占上消化道出血病例的15%～30%。

1. 急性应激性溃疡

这是指在应激状态下,胃和十二指肠以及偶尔在食管下端发生的急性溃疡。应激因素常见有烧伤、外伤或大手术、休克、败血症、中枢神经系统疾病以及心、肺、肝、肾衰竭等严重疾患。严重烧伤所致的应激性溃疡称柯林溃疡；颅脑外伤、脑肿瘤及颅内神经外科手术所引起的溃疡称库兴溃疡。据认为严重而持久的应激会引起交感神经强烈兴奋，血中儿茶酚胺水平增高，导致胃、十二指肠黏膜缺血。在许多严重应激反应的疾病中，尤其是中枢神经系统损伤时，可观察到胃酸和胃蛋白酶分泌增高（可能是通过丘脑下部－垂体－肾上腺皮质系统兴奋或因颅内压增高直接刺激迷走神经核所致）从而使胃黏膜自身消化。至于应激反应时出现的胃黏膜屏障受损和胃酸的 H^+ 回渗，亦在应激性溃疡的发病中起一定作用。可见，应激性溃疡的发生机制是复杂的。归结起来是由于应激反应造成神经－内分泌失调，造成胃、十二指肠黏膜局部微循环障碍，胃酸、胃蛋白酶、黏液分泌紊乱，结果形成黏膜糜烂和溃疡。溃疡面常较浅，多发，边缘不规则，基底干净。临床主要表现是难以控制的出血，多数发生在疾病的第 2～15 日。因患者已有严重的原发疾病，故预后多不良。

2. 急性糜烂性胃炎

应激反应、酗酒或服用某些药物（如阿司匹林、吲哚美辛、利血平、肾上腺皮质激素等）可引起糜烂性胃炎。病灶表浅，呈多发点、片状糜烂和渗血。

（四）胃癌

多数情况下伴有慢性、少量出血，但当癌组织糜烂或溃疡侵蚀血管时可引起大出血。患者一般在 45 岁以上，出血前常有食欲缺乏及消瘦，贫血与出血的程度不相称，出血后上腹疼痛不减轻，有时反而加剧。如果上腹触及包块、左锁骨上窝及直肠周围淋巴结肿大，则胃癌已属晚期。

（五）食管裂孔疝

多属食管裂孔滑动疝，病变部位胃经横膈上的食管裂孔进入胸腔。由于食管下段、贲门部抗反流的保护机制丧失，易并发食管黏膜水肿、充血、糜烂甚至形成溃疡。食管炎以及疝囊的胃出现炎症可出血。以慢性渗血多见,有时大量出血。食管裂孔疝好发于50岁以上的人。可能由于年龄大,食管裂孔周围支持组织松弛。患者平时常有胸骨后或剑突下烧灼痛症状,向左肩、颈、前胸放射,伴反酸、嗳气。在饱食后、负重、弯腰或平卧时易发作,站立走动后缓解。有以上表现的上消化道出血患者,应高度怀疑为本症,并作相应的检查,及时确诊。

(六)食管-贲门黏膜撕裂症

本症是引起上消化道出血的重要病因,约占8%。酗酒是重要的诱因。有食管裂孔疝的患者更易并发本症。多数发生在剧烈干呕或呕吐后,造成贲门或食管下端黏膜下层的纵行性裂伤,有时可深达肌层。常为单发,亦可多发,裂伤长度一般 0.3~2 cm。出血量有时较大,甚至发生休克。

(七)胆道出血

肝化脓性感染、肝外伤、胆管结石、癌及出血性胆囊炎等可引起胆道出血。临床表现特点是出血前有右上腹绞痛,若同时出现发热、黄疸,则常可明确为胆道出血。出血后血凝块可阻塞胆道,使出血暂停。待胆汁自溶作用,逐渐增加胆道内压,遂把血凝块排出胆道,结果再度出血。因此,胆道出血有间歇发作倾向。此时有可能触及因积血而肿大的胆囊,积血排出后,疼痛缓解,肿大的胆囊包块亦随之消失。

(八)大肠癌

直肠或左半结肠癌多伴有血便或脓血便、里急后重及大便习惯的改变。后期可出现肠梗阻。右半结肠癌大便可呈酱红色甚至黑色。有时患者突出表现为贫血。病变部位往往有压痛,有时可扪及包块。

(九)肠息肉

肠息肉便血多数为间歇性,量少,个别有大出血。有时息肉自行脱落后,蒂部血管出血可致休克。由于肠息肉多分布在左半结肠及直肠,因此排出的血色鲜红或暗红。

(十) 炎症性肠病

此类疾患在下消化道出血病例中占相当比重,仅次于大肠癌及肠息肉。其中,非特异性溃疡性结肠炎最常见,临床症状特点除便血外,往往伴腹泻腹痛。发生急性大量便血者大约占3%。

(十一) 肠血管畸形

过去认为肠道血管畸形十分少见,近年来随着纤维内镜、选择性血管造影及核素扫描的临床应用,肠道血管畸形病例的检出日渐增多,肠道血管畸形是造成慢性或急性消化道出血的一种不可忽视的原因。通常将血管畸形分为血管扩张、血管发育不良及遗传性出血性毛细血管扩张症等三型。这些病例往往是经过常用检查手段,而仍然原因未明的消化道出血患者。

二、化验检查

急性消化道出血时,重点化验应包括血常规、血型、出凝血时间、大便或呕吐物的潜血试验(有条件可作放射性核素或免疫学潜血测定法)、肝功能及血肌酐、尿素氮等。有条件应测血细胞压积。

三、特殊检查方法

(一) 内镜检查

在急性上消化道出血时,纤维胃镜检查安全可靠,是当前首选的诊断方法,其诊断价值比X线钡剂检查为高,阳性率一般达80%以上。对一些X线钡剂检查不易发现的贲门黏膜撕裂症、糜烂性胃炎、浅溃疡,内镜可迅速作出诊断。X线检查所发现的病灶(尤其存在两个病灶时),难以辨别该病灶是否为出血原因。而胃镜直接观察,即能确定,并可根据病灶情况作相应的止血治疗。做纤维胃镜检查注意事项有以下几点。

（1）胃镜检查的最好时机是在出血后 24～48 小时内进行。如若延误时间，一些浅表性黏膜损害部分或全部修复，从而使诊断的阳性率大大下降。

（2）处于失血性休克的患者，应首先补充血容量，待血压有所平稳后做胃镜较为安全。

（3）事先一般不必洗胃准备，但若出血过多，估计血块会影响观察时，可用冰水洗胃后进行检查。

（二）硬式乙状结肠镜检查

下消化道出血时首先用硬式乙状结肠镜检查，直肠炎、直肠癌以及肛周病变引起的出血经检查能迅速得以明确。大量便血时作紧急纤维结肠镜检查往往不易成功，因为大量血液及血凝块难以清除掉，影响操作及观察。如果出血不多或慢性出血，则可以经肠道准备后做纤维结肠镜检查。

（三）选择性动脉造影

当消化道出血经内镜和 X 线检查未能发现病变时，应做选择性动脉造影。该项检查对肠血管畸形、小肠平滑肌瘤等有很高的诊断价值，而且尚可通过导管滴注血管收缩剂或注入人工栓子止血。

（四）X 线钡剂造影

尽管内镜检查的诊断价值比 X 线钡剂造影优越，但并不能取而代之。因为一些肠道的解剖部位不能被一般的内镜窥见，而且由于某些内镜医师经验不足，有时会遗漏病变，这些都可通过 X 线钡剂检查得以补救。但在活动性出血后不宜过早进行钡剂造影，否则会因按压腹部而引起再出血或加重出血。一般主张在出血停止、病情稳定 3 日后谨慎操作。

（郑玉香）

第四节 治疗

一、迅速补充血容量

大出血后，患者血容量不足，可处于休克状态，此时应首先补充血容量。在着手准备输血时，立即静脉输入5%～10%葡萄糖液。强调不要一开始单独输血而不输液，因为患者急性失血后血液浓缩，血较黏稠，此时输血并不能更有效地改善微循环的缺血、缺氧状态。因此主张先输液，或者紧急时输液、输血同时进行。当收缩压在6.67 kPa（50 mmHg）以下时，输液、输血速度要适当加快，甚至需加压输血，以尽快把收缩压升高至10.67～12 kPa（80～90 mmHg）水平，血压能稳住则减慢输液速度。输入库存血较多时，每600 mL血应静脉补充葡萄糖酸钙10 mL。对肝硬化或急性胃黏膜损害的患者，尽可能采用新鲜血。对于有心、肺、肾疾患及老年患者，要防止因输液、输血量过多、过快引起的急性肺水肿。因此，必须密切观察患者的一般状况及生命体征变化，尤其要注意颈静脉的充盈情况。最好通过测定中心静脉压来监测输入量。血容量已补足的指征有下列几点：四肢末端由湿冷、青紫转为温暖、红润；脉搏由快、弱转为正常、有力；收缩压接近正常，脉压 > 4 kPa（30 mmHg）；中心静脉压恢复正常（5～13 cmH$_2$O）。

二、止血

应针对不同的病因，采取相应的止血措施。

（一）非食管静脉曲张出血的治疗

1. 组胺H$_2$受体拮抗剂和抗酸剂

胃酸在上消化道出血发病中起重要作用，因此抑制胃酸分泌及中和胃酸可达到止血的效果。消化性溃疡、急性胃膜损害、食管裂孔疝、食管炎等引起的出血，用该法止血效果较好。组胺H$_2$受体拮抗剂有西咪替丁及雷尼替丁等，已在临床广泛应用。西咪替丁口服后小肠吸收快,1~2 小时血浓度达高峰,抑酸分泌 6 小时。一般用口服,禁食者用静脉制剂,每次 400 mg,每 4~6 小时一次。雷尼替丁抑酸作用比西咪替丁强 6 倍。每次口服 150 mg,早晚各一次。静脉滴入每次 50 mg,每 8 小时一次。抑酸作用最强的新药是质子泵阻滞剂奥美拉唑,口服 20 mg,每日一次。

2. 灌注去甲肾上腺素

去甲肾上腺素可以刺激 α-肾上腺素能受体,使血管收缩而止血。胃出血时可用去甲肾上腺素 8 mg,加入冷生理盐水 100~200 mL,经胃管灌注或口服,每 0.5~1 小时灌注一次,必要时可重复 3~4 次。应激性溃疡或出血性胃炎避免使用。下消化道出血时,亦可用该液反复灌肠 3~4 次止血。

3. 内镜下止血法

(1) 内镜下直接对出血灶喷洒止血药物:如孟氏液或去甲肾上腺素,一般可收到立即止血的效果。孟氏液是一种碱性硫酸铁,具有强烈收敛作用。动物实验证明,其作用机理是通过促进血小板及纤维蛋白的血栓形成,并使红细胞聚集、血液加速凝固而止血。常用浓度 5%~10%,每次 50~100 mL。原液可使平滑肌剧烈痉挛,曾有使纤维胃镜因肌肉挛缩过紧不能拔出的报道,故不宜使用。孟氏液止血有效率 85%~90%,去甲肾上腺素可用 8 mg 加入等渗盐水 20 mL 使用,止血有效率 80%。

(2) 高频电凝止血:电凝止血必须确定出血的血管方能进行,决不能盲目操作。因此,要求病灶周围干净。如若胃出血,电凝止血前先用冰水洗胃。对出血凶猛的食管静脉曲张出血,电凝并不适宜。操作方法是用凝固电流在出血灶周围电凝,使黏膜下层或肌层的血管凝缩,最后电凝出血血管。单极电凝比双极电凝效果好,首次止血率为 88%,第 2 次应用止血率为 94%。

(3) 激光止血：近年可供作止血的激光有氩激光及石榴石激光两种。止血原理是由于光凝作用，使照射局部组织蛋白质凝固，小血管内血栓形成。止血成功率在 80%～90%，对治疗食管静脉曲张出血的疗效意见尚有争议。激光治疗出血的并发症不多，有报道个别发生穿孔、气腹以及照射后形成溃疡，导致迟发性大出血等。

(4) 局部注射血管收缩药或硬化剂：经内镜用稀浓度即 1/10 000 肾上腺素作出血灶周围黏膜下注射，使局部血管收缩，周围组织肿胀压迫血管，起暂时止血作用。继之局部注射硬化剂如 1% 十四烃基硫酸钠，使血管闭塞。有人用纯酒精作局部注射止血。该法可用于不能耐受手术的患者或年老体弱者。

(5) 放置缝合夹子：内镜直视下放置缝合夹子，把出血的血管缝夹止血，伤口愈合后金属夹子会自行脱落，随粪便排出体外。该法安全、简便、有效，可用于消化性溃疡或应激性溃疡出血，特别对小动脉出血效果更满意。国外报道用 J 型水夹止血有效率 70% 以上。

(6) 动脉内灌注血管收缩药或人工栓子：经选择性血管造影导管，向动脉内灌注垂体加压素，0.1～0.2 U/min 连续 20 分钟，仍出血不止时，浓度加大至 0.4 U/min。止血后 8～24 小时减量。注入人工栓子一般用吸收性明胶海绵，使出血的血管被堵塞而止血。

(二) 食管静脉曲张出血的治疗

1. 气囊填塞

一般用三腔二囊管或四腔二囊管填塞胃底及食管中、下段止血。其中四腔二囊管专有一管腔用于吸取食管囊以上的分泌物，以减少吸入性肺炎的发生。气囊填塞常见并发症有以下几项：① 气囊向上移位，堵塞咽喉引起窒息死亡。当患者有烦躁不安，或气囊放置位置不当，食管囊注气多于胃囊或胃囊注气过多破裂时尤易发生。为防止意外,应加强监护,床头置一把剪刀,随时在出现紧急情况时剪断皮管放气。②吸入性肺炎。③食管黏膜受压过久发生坏死,食管穿孔。

气囊填塞对中、小量食管静脉曲张出血效果较佳,对大出血可作为临时应急措施。

2. 垂体加压素

该药使内脏小血管收缩,从而降低门静脉压力以达到止血的目的。对中、小量出血有效,大出血时需配合气囊填塞。近年采用周围静脉持续性低流量滴注法,剂量 0.2～0.3 U/min,止血后减为 0.1～0.2 U/min,维持 8～12 小时后停药。副作用有腹痛、腹泻、诱发心绞痛、血压增高等,故高血压、冠心病患者使用时要慎重。当有腹痛出现时可减慢速度。

3. 内镜硬化治疗

近年不少报道用硬化治疗食管静脉曲张出血,止血率在 86%～95%。有主张在急性出血时做,但多数意见主张先用其他止血措施,待止血 12 小时或 1～5 日后进行。硬化剂有 1% 十四烃基硫酸钠、5% 鱼肝油酸钠及 5% 油酸乙醇胺等多种。每周注射一次,4～6 周为一疗程。并发症主要有食管穿孔、狭窄、出血、发热、胸骨后疼痛等。一般适于对手术不能耐受的患者。

胃底静脉曲张出血治疗较难,有使用血管黏合剂止血成功。

4. 抑制胃酸及其他止血药

虽然控制胃酸不能直接对食管静脉曲张出血起止血作用,但严重肝病时常合并应激性溃疡或糜烂性胃炎,故肝硬化发生上消化道出血时可给予抑制胃酸的药物。雷尼替丁对肝功能无明显影响,较西咪替丁为好。所以从静脉滴入,每次 50 mg,每 12 小时一次。一般止血药物如酚磺乙胺等效果不肯定,维生素 K_1 及维生素 C 或许有些帮助。

三、手术治疗

在消化道大出血时做急症手术往往并发症及病死率比择期手术高,所以尽可能先采取内科止血治疗,只有当内科止血治疗无效,而且出血部位明确时,才考虑手术治疗止血。

(栾照敏)

第二十七章 急腹症的诊断与鉴别诊断

腹痛为急腹症的主要表现形式,处理的正确与否对患者的安危有很大的关系。现仅就与急腹症鉴别诊断有关的若干问题进行简要的讨论。

一、腹痛的机制

(一)解剖概念

腹部的神经分为脊髓神经和自主神经。前者司腹壁的运动和感觉;后者管内脏的运动和感觉,痛觉纤维随交感神经传导到中枢。从腹壁来的感觉神经和从内脏传入的痛觉神经纤维均汇集于脊髓的背根。简言之,内脏的感觉冲动随交感神经的传入纤维进入脊髓的背根,此时,与某一皮肤区域传入的感觉神经,在脊髓灰质的同一区域内替换神经元;然后,再过渡到脊髓对侧的白质内,随脊髓丘脑束上升,在丘脑内再替换神经元;最后传达到大脑皮质的躯体感觉区。在这一感觉通路上,由腹部脏器传来的冲动将会提高相应脊髓中枢的兴奋性,从而影响邻近的中枢。因此,内脏的疼痛经常反映在同一脊节背根神经所支配的皮肤感觉区;反之,某些躯体病变的刺激冲动也能通过同一感觉通路表现为腹痛,这种现象叫做"牵涉痛"。这一点,对于腹痛的鉴别诊断有重要意义。

(二)腹痛的类型

从神经机制方面腹痛可分为三种基本类型。

1. 单纯性内脏疼痛

传入途径纯系交感神经通路,脊髓神经基本不参与或较少参与。例如,胃肠收缩与牵拉时的某些感觉。疼痛的特点:① 深部的钝痛或灼痛;② 疼痛部位含混,通常比较广泛或接近腹中线;③ 不伴有局部肌紧张与皮肤感觉过敏;④ 常伴有恶心、呕吐、出汗等迷走神经兴奋症状。

2. 牵涉痛

交感神经与脊髓神经共同参与疼痛的机制。又分为牵涉性躯体痛和牵涉性内脏痛。前者实际上是一种体神经的机制,例如,当横膈中央部分受到刺激时,可放射到肩部,这是由于分布于横膈中部的膈神经进入颈椎3~5节脊髓水平,该节脊髓神经沿着臂丛分布于肩部的缘故。而后者是我们主要要讨论的,其疼痛的特点为:① 多为锐痛,程度较剧烈;② 位置明确,在一侧;③ 局部可有肌紧张或皮肤感觉过敏。

此种疼痛在临床上的意义比较大,通常反映器官有炎症或器质性病变而非功能性。

3. 腹膜皮肤反射痛

只有体神经或脊髓神经而无内脏神经参与疼痛的机制。脊髓神经的感觉纤维分布于腹膜壁层、肠系膜根部及后腹膜。病变侵犯到接近以上神经末梢的部位时,疼痛就反映到该脊节所支配的皮区。疼痛的特点为:① 具有脊髓节段性神经分布的特点;② 程度剧烈而持续;③ 伴有局部腹肌的强直、压痛与反跳痛,一般代表有腹膜受侵。

在临床工作中,我们所接触的腹痛实际上常为混合型,可有一种以上的疼痛机制参与。有时,随时间推移,腹痛的类型亦可起变化。如阑尾炎早期,阑尾的管腔剧烈地收缩,企图排除粪石,表现为纯内脏疼痛,部位在脐周,并可伴有恶心、呕吐;当炎症出现以后,痛觉感受阈降低,兴奋性增加,在传导途径中影响了脊髓背根中的体神经,遂发生牵涉痛,疼痛的部位转移到右下腹;最后,炎症的发展波及邻近的腹膜壁层,又出现腹膜皮肤反射痛,疼痛的程度更剧烈,且伴有局部的压痛、反跳痛和腹壁的肌紧张。

二、腹痛的病因

(一)腹部病变

1. 腹膜刺激或炎症

包括细菌感染或化学刺激(如穿孔所致的胃液、肠液、胆汁、胰液的外漏以及内脏破裂出血等)引起的病变。

2. 空腔脏器的梗阻

包括膈疝、贲门、胃与十二指肠、小肠、结肠、胆管、胰管等部位的梗阻;可因炎症、溃疡、蛔虫、结石、肿瘤等引起。

3. 供血失常

① 栓塞与血栓形成;② 扭转或压迫性阻塞,包括绞窄性疝、肠扭转、囊肿蒂扭转等。

4. 支持组织的紧张与牵拉

如肝包膜张力的剧增、肠系膜或大网膜的牵拉等。

5. 腹壁肌肉的损伤或炎症

(二)腹外邻近器官的病变

1. 胸腔病变

例如,肺炎常有上腹部的牵涉痛;心脏冠状动脉供血不足常有胸骨后、剑突下疼痛并放射至左臂。

2. 盆腔病变

包括输尿管、膀胱、生殖系。例如,输尿管结石的疼痛常在腹部两侧,向后腰及腹股沟放射。

3. 胸腰椎病变

有时疼痛在上腹部,并可因增加脊柱的屈曲度而加重,仔细检查常可发现脊柱的畸形与压痛。

(三) 新陈代谢紊乱与各种毒素的影响

糖尿病酸中毒，尿毒症，化学毒物如砷、铅中毒均可引起腹痛。此外，卟啉病或一些过敏性疾病亦可发生腹痛。

(四) 神经源性

1. 器质性

脊髓痨、带状疱疹、末梢神经炎等均可表现腹痛症状。

2. 功能性

包括中空脏器的痉挛、肠运动功能失调及精神性腹痛等，均需与急腹症加以鉴别。

三、临床常见的腹痛

(一) 食管

脊髓节段为胸1至胸6。① 疼痛的部位常在胸骨后；② 疼痛常在病变水平；③ 可伴有吞咽困难和吞咽疼痛。

(二) 胃与十二指肠

脊髓节段为胸7至胸9。① 部位通常在中上腹，有时可偏右或左侧，偶尔可在乳头水平和脐之间；② 疼痛加重时，范围可较广泛并放射至背部或肩胛间区；③ 可具有以下特点：与饮食有关；可因进食、服用抗酸剂或呕吐而减轻；常于夜间加重；消化性溃疡的疼痛常有节律性和季节性。

(三) 胰腺

脊髓节段为胸12至腰2。① 疼痛可在上腹部，但有时范围广泛；一般说来，头部病变位于中线右侧；胰体病变痛在脐周或中线部位；胰尾病变在中线左侧；② 疼痛常可感觉于腰背部；③ 疼痛通常为持续性且较重，但有时可以轻微。

(四) 胆道

脊髓节段为胸6至胸10，主要为胸9。① 胆囊的疼痛和压痛通常位于右上腹；② 胆管的疼痛位于剑突下或中上腹；③ 疼痛常放射到右肩胛区和肩胛间区;④起病突然,为剧烈绞痛,常伴有发热与黄疸。

(五)小肠

脊髓节段为胸 10。① 疼痛部位在脐周;② 通常为绞痛性质。

(六)结肠

脊髓节段为胸 8 至胸 12。① 部位:横结肠和乙状结肠的疼痛在脐与耻骨之间,升结肠的疼痛在脐右,降结肠在脐左,直肠在耻骨上或腰骶部;② 疼痛可为绞痛性质;③ 可因排便或排气而减轻;④ 可伴有排脓血或黏液。

(七)肾与输尿管

脊髓节段为胸 12 至腰 1。① 解剖部位在腹膜后,属于躯体痛,在患侧腰部可有压痛和叩击痛;② 泌尿系结石疼痛呈绞痛,向下放射至会阴部和大腿内侧;③ 可伴有排尿痛或血尿。

(八)妇科疾病

与急腹症鉴别诊断有关的妇科疾病主要是宫外孕、卵巢囊肿或肿瘤扭转和卵巢破裂。特点如下:① 疼痛部位主要在下腹;② 与月经有关;可有停经史,疼痛发生在月经中期或中期后;③ 可有内出血症状;④ 阴道、腹部双合诊有时可触及有压痛的肿块。

四、急腹症的诊断与鉴别诊断

(一)病史采取和症状分析

1. 问腹痛

由于腹痛是急腹症的主要表现形式,所以首先要问腹痛,并询问有关腹痛的情况。

(1)腹痛的部位:可反映腹部不同器官的病变,有定位价值,在鉴别诊断上很重要。

（2）腹痛的性质：通过对腹痛性质的了解，对诊断也有参考意义。例如，绞痛往往代表空腔脏器的梗阻，如肠梗阻、胆管结石等，并常有阵发性加重；胆道蛔虫则常有剑突部位的钻顶痛；消化性溃疡穿孔多为烧灼性或刀割样的锐痛，可迅速扩散到全腹；胀痛常为器官包膜张力的增加、系膜的牵拉或肠管胀气扩张等所致。

（3）腹痛的程度：有时和病变严重的程度相一致，如腹膜炎、梗阻、绞窄、缺血等病变腹痛剧烈；但患者对疼痛的耐受性有很大差异，如老年人或反应差的患者，有时病变虽重，疼痛却表现不太重。

（4）腹痛的放射或转移：由于神经分布的关系，一些部位病变引起的疼痛常放射至固定的区域，如胆道或膈下的疾患可引起右肩或肩胛下疼痛；胰腺位于腹膜后，其疼痛常涉及后腰背；肾盂、输尿管的病变，其疼痛多沿两侧腹向腹股沟方向放射。此外，疾病不同阶段的牵涉痛，可引起腹痛部位的转移，最典型的例子，是阑尾炎的疼痛。根据这些特点，对引起腹痛病变的定位诊断有很重要的参考意义。

2. 问病程

包括腹痛发生的时间、起病是缓渐的还是突然的、疼痛是持续还是间歇等。

腹痛发生的时间结合患者的周身状况对我们判断病情的轻重缓急有很大的关系，如发病时间很短而患者的周身情况恶化或伴有休克，常提示有严重的腹膜炎或内出血。此外，腹痛发生的时间对我们考虑应采取何种诊断性措施亦有关系，例如刚发生不久的中上腹或脐周围痛、不伴有右下腹的压痛和反跳痛，并不能否定阑尾炎的存在，此时，需要进一步的观察。又如，在病程1～2小时之内的急性胰腺炎往往血清淀粉酶并不升高，需要再过一段时间重复取血才能确定诊断。

穿孔或肠扭转等常发病突然,有些炎症则起病缓渐而呈逐渐加重。此外持续的疼痛常提示炎症或血运障碍;间歇而阵发加重的疼痛常表示空腔脏器的梗阻或结石。

3. 问呕吐

胃肠道疾病常伴有呕吐。对疼痛与呕吐的关系,进食与呕吐以及吐后疼痛是否减轻都应该注意。此外,呕吐出现的早晚、吐的内容物(酸、苦、食物、粪质、蛔虫等)对判断梗阻的部位和原因等都有重要的意义。

4. 问有关症状

如腹痛是否伴有排便的改变,骤然发作的腹痛若伴有腹泻和脓血便常提示有肠道的感染;反之,如腹痛无排便和排气则可能有肠梗阻。腹痛伴有尿急、尿频、尿痛、尿血、尿石头等表示患有泌尿系的感染或结石。此外,是否伴有寒战、发热、黄疸、脱水、休克等,亦须加以注意。

5. 问诱因

一些急腹症有时和一定的诱发因素有关。例如饮酒和进油腻食物可诱发急性胰腺炎或胆道疾病;暴饮暴食后可发生急性胃扩张或溃疡穿孔;急性胃肠炎可因饮食不洁而发生。此外,创伤、受凉、精神因素等都可能是某些急腹症的诱因。

6. 问往史

过去的病史可能有助于急腹症的诊断。例如,过去有无类似发作、频度及规律;以往的患病和手术史以及长期接触某种有害物质的职业史等,可能都与现疾病有一定的关系。

7. 问月经

对女患者要问月经。末次月经的日期,既往周期是否规律,有无停经及停经后有无再出血,血量与以往月经量是否相同等,都应仔细询问。

8.问治疗

应了解患者过去的治疗经验,这次疾病发作后用了哪些治疗及其对治疗的反应,作为诊断和处理的参考。

(二)体格检查

1.要重视周身情况

观察患者的一般状况、神志、呼吸、脉搏、血压、体温、舌苔、病容、痛苦程度、体位、皮肤情况以及有无贫血、黄疸。不忽视全身体检,包括心、肺。

对周身情况的观察在急腹症是十分重要的,可以初步判断患者病情的轻、重、缓、急,是否需要作一些紧急处置,如输液、输血、解痉、镇静、给氧等,然后再作进一步的检查。对危重患者,检查的顺序有时也不能按一般常规,也不能过于烦琐;可重点地进行问诊和最必要的体检后先进行抢救生命的处理,待情况允许再作详细检查。这一点是与对待一般疾病有区别的。

2.腹部检查

要重点注意下列各点。

(1)观察腹部外形有无膨隆,有无弥漫性胀气,有无肠型的蠕动波,腹式呼吸是否受限等。

(2)压痛与肌紧张:① 固定部位的、持续性的深部压痛伴有肌紧张常为下面有炎症的表现。② 表浅的压痛或感觉过敏,或轻度肌紧张而压痛不明显、疼痛不剧烈,常为邻近器官病变引起的牵涉痛。③ 全腹都有明显压痛、反跳痛与肌强直,为中空脏器穿孔引起腹膜炎的表现。

对于急腹症,触诊的手法要轻柔;先检查正常或疼痛轻的部位,逐渐移向疼痛的中心部位。诱导反跳痛有两种方法:① 在病变部位的腹壁上轻轻进行叩诊;② 让患者咳嗽。这样,即可引出反跳痛。

(3)腹部有无肿块:炎性肿块常伴有压痛和腹壁的肌紧张,

因此境界不甚清楚；非炎性肿块境界比较清楚。要注意肿块的部位、大小、压痛、质地（软、硬、囊性感）、有无杂音及活动度等。

（4）肝浊音界和移动性浊音：肝浊音界消失，对胃肠穿孔有一定的诊断意义。但有时肺气肿或结肠胀气可使肝浊音界叩不出。此外，胃肠穿孔时，肝浊音界也不一定都消失，这决定于穿孔的大小和检查时间的早晚。所以，要辅以腹部 X 线透视。少量积液时不容易发现移动性浊音，但发现时对腹膜炎的诊断很有意义，可用诊断性穿刺来证实。

（5）听诊：对肠鸣音的改变要连续观察，要重视音调的改变，如金属音、气过水声等，高亢的肠鸣音结合腹部胀气或发现肠袢提示可能有肠梗阻存在。但肠梗阻在肠麻痹阶段也可有肠鸣音的减弱或消失。

3. 直肠、阴道检查

对于下腹部的急腹症，直肠检查有时可以触及深部的压痛或摸到炎性的肿块。对已婚妇女请妇科医生协助做阴道检查可有助于对盆腔病变的诊断。

（三）实验室诊断

1. 化验

血白细胞、尿、粪常规、酮体及血清淀粉酶是最常做的急诊化验。怀疑卟啉病要测尿紫质；疑铅中毒应查尿铅。

2. X 线检查

作胸腹透视目的在于观察胸部有无病变，膈下有无游离气体，膈肌的运动度以及肠积气和液平面。有时需摄腹部平片（取立位或侧卧位）。当怀疑乙状结肠扭转或肠套叠时可行钡灌肠检查。

3. B 型超声诊断

近年来 B 型超声检查在急腹症的诊断中起重要作用，可以发现胆系的结石，胆管的扩张和胰腺、肝脾的肿大等。对于腹腔少量的积液，B超检查较腹部叩诊为敏感。在宫外孕的诊断中，有时可看到子宫一侧胎儿的影像或输卵管内的积液。B超对于腹内的囊肿和炎性肿物也有较好的诊断价值。

4. 诊断性穿刺及其他

对于腹膜炎、内出血、胰性腹水及腹腔脓肿等可试行诊断性穿刺。目前较多采用超声定位下的细针穿刺，既准确，且安全。对穿刺物应立即作常规、涂片显微镜检查及细胞培养。对妇科急腹症患者有时需作阴道后穹隆穿刺或腹腔镜检查。

5. 手术探查

在诊断不能确定，内科治疗不见好转而病情转危的紧急情况下，为挽救生命应考虑剖腹探查。

五、诊断原则和经验教训

(一) 诊断原则

对急腹症，在诊断方面必须依次回答以下三个问题。

(1) 有无外科情况需要紧急处理？

在不能明确此点之前，绝不能掉以轻心，并要慎用麻醉性镇痛剂，以免影响诊断，延误及时治疗。

(2) 是器质性还是功能性腹痛？

原则上要首先除外器质性疾病，不要轻率诊断功能性腹痛。

(3) 腹痛最后的病因是什么？

不论何种腹痛，最后总要归结到病因问题。只有弄清病因，才能有最正确的处理。故不能满足于对症处理，要争取尽早弄清诊断。

(二) 经验教训

(1) 急腹症的及时和正确的诊断，不单纯取决于业务技术，往往需要医生对患者有高度的责任心，才能认真仔细地观察患者，有时需要不分节、假日，夜以继日地工作。

(2)早期正确的诊断,必须有一个科学的、实事求是的态度;应提倡亲临第一线观察患者,客观全面地掌握病情资料,避免主观片面性;还要善于分析各种检查结果,"去粗取精,去伪存真",学会运用唯物辩证法,抓住主要矛盾。

(3)要注意观察和随诊。我们对于疾病的认识,不但常常受着科学条件和技术条件的限制,也受着客观过程的发展及其表现程度的限制。所以,必须注意连续观察,在发展变化的过程中去鉴别疾病。这一点对急腹症的鉴别诊断尤为重要,因急腹症的发展变化是较快的。例如急性阑尾炎,在最初数小时内,腹痛往往在脐周,但10余小时后则每每呈现出典型的右下腹转移性疼痛。故医务人员要认真观察病情的变化,对于一时不能确诊而病情又有危险的患者,不要轻易放过。

(4)急腹症是一个变化多端的复杂过程,且同一疾病在不同条件下差异极大,不一定都符合书本上的典型描述。例如肠穿孔,在老年、反应差及农民患者(对痛的耐受性较强)的表现程度不一,稍一麻痹大意即容易造成漏、误诊。因此,医生决不能故步自封,满足于书本上的知识。对于任何疑点和不能解释的问题,都要当作新课题去进行探索,必要时应请示上级医生并进行会诊。

(孙立芬　管玉贞)

第二十八章　胆道疾病

急性化脓性胆管炎或急性胆囊炎对患者的生命都有严重威胁，是我国胆石症患者死亡的主要原因。

一、病因和发病机理

胆管急性梗阻使胆汁淤滞，胆管内压迅速升高，当其超过胆管壁所能承受的压力时，即可使肝内、外胆管的黏膜屏障发生程度不等的损害，为细菌侵入引起急性化脓性感染提供了有利条件。感染的菌种主要是革兰阴性杆菌，其中以大肠杆菌最常见，其次为变形杆菌、绿脓杆菌等。

造成胆管急性梗阻的原因以结石嵌塞最为常见。胆总管末端的生理缩窄区是最常发生结石嵌塞的部位，其次是病理性的疤痕狭窄环。这种疤痕狭窄环可以发生在胆总管、肝总管、左右肝管开口部以及肝内胆管。狭窄环口径小于正常胆管者称真性狭窄，有的狭窄环口径等于甚至大于正常胆管，但因其上游的胆管更为扩张，对比之下仍明显狭窄者称为相对狭窄。少数病例手术时发现胆管狭窄处有肉芽组织增生，堵塞管腔但无结石。此外进入胆管的蛔虫常引起急性化脓性胆管炎，有结石和胆管狭窄者更是如此。胰头部或胆管本身的肿瘤所造成的梗阻一般进程较慢，梗阻逐渐加重而不引起感染，但个别病例也可并发急性化脓性胆管炎。

二、病理生理

胆管的化脓性炎症向四周蔓延,向胆囊和肝外胆管周围蔓延,可引起脓性渗出和粘连。向肝内胆管周围蔓延,则引起胆管炎性化脓性肝炎和肝脓肿。脓肿或小胆管破裂可以引起弥漫性腹膜炎或肝周围局限性脓肿,如膈下或肝下脓肿,并可因而引起反应性的胸腔或心包积液,脓肿也可破入支气管或心包。胆管周围炎侵蚀门静脉或肝动脉,可引起胆道出血。当然含菌的胆汁也可沿此途径进入血流,这可说明急性化脓性胆管炎的患者常迅速出现感染性休克,并易发生败血症的原因。

如果在出现致命的后果之前,梗阻得以解除,炎性渗出物和坏死组织被吸收机化,胆囊和胆总管壁增厚并与周围器官粘连,也可引起或加重胆管狭窄,致使胆道的梗阻和感染容易复发,使上述病变重演。

三、临床表现

急性化脓性胆管炎以上腹绞痛、寒战、高热、黄疸为特点。腹痛常先出现,位于上腹或右上腹,呈持续痛,阵发加重。旋即出现高热寒战。黄疸于发作后数小时或数日才出现,为梗阻性黄疸。体检见剑突下或右上腹有明显压痛,肌紧张,部分患者可触到胀大的胆囊或肿大的肝脏,并伴有压痛。实验室检查血白细胞计数明显升高,尿胆红素阳性,血清总胆红素和直接胆红素以及SGPT升高。严重者并有低血压或休克。如果治疗不及时,可在数小时内昏迷、死亡。

四、诊断

(一)B超

B超在胆道疾病诊断中起着重要的作用。超声不仅能够清楚显示胆囊外形和大小,观察有无畸形、结石、炎症及肿瘤等,还能够用于探测肝外胆管及其分支,查明有无胆管扩张、阻塞,提示阻塞的原因,为梗阻性黄疸的诊断和鉴别诊断提供了有力的帮助。超声检查简便易行,无痛无创伤,其敏感性为67%~93%,特异性为82%~100%。但有时超声难以鉴别门静脉及扩张的肝内胆管,同时由于肠内气体干扰,有时胆总管下端结石难以显示。因此在急性化脓性胆管炎患者,超声检查阴性也不能完全排除胆道结石存在。

(二)逆行胰胆管造影

逆行胰胆管造影(ERCP)对鉴别黄疸性质的诊断正确率在75%~89%,造影提示梗阻部位和病变性质与手术病理结果相符率为85.7%。临床上胆石症有时颇难与胆管癌相区别,ERCP可以帮助确诊。胆石常伴有胆管扩张,有时可看到胆石嵌顿于壶腹部而引起乳头区明显充血、肿胀。胆石一般不引胆管完全梗阻,造影剂往往从胆石周围包绕而过。胆管癌造成充盈缺损常在一侧壁或造成胆管完全梗阻。ERCP总的并发症为2.5%,病死率为0.001%~0.2%。胆管炎致败血症是ERCP致命的并发症,发生率为0.65%~0.8%,病死率为0.005%~0.1%。因此急性化脓性胆管炎作ERCP,同时必须做引流,避免败血症发生或加重。

(三)经皮肝穿刺胆道造影术(PTC)

经皮肝穿刺胆道造影术操作简单,并发症少,胆系显影成功率高(93%),胆系影像清晰,较完整,结石诊断率高(94%)。PTC在急性胆道病患者中除用作诊断外,还可用作引流,术前胆道减压,可使临床症状迅速缓解,争取择期手术治疗。

(四)胆道闪烁显像术

正常人静脉注射 ^{99m}Tc-HIDA(二甲基亚胺二乙酸)5分钟,除清晰的肝影外,胆总管和十二指肠也出现放射性;注射15~30分钟,除肝影外,胆总管、胆囊管和胆囊、十二指肠清晰显像。假如在注射后2小时内胆囊不显影,则可注射胆囊收缩素后 30 分钟再注射 ^{99m}Tc-HIDA。若胆囊仍不显影,证明胆囊管阻塞,存在急性胆囊炎。Weissmann 报道诊断正确率 98%,特异性 100%,假阴性 5%,假阳性 0。但 Hirvis 报道特异性 38%,假阳性 54%。

五、治疗

(一) 经内镜非外科手术疗法

经内镜乳头括约肌切开术(EST)是近十几年来由 ERCP 发展起来的一项新技术,成功率 90%~95%,其适应证为:① 胆管结石并发原发性阻塞性化脓性胆管炎(POSC),结石 < 2 cm,一般情况较好,能耐受 EST 者;② 原发性胆总管结石或残余结石,结石直径 < 2 cm 者;③ 原发性乳头括约肌狭窄,狭窄段限于胆管肠壁段者;④ 胆管蛔虫合并胆管下端狭窄或并发结石者;⑤ 壶腹周围肿瘤引起的梗阻性黄疸。

(二) 乳头开窗或由瘘管进刀法

适用于:① 胆总管壶腹部结合嵌顿,导管推石失败,乳头切开刀不能从乳头开口进入者;② 乳头过大,开口不清,无法从乳头开口处进刀者;③ 壶腹十二指肠瘘,乳头切开刀可直接由瘘管进入胆管者。先用电凝头在胆管肠腔内隆起最明显处开窗,将电凝头紧贴黏膜并及时通电,反复烧灼直至进入胆管腔,再由开窗处或瘘道口插入乳头切开刀切开,至满意时为止。

(三) 经内镜胆管引流术

胆管疾患(如肿瘤、结石等)引起梗阻性黄疸,急性化脓性胆管炎需及早作出诊断并进行减黄引流术。非外科手术的胆管引流可分经皮经肝和经乳头两类,两类又可分为外引流和内引流。

1. 经皮经肝胆管外引流(PTCD)

常用于肝外胆管梗阻性黄疸、急性化脓性胆管炎。先作 PTC 后置引流管,瘘管扩张后,经瘘管插入胆管镜,可作胆道检查及取石等治疗。如需要经胆管镜将引流管经胆总管末端进入十二指肠留置,即为内引流。

2. 经口经乳头外引流(鼻胆管引流)

用加长一倍的 ERCP 导管作 ERCP,导管端部越过狭窄部位留置,撤出十二指肠镜,导管自鼻孔引出。多用于急性化脓性胆管炎的引流及减黄。可自留置导管注入药物,作溶石、抗炎、清洗及造影。但有胆汁丢失,多作暂时应用。

3. 经口经乳头内引流(ERBD)

多在 EST 后进行。1980 年 Scehendra 曾用猪尾形导管经十二指肠镜插入,一端越过狭窄部,一端留于肠腔,能可靠地引流。管理方便,可长时间留置,胆汁不丢失。

以上几种内镜手术疗法目前国内已广泛应用。

(四) 手术疗法

急性化脓性胆管炎外科手术死亡率 9%～40%。目前国内外大多采用内镜手术疗法,多数患者经内镜手术治疗后,结石排出,急性炎症即可减退,则不需进行外科手术。但对于伴有胆囊结石或胆管有狭窄的病例,特别是肝内胆管狭窄合并结石的病例,经内镜手术排石法恐难以奏效,并难防止胆管炎复发。因此对这类患者一般倾向择期外科手术治疗。

(滕 娟)

第二十九章　胰腺炎

一、病因和发病机理

急性胰腺炎在急腹症中相当常见，按发病情况可分为急性胰腺炎和急性复发性胰腺炎。前者既往无发作史，后者为反复发作者，包括以前仅有一次发作者。按病理可分为急性水肿型胰腺炎，主要病理改变为间质水肿；另一类型为严重的急性出血性胰腺炎，也称为急性出血坏死性胰腺炎。两种病理类型在理论上可以由前者演变恶化为后者，但临床上往往看到水肿型起病轻，发展慢，过程比较平稳，而并不发展为险恶的出血坏死型，临床上且以水肿型为多见。出血坏死型病情凶险，常为暴发性，症状体征均严重，并发症多，病死率高。

致病原因，国外强调与长期饮酒有关，我国胆道疾病尤其和胆石症关系密切。其他因素很多，一般外科参考书均有叙述。关于急性胰腺炎的发病机理亦有几种说法，比较普遍被接受的解释为：胰管因功能或器质性的原因而引起梗阻。在这种情况下，又因食物、药物等原因刺激十二指肠，产生大量促胰液素，促胰液素使胰液大量分泌，使胰管内压力急剧上升，胰酶逆行进入胰腺间质，遂触发急性胰腺炎。

二、临床表现

(一) 急性腹痛

起病往往急骤。位于上腹部，以剑突下为中心，可偏右或偏左，有时为整个上腹部疼痛。持续性，可同时伴背痛。因胆道疾病原发而致的急性胰腺炎,腹痛可起自右上腹,有的放射到肩部,疼痛通常均较剧烈。

(二)胃肠道症状

往往有恶心或呕吐、上腹部胀满感等,发展到一定时候,均有腹胀,有的病例上腹胀闷难受的感觉甚至较疼痛更突出。

(三)体格检查

常可发现上腹部肌紧张及压痛和反跳痛,左右常不等。合并胆道疾病者,右季肋下胆囊区亦常有压痛。严重的出血坏死性病例可见到侧腰部皮下淤血(Grey Turnes 征)和脐周皮下出血(Cullen 征),为病情严重、预后不良的征兆。

(四)发热

体温升高但开始很少高烧。脉速常达 100 次/分钟以上;严重的病例可达 150 次/分钟。心律不齐、血压下降、周围循环衰竭的表现在严重病例亦不少见。

(五)实验室检查

血白细胞升高,中性多形核升高几乎每例均有,只说明有炎症存在。有诊断意义的检查为:

1. 血清淀粉酶

血清淀粉酶超过 500 U(Somogyi 法)有诊断意义。尿淀粉酶亦有诊断价值,尿中淀粉酶在胰腺炎病例可持续 3~6 日,超过 124 U Winslow 单位有诊断意义。由于在溃疡病穿孔、胆石症、绞窄性肠梗阻等情况下亦常有血清淀粉酶升高,唯后者升高程度不如胰腺炎高,且有其他诊断依据,但如测定淀粉酶和肌酐肾清除率比值,对诊断更有意义。

2. 脂肪酶

血清脂肪酶升高超过 1.5 U(Comfort 法),有诊断意义,不少医师认为比血清淀粉酶更可靠。但本法需 24 小时出报告,不能符合临床急症要求;湖南医学院近来报告应用 Shihabi 改良快速比浊法,认为比淀粉酶有更高的敏感性和特异性,时间也大为缩短。

3. 血钙

血钙降低系胰腺炎引起腹内脂肪坏死皂化与钙结合所致,降低的程度和胰腺炎的严重性有关,如血钙低于 7 mg%,示预后不良。血糖升高在胰腺炎患者也较常见,重要性不如血钙降低。

4. 腹腔穿刺液中淀粉酶的检查

在坏死性胰腺炎患者常出现腹胀,移动性浊音阳性,用细针于侧腹部穿刺可得到血性渗液,测淀粉酶常很高,有助于诊断。

5. 血气分析

急性胰腺炎易合并呼吸窘迫综合征(ARDS),在临床出现呼吸功能衰竭以前,血氧分压实际早已下降,及早发现可有助于改善缺氧,间接有助于预后。

6. 影像诊断

实时 B 型超声检查可发现胰腺肿大,界限模糊,但也可正常或变小,和胰腺炎的病理改变和病期有关。如果发现钙化和假性囊肿、腹腔内脓肿尤有诊断价值。CT 检查亦有助于诊断,如发现胰腺肿大、呈蜂窝状等。但在急性胰腺炎并非必需,也不如 B 超方便经济。

7. X 线腹、胸片

为急性胰腺炎患者的常规检查项目。腹部平片可见前哨肠袢即空肠袢局限性扩张胀气和横结肠胀气扩张,系胰腺炎渗出致附近肠袢麻痹的表现。稍后可以有广泛小肠胀气,与渗出物刺激内脏神经有关。胸片往往可发现左膈上积液,肺野模糊,为胰腺炎所致肺间质水肿,ARDS 的早期表现。

三、诊断和鉴别诊断

根据病史、体征、血清淀粉酶、B 超、X 线片所见,一般诊断并不困难。腹腔穿刺常有帮助。腹腔穿刺液的结果,可以鉴别十二指肠穿孔、绞窄性肠梗阻和出血坏死性胰腺炎等,但应和其他临床所见结合再鉴别。

四、急性出血坏死型胰腺炎的并发症

水肿型胰腺炎过程平稳,病程亦短,并发症亦较少。急性出血坏死型胰腺炎则不然,不仅变化多,甚至危象丛生,多器官功能衰竭的发生率很高,其严重性也日益为临床医师所认识。主要累及的器官按发病的先后叙述如下。

(一)肺功能衰竭

据统计约 80% 的急性出血坏死型胰腺炎患者发生 ARDS,但有程度的不同。ARDS 的发生和循环、休克无直接关系,主要是由于胰腺坏死。胰腺破坏而释出的磷脂酶 A(Phospholipase A)可使肺表面活性物质失活,肺泡内渗出和肺不张;胰腺炎渗出引起脂肪坏死,释出甘油三酯类和它的代谢产物、游离脂肪酸等,造成肺泡损害。此外,血管舒缓素原(Kallikreinogen)、胰蛋白酶原被激活,产生缓激肽及微血管增渗酶,可对全身和肺循环产生影响,也可造成肺脏的直接损害。约 20% 的急性出血坏死型胰腺炎死于呼吸衰竭。

(二)肾衰竭

在急性出血坏死型胰腺炎出现过休克的患者都会发生肾衰,有些即使临床上血压下降未达休克的程度亦有相当多病例发生肾衰,因为休克不是仅以血压下降来断定的。胰腺出血坏死,大量渗出,体液丢失,血容量锐减、血压下降、肾滤过压降低以及肾脏缺血,临床出现少尿。实际上常有肾小管坏死和肾衰竭,有时开始时肾衰并不严重,但如病程拖长,并发症迭出,感染发展等,肾功能可以恶化,临床发展为无尿,患者最终死于肾衰。

(三)肝脏、心脏受损

最常见的肝脏损害为肝功能不正常,如 SGOT、碱性磷酸酶升高,血清胆红素升高等。后者还常因有梗阻的因素,但几乎都有肝细胞受损害。血糖升高部分原因也和肝功能损害有关。心率快、心律失常、心排出量降低等常是心肌损害的表现。患者有肺水肿、ARDS、肺动脉高压等也加重了左心的负担,这些在出血坏死型胰腺炎时并不少见。

(四)其他并发症

1. 静脉血栓形成

首先发生在坏死胰腺组织附近的静脉如脾静脉、肠系膜静脉等,严重的可引起结肠坏死。这和胰酶渗出直接侵犯静脉有关,也和胰腺坏死分解产生的酶可促使静脉内血栓形成有关,包括周围静脉在内。

2. 弥散性血管内凝血

弥散性血管内凝血即 DIC。胰酶分解胰腺组织产生的促凝物质、休克、微循环障碍、肝功能障碍等因素,均可促使发展为 DIC。

3. 其他

如胰腺脓肿、胰腺假囊肿、胃和十二指肠腐蚀穿孔,附近血管受侵蚀破裂后反复大出血等均有报道,成为患者最终死亡的原因。

五、治疗

(一)支持疗法的抑制胰腺外分泌

(1)水肿型胰腺炎可采用禁食,胃肠减压,输液保持水、电解质平衡,保持尿量等。对于出血坏死型,一般输液常难维持血容量,多需输血浆或蛋白溶液,待稍稳定后可采用全胃肠外营养疗法。因这类患者病程长、消耗重,需一开始就要有力的支持治疗,输血只是时间问题。抗生素的选用是必要的,一般采用两种以上联合治疗,常用者如青霉素和庆大霉素。

(2) 抑制胰液外分泌及抑制胰酶的活性,除禁食以避免食物刺激外,早期可用抑肽酶。理论上本药为强有力的抗胰蛋白酶和抗微血管增渗酶的药物,但如出血坏死已经形成,其作用就很有限。一般应用剂量:首 8 小时可静滴 8 万~12 万 U,以后每 8 小时 8 万 U,连续 48 小时。应用时要注意过敏反应。

(3) 5-氟尿嘧啶有抑制胰腺腺泡细胞分泌胰酶的作用,在适当的病例可以选用。近来的报道意见不一,有的认为有效,有的认为无效,多数报告均缺乏严格的对照。据最近的实验研究,5-氟尿嘧啶在相当高的浓度时确有作用,但通常静脉给药方法不易达到此浓度或者患者不能耐受。如果能给动脉局部灌注,其效果可能要好些。给药途径可试行股动脉插管到腹腔动脉,经肝总动脉或最好是胃十二指动脉给药。但多数情况下不具备此条件。周围静脉给药以短时间内给完比均匀持续小量为好,每日可以两次,每次 0.5 g。

其他如胰高血糖素也有过报道,但此药国内不易获得,也并非必需。肾上腺皮质激素的使用在早期适应症较强,有减轻水肿、减轻中毒症状、改善微循环和使溶酶体(lysosome)稳定等作用。对 ARDS 也有些好处,在抗休克阶段用之似有益而少弊。但到后期,尤其感染已经产生、血糖很高的情况下使用,则恐有害而无益。使用剂量以较大剂量、短期应用为原则。

(二) 恢复血容量

除了输液、补充电解质外,应输血浆或白蛋白等胶体,使尽快恢复血容量,某些情况下可输全血。在急性出血坏死型胰腺炎,由于渗出量很大,第 1 日需 800~1 000 mL 血浆者相当普通。输液的指标要使尿量达到 50 mL/h,此数值也仅为参考,因常有肾功能受损,尿比重降低。一般最好监测中心静脉压,使之保持在 0.98 kPa(10 cmH$_2$O)左右;对有休克倾向或已发生休克者,最好作血流动力学的监测;有条件单位应放 Swan-Ganz 漂浮导管,对于输液的指导,出现 ARDS、急性肺水肿或心功能不全的监测十分有用。通过导管可测右房压、肺动脉压、脉动脉楔压、心输出量,并可分别从右心房及肺动脉取血行血气分析。通气所得数据,结合心率、血压等可以分别算出心脏指数、心搏出量、外周血管阻力等,以指导治疗。

(三) 发生 ARDS

使用呼吸器的指征,需根据临床总的情况而加以考虑。止痛药物的应用可给哌替啶,有止痛镇静作用。忌用使 Oddi 括约肌痉挛的药物。抗生素的应用多倾向于选用针对腹腔内坏死胰腺和肺部感染的。国外多选用头孢菌素类,要根据病情调节剂量和改换种类,剂量可用常规剂量。也有报告用氨基青霉素者。由于急性胰腺炎尤其是出血坏死者的预后是由很多因素决定的,很难判断何种抗生素起了关键作用,但总的倾向还是应给抗生素。

(四) 中药治疗

水肿型或者不很严重的出血型胰腺炎可给中药,以清胰汤为主,基本方为:柴胡 10 g,白芍 15 g,郁金 10 g,木香 15 g,延胡索 10 g,生大黄 10 g。如合并胆囊炎加黄芩、金银花、连翘、茵陈、栀子、木通等,剂量均各在 15 g 左右。每日可以服两贴。

(五) 其他辅助治疗

补钙,尤其表现有低血钙时可补葡萄糖酸钙,静脉给予。其他如 H_2 阻滞剂西咪替丁,300 mg,每日 4 次静脉滴入。可抑制胃酸分泌,减少对胰腺的刺激。如有雷尼替丁更佳,其作用比西咪替丁大 5 倍而副作用小。

此外还有作内脏神经封闭以减轻腹膜后的刺激等,如患者情况许可均可应用。

（六）外科治疗

1. 外科治疗适应证

外科治疗适应证可归纳为：① 病情进展，临床诊断为出血坏死性胰腺炎；② 诊断虽不确定而临床病情发展很快；③ 合并胆道梗阻或胆总管结石；④ 来院时已较晚，已有并发症，如脓肿等；⑤ 各种非手术治疗效果不好，中毒症状明显而病灶部位坏死组织仍在起作用者。以上仅为参考，其他如内出血、肠坏死穿孔、严重腹膜炎等均为手术的指征。

2. 手术方法

多数外科医师均认为过去采用的切开胰包膜及引流小网膜囊和腹腔是不够的。有几种方法可供选择。

（1）如出血坏死不严重，坏死没有明显界限，则除切开包膜外，可作腹腔灌洗引流术。

（2）不规则坏死胰腺切除是将坏死部分切除，出血创面用填塞法止血，腹壁伤口开放。

（3）规则性切除是在病变局限于体尾处，作体尾部切除，或者规则性与不规则相结合。

不论何种方式，充分的引流是原则，坏死组织消除是否彻底和经验、技术有关，也和胰腺炎继续发展的结果有关，故有的需几次手术清除。

（4）发生小网膜囊内脓肿、膈下脓肿，均应手术引流；有胆道梗阻者应解除梗阻。

空肠造瘘为不少外科医师所推荐，可以用作胃肠内营养，对维持出血坏死型胰腺炎的高消耗有用，早期可用全胃肠外营养，有了空肠造瘘，适当时机即可过渡。

六、预后的预测

目前国际上仍公认 Ranson 所提出的判断急性胰腺炎预后的因素有重要参考价值。

(一)入院时

① 年龄大于 55 岁;② 血糖高于 11.1 mmol/L(200 mg/mL); ③ 白细胞计数高于 16×10^9/L;④ 乳酸脱氢酶大于 700 IU;⑤ 血清 GPT 高于 250 U（Sigma-Frankel 单位）。

(二)第 1 个 48 小时

① 血球压积下降大于 10%;② 血清钙低于 2 mmol/L;③ 乳酸酶缺乏大于 4 mEq/L;④ 血中尿素氮升高 1.79 mmol/L 以上;⑤ 组织间液体滞留大于 6 L;⑥ 动脉血氧分压低于 8 kPa。如果有 3 个以上因素存在则认为预后不好。

不少医师认为这些因素的重要性并不相等,这些因素的不同组合其意义也不尽相同。另外有些因素应考虑在内,如消化道广泛弥漫性出血,胃肠减压持续出现咖啡样液体,48 小时不见减少。患者的神志意识状态,以及腹腔和肺部的继发感染等,也是判断预后的重要因素。尽管如此,在治疗上不能因为判断结果不好有所放松,而更应千方百计抢救。由于医务人员的努力和医学技术的进步,不少患者还是得救的,急性出血坏死型胰腺炎的病死率近年来也有所下降。

(孙　明)

第三十章 急性腹膜炎

第一节 原发性腹膜炎

一、病因和病理

病原菌经血行、淋巴途径，或经肠壁、女性生殖器而进入腹腔，引起急性化脓性腹膜炎症。细菌多为溶血性链球菌、肺炎双球菌，少数为革兰阴性杆菌如大肠杆菌。小儿患者比成年人发病率高，女性比男性发病率高。小儿患肾病、系统性红斑狼疮易得原发性腹膜炎。可能发病前有耳部或上呼吸道感染史，成年人中也常因营养不良或抵抗力低下而发病，如肝硬化腹水、肾炎等情况下发病较高。近年来革兰阴性杆菌感染有增高趋势。

二、临床表现和诊断

主要症状为突发急性腹痛，部位不定。女性因细菌来自生殖器，故常见有下腹部疼痛，一般扩散较快。有的可达全腹，亦有始终局限下腹部。疼痛一般尚可。常伴有胃肠道刺激症状，如恶心、呕吐，也有出现肠麻痹者，但肠鸣音不致完全消失。检查可发现有体温升高、脉速，中毒症状一般不很严重。腹部常有胀气，有腹肌紧张，但不呈板状，压痛、反跳痛往往很显著，叩诊多数可以呈腹腔积液征。血白细胞数升高，中性粒细胞百分比升高几乎都有。

诊断腹膜炎相对比较容易，有上述表现即可诊断，腹腔穿刺可以明确诊断。液体少时可让患者侧卧片刻，上身半坐位，于左或右下腹部穿刺可以得到标本。妇女可作后穹隆穿刺。穿刺液一般呈脓性、无臭味，在排除继发性腹膜炎后即可确诊。有时诊断暂时不能确定，则可边治疗边观察，腹腔穿刺可反复进行，但需注意勿损伤肠管。穿刺得液后应作细菌学检查。

三、治疗

诊断为原发性腹膜炎后，可先用非手术疗法。根据穿刺液涂片染色所见的细菌择用抗生素，采用头孢菌素类常很有效；如脓液有臭味，或染色发现有革兰阴性杆菌，还需考虑有厌氧菌混合感染的可能，这类细菌属无芽孢厌氧菌，女性生殖道很常见，治疗时可加用甲硝唑（甲硝唑），口服每日3次，每次400 mg，在急性腹膜炎时以静脉滴注为佳，1 g/d，也可以在腹腔内注入，剂量相同，或者同时应用。此外尚需输液，保持水、电解质平衡等。

如上述处理效果不好，病情进展，腹胀严重，出现全身中毒症状，则宜剖腹探查，引流腹腔。术中还需检查有无脏器、尤其是胆道、肠道疾患，以排除继发性腹膜炎。

在诊断不确定，而病情不见好转情况下，也应考虑剖腹探查。

妇女生殖器来源所致原发性腹膜炎，预后很好。如肝硬化腹水感染等则处理很困难，感染不易控制，引流则腹水大量流失，蛋白质的丢失会加重肝脏的损害，预后有时很差。小儿原发性腹膜炎一般如抗生素应用得当，预后很好。

（丁昌会）

第二节 继发性腹膜炎

一、病因和病理

继发性腹膜炎是继发于腹腔内器官炎症穿孔、损伤破裂，或血运障碍坏死等的腹膜炎症。最常见的原发病为急性阑尾炎穿孔、十二指肠溃疡穿孔、急性胆囊炎并发穿孔、绞窄性肠梗阻、急性胰腺炎,此外尚有胃肠道肿瘤坏死穿孔、溃疡性结肠炎穿孔、坏死性肠炎、肠伤寒穿孔、憩室炎穿孔、创伤所致胃肠道穿孔等。手术引起的吻合部位瘘或端瘘、胆道瘘等均是继发性腹膜炎的病因,胃肠道内容物一旦进入腹腔,必致化学性或细菌性腹膜炎症。腹膜充血水肿,大量渗出,脓液形成,毒素产生和吸收,遂出现临床症状。

引起腹膜炎的细菌多系消化道常驻细菌,大肠杆菌最为常见,其他细菌如粪链球菌、变形杆菌、绿脓杆菌均很常见,另一常见细菌为一大类无芽孢厌氧菌。继发性急性腹膜炎常有混合感染,治疗中有时不注意厌氧菌,结果厌氧菌感染得以发展,常造成腹腔各处脓肿,如膈下、盆腔、肠间隙等。脓液中无芽孢厌氧菌的检出率很高,故治疗时不能忽视。

根据患者的机体抵抗力,腹膜炎可以局限,也可发展而不可收拾。原发病对预后亦有重要影响,总的来说毒血症和休克在继发性腹膜炎发生率很高,是本病的一个特点,也是强调外科手术处理的一个原因。

二、临床表现和诊断

总是先有原发病的表现,外伤病人则有外伤史;也有无明显病史突然发作者,如急性出血坏死型胰腺炎、少数十二指肠溃疡穿孔。临床主要表现为腹痛,开始部位和原发病部位一致,很快弥散,这是腹膜炎的一个特点,但又不一定扩展到全腹部。疼痛变为持续性,改变了原发病疼痛的性质为又一特点。一般均很剧烈,咳嗽、翻身均可加剧,故患者常取平卧位或侧向一侧。

胃肠道症状可以是原发病所有,如呕吐、恶心,在继发性腹膜炎时也可以并不明显。腹胀往往很突出,或患者自觉发胀,待麻痹性肠梗阻发展到后期,腹胀常是一个严重问题。

体温上升、脉率变快、中毒症状、脱水症状、少尿等均是常见的表现。

原发病的症状有时为继发性腹膜炎掩盖,有时仍显著。

体格检查常见患者呈急性病容,腹式呼吸减弱或甚至消失,腹肌紧张明显,压痛、反跳痛亦很明显,但可因年龄、肥瘦、病因、感染严重程度等因素在程度上有所不同。肠鸣音减弱或消失是常见体征。晚期中毒症状显著时可以观察到患者神志恍惚、面容憔悴、眼球凹陷、额出冷汗、鼻翼翕动、口唇发绀、口干舌燥、腹部膨胀等危象。此为弥漫性腹膜炎的后期表现,现在已不多见。至于局限性腹膜炎则情况要好得多。局限性和弥漫性可以互相转化是处理时应考虑之点。

诊断腹膜炎不难,诊断原发或继发有时不易;诊断继发于何种原发病,如患者就诊早一般不难,如就诊过晚,病史不清则有时相当困难。X线、超声等检查手段有助于诊断,如腹腔有游离气则可知有消化道穿孔。超声可以诊断阑尾有无病变,胆道有无扩张。血清淀粉酶检查可以帮助诊断胰腺炎,有的应做血清脂肪酶和尿淀粉酶检查。转氨酶、乳酸脱氢酶升高显著有助于诊断肠坏死。

腹腔穿刺在诊断继发性腹膜炎时帮助很大,且有助于鉴别原发病。

三、治疗

继发性腹膜炎需要以手术为主的综合治疗,只有在少数情况下,允许采用非手术疗法,如有恶化则迅速转为手术治疗。

(一)一般支持疗法

输液、输血及血浆、补充血容量,维持水和电解质平衡、保持酸碱平衡、抗休克、改善微循环、改善缺氧情况、胃肠减压、应用有效抗生素包括应用针对厌氧菌的药物,均需尽量全面地考虑到。但根本还是在作适当准备后采取手术治疗。

（二）手术治疗

1. 手术目的

① 引流脓液,消除中毒、休克的来源;② 找到原发病,并予以处理,如切除已穿孔的阑尾、胆囊,引流坏死穿孔的胆道,切除坏死的肠道,切除坏死的胰腺组织,切除坏死穿孔的胃肠道肿瘤,修补十二指肠穿孔等等;③ 预防并发症,冲洗腹腔,引流易于形成脓肿的膈下、肝下、小网膜囊、盆腔等处,冲洗与否并非一律;④ 胃肠减压造瘘,或为今后胃肠营养而作空肠造瘘;⑤ 明确诊断。

2. 手术麻醉的选择

如患者情况良好,可采用连续硬脊膜外麻醉;如休克前期或休克患者则宜采用气管内插管,以保证给氧及抢救之用;剖腹麻醉可以较浅,辅以肌肉松弛剂常可得到满意效果,比硬膜外要相对安全。手术探查务必彻底,不要遗留问题,否则需再次手术,危险性极大。

3. 术后

为促进胃肠功能恢复,针灸、中药常有帮助。术后营养支持,早期可用全胃肠外营养,以后用胃肠营养支持。

尽管如此,由于患者的全身情况,原发病、腹膜炎的程度,处理的早晚等因素,仍有相当高的病死率,医师在处理时应全面考虑,严密注意变化及时处理,不可掉以轻心。

（张海滟）

第三十一章　肝性脑病

肝性脑病又称为门体脑病。它是指肝病进行性发展,肝功能严重减退,伴有(或)广泛门体短路时出现的神经系统症状和体征等。

一、病因、诱因

肝性脑病的病因分:① 急性肝性脑病,如暴发性、重症病毒性肝炎,药物性肝炎,化学药品如四氯化碳或毒蕈引起的中毒性肝炎,以及急性妊娠期脂肪肝。② 慢性肝性脑病,见于各种病因的晚期肝硬化、门-腔吻合术后、晚期肝癌、门静脉血栓形成以及任何慢性肝病的终末期。

引起肝性脑病的诱因可归纳为三方面:① 增加氨等含氮物质及其他毒物的来源,如进食过量的蛋白质、消化道大出血、氮质血症、口服铵盐、尿素、蛋氨酸等。便秘也是不利的因素,使有毒物质排出减慢。② 低钾碱中毒时,NH_4^+ 容易变成 NH_3,导致氨中毒,常由于大量利尿或放腹水引起。③ 加重对肝细胞的损害,使肝功能进一步减退。例如手术、麻醉、镇静剂、某些抗结核药物、感染和缺氧等。在慢性肝病时,大约半数病例可发现肝性脑病的诱因。

二、发病机制

迄今为止,肝性脑病的发病机制仍不甚明了。但动物和临床研究表明肝功能衰竭时,许多有毒物质不能在肝内代谢解毒,或由于门-体短路绕开肝脏直接进入体循环,并通过通透性增高的血脑屏障,引起脑病。这些有害物质有氨、硫醇、短链脂肪酸、过多的芳香族氨基酸、假性神经递质以及 γ-氨基丁酸等,其中多数为含氮物质。

(一) 氨、硫醇、短链脂肪酸

传统的氨中毒学说为众所周知。血氨增高后易进入脑内,先和 α-酮戊二酸结合成谷氨酸,进而谷氨酸与氨生成谷氨酰胺。这不仅消耗 ATP,且影响柠檬酸循环,减少 ATP 的形成,导致脑内能量代谢的障碍。但单纯的氨中毒并不直接引起昏迷,它产生中枢神经兴奋反应,表现为过度的运动和抽搐前状态,最后才导致昏迷。临床上,动脉血氨浓度和肝性脑病的程度并不都平行,血氨过高本身并不出现肝性脑病时的脑电图表现。一些研究表明,由肠道细菌产生的硫醇在血内的浓度与肝性脑病的严重程度有关。此外,短链脂肪酸的增加也加重神经症状。很可能是氨、硫醇、短链脂肪酸在肝性脑病的发病中起协同作用。

(二) 氨基酸代谢异常和假性神经递质形成

暴发性肝衰竭时,血浆支链氨基酸(BCAA,包括亮氨酸、异亮氨酸和缬氨酸)浓度正常或降低,其余氨基酸浓度增加。慢性肝病时,血浆 BCAA 的浓度下降,而芳香族氨基酸(AAA,包括苯丙氨酸、酪氨酸、色氨酸)的浓度增高。因为肝脏为 AAA 代谢的主要部位,肝功能减退时,血内 AAA 升高。而 BCAA 主要在肌肉组织和脂库内代谢,肝功不全时,其代谢增快,同时血胰岛素浓度升高也促进了 BCAA 的降解,故血内 BCAA 浓度下降。AAA 进入脑内后,起了真性神经递质即去甲肾上腺素、多巴胺、5-羟色胺前体的作用,因而抑制了这些生理性神经递质的合成。苯丙氨酸和酪氨酸作为酪氨酸羟化酶的底物互相竞争,过多的苯丙氨酸抑制了酪氨酸转变成多巴胺和去甲肾上腺素。脑内过量的色氨酸也增加 5-羟色胺的合成,产生神经抑制作用。此外,增多的酪氨酸和苯丙氨酸在肠道内、脑内均可分别变成酪胺和 β-苯乙醇胺。它们为假性神经递质,与真性神经递质的结构十分相似,通过竞争结合于受体部位,但假性神经递质所起的作用仅为真性的 1%。

(三) 抑制性氨基酸神经递质优势学说

研究表明,γ-氨基丁酸(GABA)为脑内主要的抑制性神经递质。正常时,GABA 储藏于突触前神经元细胞内。只有当它释放,并与突触后神经元的 GABA 受体结合时,方起到抑制性神经递质的作用。肝病严重时,肠菌丛产生大量 GABA,却不能在肝内得到进一步的代谢,进入脑内后,引起意识的改变。肝性脑病时神经抑制的病理生理基础是抑制性氨基酸神经递质介导的神经传导增强,兴奋性氨基酸神经递质介导的神经传导减弱。其中,抑制性氨基酸主要为 GABA,还有甘氨酸等;而兴奋性氨基酸为谷氨酸、天门冬氨酸等。

三、病理生理

肝性脑病时,不仅中枢神经系统,而且其他脏器功能也有明显改变。

(一) 脑

暴发性肝衰竭时,81%～99% 的患者有脑水肿。慢性肝功能衰竭时,也可发生脑水肿。这一方面是由于血脑屏障的通透性、渗透性增加,使细胞外液体增加,出现血管性水肿,另一方面由于缺氧和毒素的作用,发生脑细胞水肿。深度昏迷患者,脑水肿加重。持续的时间越长,病变损害越难逆转。

(二) 心、肺

暴发性肝衰竭、慢性肝病晚期时,心率增快,心排出量增加,周围血管阻力低,血压可低于正常。心排出量增加以保证足够的肝动脉血流。但由于肝内微循环的阻塞,使血流在肝内、外形成短路,肝血流量并不代偿性增多。肝内微循环损害、缺氧为肝功能严重减退的可能机制。同时,肝功失代偿时,肝脏不能代谢内源性或外源性的舒缩血管物质。肠血管活性肽(VIP)和P物质增加,使血管扩张,周围血管阻力下降,进而反射性刺激交感神经,使血内去甲肾上腺素和肾上腺素增多,导致不合理的血流分布。

门静脉与食管周围、纵隔、气管甚至肺静脉可形成交通短路,肺内动、静脉也形成短路,患者常有低氧血症。部分患者的肺血流异常还与高动力的周围循环有关。

(三) 肾

急性重型肝炎、肝硬化晚期,尤其有大量腹水、消化道出血或合并感染时,不少患者发生肾衰竭,称为肝肾综合征或肝性肾病。肝肾综合征与急性肾前性肾衰竭很相似,两者都存在肾灌注下降、尿少、尿钠排出明显下降、氮质血症。肾脏本身无明显组织解剖的异常。但肾前性者对扩容反应好,而肝肾综合征时血容量正常甚至高于正常,扩容无效。引起肾灌注不足可能与交感神经兴奋、肾素－血管紧张素系统的参与有关,更可能由于内毒素的作用,使肾血管持续收缩,肾小球滤过率下降。

(四) 电解质和酸碱平衡

常见的有低钠、低钾,少尿时出现高钾。此外,还可有低镁。低钠常为稀释性的,机体总的可交换钠增加。近曲小管钠的吸收增加,同时醛固酮增加,都造成水钠潴留。此外,还可能有细胞膜缺损,使钠泵受损,细胞内钾外流,而钠内流,进一步使细胞外钠浓度下降。应用强力利尿剂时,血钠可低至 110 mmol/L。但一般的低钠发展慢,机体可以慢慢适应。除利尿剂引起低血钾外,其他的因素如碱中毒、醛固酮增多、胃肠道丢失钾均可引起血钾下降。肾小管酸中毒和低镁均可导致低钾血症。肝功能衰竭时酸碱平衡失调,除呼吸性碱中毒外,低钾时可伴有代谢性碱中毒。出现肾衰竭则有代谢性酸中毒。乳酸在肝脏内代谢,肝功能严重减退时,血乳酸浓度增高,故乳酸性酸中毒并非少见。

(五) 免疫功能

急性和慢性肝功能衰竭时容易并发感染。90%网状内皮系统,包括库普弗细胞,位于肝内。严重的肝脏病变使肝内网状内皮系统功能明显下降。门脉高压明显或门-腔短路术后,肝外门静脉血内细菌不经肝脏,直接流入体循环,导致菌血症,进而细菌可入腹水,或细菌直接透过肠壁进入腹水,引起原发性腹膜炎。腹水穿刺、内镜检查、静脉输液、导尿等都容易导致各种感染,使预后凶险。

不少肝性脑病患者如晚期肝硬化或急性重型肝炎肝实质严重损害,使肝功能衰竭,临床上不仅表现为肝性脑病,还有各脏器功能损害,这使临床表现、诊治更为复杂。

四、临床表现

(一) 脑病表现

肝性脑病主要表现为意识障碍、智能损害、神经肌肉功能障碍。

神经系统体征表现为肌张力增强、腱反射亢进,可出现踝阵挛、扑击样震颤。有的患者作怪脸、眨眼睛,可出现吸吮等初级反射。随着病情发展,可出现锥体束征。严重时有阵发性惊厥。晚期神经反射消失,全身呈弛缓状态。

肝性脑病的起病、病程、表现因病因、诱因和病理基础不一而异。急性重型肝炎患者可在数日内进入昏迷,预后差。肝硬化晚期消化道大出血或伴严重感染时,病情发展也很迅速。而门-腔吻合术后或门体侧支循环广泛形成时,可表现为慢性反复发作性木僵。

（二）肝病表现

主要表现为肝功能减退、衰竭，伴有门脉高压症。前者常表现有黄疸、肝臭、出血倾向等。门脉高压症表现为门—体侧支循环形成、腹水、脾大、脾功能亢进。有些患者有门—体吻合术史。

（三）其他

包括各种基础疾病以及肝病的并发症的表现，后者如食管、胃底曲张静脉破裂出血、原发性腹膜炎、严重的电解质紊乱、肝肾综合征等。它们可以成为肝性脑病的诱因，或在肝性脑病中同时出现。

五、诊断

很难说某种临床表现或某项实验室检查能确定肝性脑病。所以，肝性脑病的诊断是基于有进行性肝病，有神经系统异常的表现，又除外了其他引起神经异常的各种病因而作出的。

首先要确定有无脑病存在，即患者有无意识、精神和神经肌肉的异常表现。脑电图为较敏感的检查，可显示异常改变。

如果有脑病，则要明确是否为肝性脑病。或者说肝病患者出现有关的神经系统症状时，要进一步明确是否有脑病和肝性脑病。肝功能减退、衰竭和门脉高压往往提示肝病为脑病的病因。有的患者脑病表现突出，但无明显的肝病病史和表现，而目前常用的肝功能试验与肝实质损害的严重性相关较差，这给诊断带来一定的困难。

六、治疗

对肝性脑病应早期诊断、及时处理。肝性脑病的治疗是综合性、多环节的。

（一）去除诱因

许多肝性脑病有明确的诱因，这些诱因可增加血氨、其他含氮物质以及毒物的水平,促使肝性脑病的发生。因此,控制这些诱因常可有效地制止肝性脑病的发展。例如,食管曲张静脉破裂大出血后可发展成肝性脑病,积极止血、纠正贫血、避免输库存血、清除肠道积血等可以制止肝性脑病的发生。合并感染时,肝功能恶化,可促发肝性脑病,而感染的临床表现可很不典型,故要警惕。对躁动的患者,主要是治疗肝性脑病,应避免使用镇静剂,尤其是苯巴比妥类药物,以免加重病情。

(二)营养支持治疗,改善肝细胞功能

肝性脑病患者往往食欲缺乏,或已处于昏迷状态,不能进食,仅靠一般的静脉输液远远不能满足机体的需要。

1. 饮食

应以碳水化合物为主,禁蛋白质,至少 3 日。随着病情改善,可给蛋白质 20 g/d,并逐渐增加至 30~50 g/d,以选择牛奶、奶酪、植物蛋白为佳。每日热量不低于 6 278~8 371 kJ。可少量多次鼻饲或经中心静脉予肠道外营养。每日葡萄糖总量可达 300~400 g。

2. 水、电解质和酸碱平衡

记录每日液体出入量,定期查血钾、钠、氯、二氧化碳结合力、血尿素氮、血细胞比积、尿钾、尿钠等。

每日入液量一般为 2 000 mL,不宜超过 2 500 mL。有腹水、水肿、脑水肿者,应减少液量,并限钠,氯化钠量 < 3~5 g/d。腹水多时,不给钠或 < 0.25 g/d。如水潴留和低血钠同时存在,多为稀释性低钠血症,应同时限制水和钠。但如重度缺钠时,水中毒对机体造成威胁,而影响最大、危害最重的是脑神经组织,此时可给高渗盐水,同时严格限水,每日 700~1 000 mL。血钠水平纠正到 120 mmol/L 即为安全范围。此外,腹膜透析可用于纠正严重的低钠,以移去过多的水。对缺钠性低钠、低钾血症,以补钾为主,补钠为辅。进食困难者,要静脉补钾,每日给氯化

钾 3 g，低钾碱中毒时，补钾量还要增加。如伴有低镁血症，也应予以补镁。

肝性脑病患者如出现肝肾综合征时，预后很差。要注意有无引起急性肾前性肾衰竭的各种因素。可试给低分子右旋糖酐、白蛋白扩容，并在此基础上，再给多巴胺以增加肾小球灌注，然后静注 100～200 mg 呋塞米。应严格限制入液量，1 000～1 500 mL/d，或以前一日尿量加上 1 000 mL 为当日输液总量。也有主张应用血透或腹膜透析，但疗效较差。

对肝功能衰竭时各类酸碱失衡，主要针对原发病因处理。

3. 维生素和能量合剂

宜给予各种维生素，如维生素 B、C、K，此外还有维生素 A、D 及叶酸。

4. 血浆白蛋白

胃肠道大出血或放腹水引起肝性脑病时，可静滴血浆白蛋白，25～50 g/次，可维持胶渗压。补充白蛋白对肝细胞的修复也有利。

（三）减少或拮抗氨及其他有害物质，改善脑细胞功能

1. 减少肠道内氨及其他有害物质的生成和吸收

（1）导泻或灌肠：清除肠道内积食或积血，减少氨、含氮物质及其他有害物质的来源，是一重要的辅助治疗。如无上消化道出血，可口服 50% 硫酸镁 40 mL 导泻。肝硬化患者上消化道大出血后合并肝性脑病时，口服 20% 甘露醇 100～200 mL 效果较好，能使血 NH_3 和氨基酸浓度迅速下降。

（2）改变肠道的 pH，减少 NH_3 的形成：乳果糖和乳糖均为不能在小肠内消化吸收的双糖，在结肠内被细菌分解成乳酸、甲酸、乙酸，酸化肠内容物，使 NH_3 变成 NH_4^+。同时还增加肠内渗透性，起到渗透性通便的作用，加速肠内有害物质的排出。如用食醋加盐水，使 pH < 5，也可促进 NH_3 变成 NH_4^+。

(3) 抗生素：可抑制肠内细菌繁殖，进而抑制毒素的形成。常用新霉素，也可口服卡那霉素、巴龙霉素或甲硝唑。不能口服时可选氨苄西林静滴。

(4) 其他：乳酶生含乳酶杆菌，可干扰大肠杆菌生长。乙酰氧肟酸或辛酰氧肟酸抑制细菌尿素酶的作用，因而减少有毒物质产生。阳离子交换树脂可减少肠道脑毒素的形成和吸收。

2. 降低血氨，减少和拮抗假性神经递质

(1) 降血氨药物：如谷氨酸及其盐类能和 NH_3 结合成谷氨酰胺，从而降低脑内 NH_3 的氨水平。精氨酸和天门冬氨酸钾镁参与肝内鸟氨酸循环，降低血氨。可根据病情选择用药。有腹水、低血钾碱中毒时可选用精氨酸钾。还可给大剂量的维生素C，以使血略呈酸性，使血氨下降。

(2) 左旋多巴：能透过血脑屏障，在脑内转化为大量的多巴胺和去甲肾上腺素，对抗假性神经递质的作用。类似的药物还有溴隐亭。

(3) BCAA：抑制并减少 AAA 进入脑内，减少假性神经递质产生。慢性肝病时，患者常有低蛋白血症，同时表现对蛋白质的不耐受。限制蛋白质摄取常使体内储存的蛋白质进一步消耗，而补充 BCAA 可减少体内蛋白分解，有可能使负氮平衡变为正氮平衡，使疾病预后改观。

3. 其他

有脑水肿时，应予以脱水治疗。此外，肝性脑病患者有低氧血症，应予以吸氧。有报道称高压氧疗法可取得较好的效果。

（张世宇　刘　迪）

第三十二章　自发性食管破裂

自发性食管破裂系指健康人突然发生食管破裂,因多数发生于饮酒、呕吐之后,食管壁全层破裂,故有人称之为呕吐后食管破裂。有时与胃酸分泌有关系,有人称之为食管消化性穿孔。为了区别器械损伤等外伤性穿孔,有人称之为非外伤性食管穿孔。

与 Mallory-Weiss 综合征不同处是后者仅有食管黏膜撕裂、出血,而非全食管壁穿孔。故有人认为 Mallory-Weiss 综合征是不完全食管破裂,而自发性食管破裂为完全性的食管撕裂。

过去一向认为自发性食管破裂是严重致命的,成功救治是困难的,但近来由于对此病认识上的提高,诊断及时,处理合理,病变率有所下降。

一、发病原因

自发性食管破裂的原因和机理尚未完全清楚。虽然不是100%的患者都在发病时有呕吐,但大多数患者(70%～80%)均先有呕吐继有食管穿孔,所以呕吐仍为最重要的发病原因。与呕吐相联系的是饮酒,呕吐的患者多数是进食、饮酒之后发生呕吐。但确有自发性食管破裂患者,在穿孔前既无饮酒,也无呕吐。报道其他自发性食管破裂的原因有分娩、车祸、颅脑手术后、癫痫,等等。

呕吐动作是复杂的生理活动,既有躯体神经也有内脏神经参与,结果是将胃内容物排出体外。参加呕吐活动的有下述部分：唾液腺分泌增加，舌骨及喉头拉向前方，软腭上举，声门关闭，食管肌壁扩张，贲门部松弛，横膈强力收缩向下压迫胃，胃底部则松弛，腹壁肌肉，如腹直肌、腹外斜肌、腹内斜肌，有力收缩而向内压迫胃部，与胃贲门部松弛相反，幽门部收缩，所有上述动作协调起来，将胃内容物经食管从口排出体外。如动作不协调，例如食管上口环咽缩肌未松弛反而痉挛，结果造成食管内压力上升，由于胸膜腔压力小于食管内压力，导致食管破入胸膜腔内。上段及中段食管周围组织器官较多，有支持力，而下段食管周围少支持，成为最常见的破裂处。尚未见到奇静脉以上，主动脉弓以上水平食管破裂的报道。食管下段左右侧均可发生破裂，使食管内容物进入两侧胸膜腔。

以上解释对大多数病例可以适用，对胸腹压增加的情况，如分娩、车祸、癫痫发作后的食管自发性破裂也能适用。但对一些无呕吐的患者、颅脑手术后发生食管破裂的患者则难以解释。

二、临床表现

男性患者明显多于女性，多数为青壮年，也可发生于50岁以上。

（1）病初症状为呕吐、恶心、上腹痛、胸痛。1/3～1/2患者有呕血。呕吐的患者往往可有饮酒或过食史。痛的位置多为上腹部，也可在胸骨后、两季肋部、下胸部，有时放射至肩背部。症状严重时可有气短、呼吸困难、发绀、休克等。

（2）体格检查多表现为急腹症，可有液气胸的相应体征，上腹压痛，肌紧张，甚至板状。食管、胃内容物进入胸、腹膜腔可引起化学性胸、腹膜炎，可以有急性化脓性纵隔炎及胸、腹膜炎的表现。食管破裂患者早期可以无发热，血白细胞也不升高；稍晚则可以有发热、寒战、血白细胞增高。

（3）X线胸部透视具有重要价值，不少患者经急诊胸部透视发现一侧液气胸而引起注意。X线胸片侧位可见到纵隔气肿，颈部皮下气肿影,后前位有时可见到后下纵隔一侧气肿阴影,呈三角形。食管破裂时,应作吞碘油拍片,明确诊断。

(4) 发现液气胸后,行诊断性穿刺,简易而且必要。如抽出物为血性酸味液体,或发现食物渣滓,则可以确诊。如穿刺前口服少量亚甲蓝液更能明确显示。穿刺液淀粉酶值可以很高。

如食管内容物先破入纵隔,形成包裹,经过一段时间再破入胸膜腔内,则临床表现有相应的变化。

食管破裂所引起的纵隔、胸膜感染,多为杂菌性。临床表现凶险,进展迅速。少数病例食管、胃内容物破入两侧胸膜腔,则呼吸困难明显,可危及生命。

三、诊断及鉴别诊断

自发性食管破裂的诊断并不复杂,过去误诊原因主要是:① 对此病无认识;② 对急腹症等患者没有执行必要的常规胸部透视;③ 对急腹症患者临床表现异常时,没有找胸外科专科医师会诊。

医师对急腹症患者应进行以下检查,则能发现自发性食管破裂:① 呕吐后腹痛、胸痛患者要进行胸部透视,检查有无液气胸;② 对液气胸应立即作诊断性穿刺,检查积液性质,根据情况,可以先口服少量亚甲蓝液;③ 胸部透视如显示不清,应摄正、侧位立位胸片,观察有无纵隔气肿;④ 饮酒、过食后呕吐患者诉急性腹痛、胸痛时,如情况允许可吞咽40%碘油剂行食管造影。

四、处理

自发性食管破裂的治疗方法及患者预后,与诊断早晚、破裂口大小、进入胸腔胃内容物的数量、污染程度等有密切关系。自发性食管破裂一般为纵形破口,很少横行,一般长度 4~7 cm。如破口小,患者立即来诊,进入胸膜腔内的食物残渣少,胸腔引流彻底,感染得以及时控制,可以不经手术修补,破口的愈合机会大。如破口大,进入胸膜腔内的胃内容物量多,食物残渣未能引流干净,患者来诊较迟,肺膨胀不佳,或延误诊断,形成脓胸、纵隔炎等,则单纯引流、鼻饲或空肠造瘘往往形成慢性食管—胸膜—皮肤瘘,破口自行愈合的机会甚小。

一旦形成食管—胸膜—皮肤瘘则需延期修补,甚至需作部分食管切除,以肠管代替食管的手术。有时需作部分肋骨切除,以消灭脓腔及瘘管。

如破裂后不超过 24 小时,积极早期行开胸、局部食管修复手术,也有愈合的机会。如果胸腔冲洗干净,胸腔术后引流通畅,肺膨胀良好,经过胃肠道外营养支持,或空肠造瘘营养支持,使破口愈合,则能缩短治疗时间,避免复杂的治疗措施。

过去认为自发性食管破裂是严重致命并难以成功救治的。近来由于认识提高,能够早期诊断,及时治疗,有所改观。但总的说来病死率仍然很高,应予警惕。

(刘 洋)

第六篇

泌尿系统疾病急诊

第三十三章 急性肾衰竭

第一节 概论

急性肾衰竭（以下简称急性肾衰）是一组由多种原因使两肾排泄功能在短时间内急剧下降，导致氮质代谢产物积聚和水、电解质紊乱，从而出现急性尿毒症的临床综合征。本综合征如能早期诊断、及时抢救和合理治疗，多数病例可逆。急性肾衰是目前能得到完全恢复的重要器官功能衰竭之一。

急性肾衰常伴少尿或无尿，但这并不是诊断的必要条件。近来已认识到，由于同时存在的肾小管功能损害程度变化很大，故尿量有很大不同。有很多的急性肾衰患者仍能维持每日1 000～2 000 mL尿量。

急性肾衰的病因很多，临床上分为肾前性、肾后性、肾性三大类。

一、肾前性

任何病因引起的休克（4小时以上）或有效血容量剧烈减少，使肾脏严重缺血而导致的急性肾衰。常见的肾前性急性肾衰病因列举如下。

（一）低血容量

（1）体液丧失：① 各种原因引起的大出血和休克；② 剧烈呕吐、胃肠减压、各种因素引起的剧烈腹泻，致丧失胃肠液；③ 烧伤、创伤时大量渗液，过度出汗，脱水引起的大量体液丧失;④垂体或肾性尿崩症及利尿剂过度应用。

(2) 失血或体液在体内局部积聚:各种原因引起的大出血,创伤后血肿、血胸、血腹等。

(3) 败血症所致的循环血容量不足及休克。

(二) 心源性休克

严重心肌病和心肌梗死所致的泵衰竭,严重心律失常引起的血循环不良,心包填塞等。

(三) 药物、麻醉、脊髓损伤诱发的低血压休克

(四) 急性溶血

血型不合的输血,机械性溶血,挤压伤、烧伤时血红蛋白和肌红蛋白尿所致肾小管堵塞、坏死。

(五) 其他

其他有过敏性休克、失钠性肾炎、肾上腺皮质功能不全危象等。

二、肾后性

肾后性急性肾衰比较少见,临床上常出现突然的尿闭。引起肾后性急性肾衰的常见原因如下。

(一) 尿道阻塞

尿道狭窄、膀胱颈阻塞、前列腺肥大。

(二) 神经性膀胱

神经病变、神经节阻断剂。

(三) 输尿管阻塞

输尿管阻塞包括结石、血块、结晶(如磺胺、尿酸)、盆腔手术时无意结扎输尿管、腹膜后纤维化。

三、肾性

直接或间接损害肾实质的各种肾脏疾病均可导致急性肾

衰,是急性肾衰的常见病因。

(一) 肾小球肾炎

急性链球菌感染后肾炎、急进性肾炎、狼疮性肾炎、过敏性肾炎等。此类病例大都有原发病伴肾小球肾炎的临床表现。

(二) 肾血管病变

恶性高血压诱发的肾小动脉纤维素样坏死,常可导致急性肾功能恶化;弥散性血管内凝血可导致双肾皮质坏死,硬皮病如累及肾血管病变,可使肾脏供血急剧下降;肾动脉栓塞或血栓形成。

(三) 间质及小血管病变

急性肾盂肾炎常伴肾小管及间质炎症;病毒感染如流行性出血热、恶性疟疾及药物过敏反应所致急性间质性肾炎;肾移植后的排斥反应所致急性肾衰常见为间质和小血管病变。

(四) 肾乳头坏死

糖尿病或尿路梗阻伴有感染时,可发生双侧肾乳头坏死;镰形细胞贫血急性发作时,乳头部供血不足亦可出现双侧乳头坏死,导致急性肾衰。

(五) 药物

肾毒性药物、化学物质、药物过敏。

(六) 其他

妊娠高血压综合征、羊水栓塞、产后不明原因的急性肾衰;各种原因引起的急性溶血性贫血等。

急性肾衰的原因甚多,本书重点讨论因缺血、血管内溶血、肾毒物质所致的急性肾衰,通常称为急性肾小管坏死。

(张玉芳)

第二节 急性肾小管坏死

一、病因

(一) 上述各种导致肾前性肾衰竭的因素

如持续作用或发展使肾脏长期缺血、缺氧,而造成肾小管坏死。

(二) 血管内溶血

如血型不合输血;自身免疫性溶血性贫血危象;药物如伯氨喹宁、奎宁及磺胺;感染如黑尿热;毒素如蛇毒、蜂毒;物理化学因素如烧伤等诱发的急性溶血,产生大量的血红蛋白及红细胞破坏产物,后者使肾血管收缩,血红蛋白在肾小管腔中形成管形,阻塞管腔,引起急性肾小管坏死。挤压伤及大范围肌肉损伤时的肌红蛋白及肌肉破坏产物的释出,可损害肾小管,造成和溶血相似的肾损害。

(三) 药物及中毒

可引起急性肾小管坏死的药物有:① 金属类:如汞、钾、铬、镉、铅等;② 有机溶剂:如甲醇、甲苯、四氯化碳、氯仿等;③ 抗生素:如新霉素、卡那霉素、庆大霉素、甲氧苯青霉素、头孢噻吩及头孢噻啶、两性霉素、利福平等;④ 其他药物:如对乙酰氨基酚、保泰松、西咪替丁、有机磷及近年来碘造影剂诱发的急性肾衰日益增多,尤其是老人失水和原有肾功能不全的患者;⑤ 生物毒素:如蜂毒、蛇毒、毒草等;⑥ 感染性疾病:除各种细菌、病毒所致的感染性休克引起的急性肾衰外,流行性出血热、钩端螺旋体病引起的急性肾小管坏死较常见。

二、病理变化

肾脏外形肿大、水肿;皮质肿胀、苍白,髓质色深充血,有时伴小出血点。组织学检查,肾脏病变可随病因、病程而异,分为三型。

(一) 缺血型

在休克、创伤所致的急性肾衰早期，肾小球常无变化，近曲小管有空泡变性，其后小管上皮细胞纤毛脱落。病变严重则出现细胞坏死，一般呈灶性坏死，在坏死区周围有中性和嗜酸粒细胞、淋巴细胞及浆细胞浸润；肾小管管腔扩张，管腔中有管型，有溶血及肌肉溶解者可见色素管型。肾小管基底膜可因缺血而崩溃断裂，尿液流入间质，使间质发生水肿，进一步对肾小管产生压迫作用，因此患者出现少尿甚至无尿。由于肾小管管壁基底膜断裂，故上皮细胞再生复原较慢。

(二) 中毒型

肾毒性物质进入人体时，由于血液中毒性物质经肾小球滤过到达肾小管后，首先抵达近曲小管，经浓缩后毒性增加，引起上皮细胞损伤，故肾小管细胞坏死主要在近曲小管。中毒型病变之肾小管上皮细胞坏死一般仅伤害上皮细胞本身，小管基底膜仍完整，坏死发生 3～4 日后，可见上皮细胞再生。坏死的上皮细胞脱落，阻塞小管腔，患者发生少尿甚至无尿。肾间质有水肿及炎性细胞浸润，后者常累及血管，但肾小球则保持完整，不受毒物影响。坏死的肾小管上皮细胞通常在 1 周左右开始再生，2 周左右复原。

(三) 急性间质性炎症型

由细菌及其他感染和由药物过敏因素引起的急性肾衰大都属于此型。肾脏增大，肾间质明显水肿，有细胞浸润，包括中性粒细胞、浆细胞、嗜酸粒细胞及淋巴细胞等。肾小球、肾小管一般无改变，当炎症消退，肾脏可恢复正常或残留间质纤维化。

三、发病机理

急性肾小管坏死的发病主要是肾缺血和毒素两种因素综合作用的结果，它们的共同特点是有效血容量急剧减少，全身性微循环灌注显著降低，导致组织缺血、代谢障碍及各器官功能不全。尿量减少常被视为组织血流灌注不足的指征。当尿量持续减少在 17 mL/h 以下,提示肾缺血已引起肾实质损害。在组织持续缺血的情况下,内源性肾毒性逐渐增多,加重了肾损害,导致急性肾衰。通过临床和实验室进行了大量研究,目前认为急性肾小管坏死的发病机理可分为两个阶段。

(一)初发阶段

通过动物模型观察,各种诱发因素如休克、毒物、毒素作用于肾脏,首先发生血流动力学的改变,引起肾血流量下降,肾脏缺血,导致肾单位各部氧供应不足;缺氧时近曲小管的氧化磷酸化反应削弱,三磷酸腺苷(ATP)的生成速度下降,影响近曲小管对钠的重吸收,尿液中钠浓度增加。在ATP生成减少同时,核苷、核苷酸相对积聚,其中有刺激血管收缩的物质,使血管保持在收缩状态。

(二)持续阶段

在急性肾衰发生后,持续或继续发展,目前有多种学说。

1. 持续血管痉挛学说

动物实验结果证明,肾单位血流灌注量的减少是由于入球动脉强烈收缩的结果,收缩的原因可能是通过致密斑、肾小球旁器和血管紧张素Ⅱ系统作用于肾内血管之故。近年,随着肾脏内分泌研究的发展,对前列腺素在肾脏中的作用受到重视。前列腺素主要是在肾髓质间质细胞分泌,具有扩张肾血管等作用。在急性肾衰时由于肾小球滤过率下降,尿流缓慢,前列腺素到达球旁器的量减少,不能拮抗血管收缩物质的影响,导致血管持续痉挛。

2. 管球反馈学说

这种学说认为肾小球的滤过功能是正常的或接近正常的。由于肾小管上皮的损伤,使肾小管失去完整性。同时又由于肾小管周围的离子高渗状态,使肾小管内的滤液被吸收到肾小管

周围间质。支持这一学说的理由是:

(1)早期的病理观察无论是缺血性还是肾毒性急性肾衰,其肾小球形态相对正常,而肾小管上皮则显示破坏性改变。

(2)无论是汞还是缺血性急性肾衰的动物模型中,使用微穿刺的方法,可见在正常情况下不被重吸收的物质,在急性肾衰时不见了。

不支持点为:① 用微穿刺方法可见菊糖仍存在于肾小管中;② 在肾小管内坏死恢复前,肾小球滤过已经恢复;③ 并非所有急性肾衰患者均有肾小管坏死。

3. 内皮细胞肿胀学说

在肾缺血的实验动物中,发现肾动脉阻塞解除后,肾脏血流供应并不完全好转,部分血管仍阻塞。在电镜下观察到肾小球毛细血管内皮细胞肿胀致使血管腔狭窄,肾血流量减少。注射高渗甘露醇,可使肿胀好转,循环障碍解除,因此设想此为持续肾脏缺血原因之一。

四、病理生理

正常肾小球滤过率为 100 mL/min,即每分钟由肾小球滤出 100 mL 的原尿,24 小时滤出原尿为 $100 \text{ mL} \times 60 \times 24 = 144\,000 \text{ mL}$。原尿经肾小管和集合管后,99% 的水被回吸收,仅有 1% 的水排出,故每 24 小时排尿量为 $144\,000 \text{ mL} \times 1\% = 1\,440 \text{ mL}$(每日约排尿 1 500 mL)。在急性肾小管坏死时,肾小球滤过率骤减至 1 mL/min,故 24 小时由肾小球滤出原尿仅为 $1 \text{ mL} \times 60 \times 24 = 1\,440 \text{ mL}$。由于肾小管坏死,使其回吸收水的功能减退,由 99% 降至 80%,20% 的水排出,故 24 小时尿量为 $1\,440 \text{ mL} \times 0.2 = 288 \text{ mL}$(即少尿期)。由于肾小管浓缩功能减退,使尿比重降低,尿渗透压降低。少尿期后,肾小管功能逐渐恢复,但远较肾小球滤过功能恢复为慢。如肾小球滤过功能由 1 mL/min 恢复到 20 mL/min,则 24 小时滤出原尿为

20 mL × 60 × 24 = 30 000 mL。此时如肾小管对水的重吸收功能由 80% 恢复到 90%,则 24 小时排尿量为 30 000 mL × 0.1 = 3 000 mL,即多尿期。

非少尿型急性肾衰与少尿型急性肾衰无本质区别,但肾小管病变较轻,肾小球滤过功能亦较好,肾小球滤过率可达 4 mL/min 以上,故每日滤出原尿为 4 mL × 60 × 24 = 5 760 mL。如此时肾小管水回吸收降至 85%,则 24 小时尿量为 5 760 mL × 0.15 = 864 mL,故不表现为少尿。由于肾小球滤过率仅为 4 mL/min,故仍出现血尿素氮升高、血肌酐升高及尿毒症表现。

五、临床表现

先驱症状可历数小时或 1～2 日后出现典型的急性肾衰表现。按尿量可分为两型:少尿－无尿型和多尿型。

(一)少尿－无尿型急性肾衰

少尿－无尿型急性肾衰占大多数。少尿指每日尿量少于 400 mL,无尿指每日尿量少于 50 mL。完全无尿者应考虑有尿路梗阻。少尿型的病程可分为三期:少尿期、多尿期、功能恢复期。

1. 少尿期

通常在原发病发生后一日内即可出现少尿,亦有尿量渐减者。少尿期平均每日尿量约在 150 mL,但在开始的 1～2 日,可能低于此值。这时由于肾小球滤过率骤然下降,体内水、电解质、有机酸和代谢废物排出障碍,其主要临床表现如下。

(1)尿毒症:患者食欲缺乏、恶心、呕吐、腹泻、贫血,尿毒症脑病如嗜睡、昏迷、抽搐等。

(2)实验室检查:尿的检查十分重要。尿量少,呈酸性,尿比重低,常固定于 1.010～1.012 左右。尿蛋白 +～++。尿沉渣显微镜检查可见数量不等的红细胞、白细胞和各种管型,如见到多数粗大的上皮细胞管型,更有诊断意义。由于肾小管对钠的回吸收功能受损,故尿钠的浓度较正常高(> 30 mmol/L)。尿中尿素氮浓度下降,低于 10 g/L。尿尿素氮/血尿素氮比值小于 15。尿中肌酐的浓度亦降低。血常规检查因原发病而异,一般白细胞轻度增多,常有轻、中度贫血,血沉增快。血尿素氮、肌酐、钾、磷、镁离子增加。血 pH、二氧化碳结合力、血钠、钙离子降低。B 超示肾脏增大或正常大小。

（3）电解质及酸碱平衡紊乱:① 高钾血症:高钾血症是患者在第 1 周内死亡的最常见原因。主要由于肾脏排泄能力减低和大量钾离子从细胞内移至体液内的两方面因素造成的。当血钾浓度高于 6.5 mmol/L 及(或)心电图示高钾改变时,必须立即救治。② 高镁血症:急性肾衰少尿期镁浓度常升高,严重高镁血症可影响神经肌肉系统的功能,出现反射迟钝,肌力减弱,甚至呼吸麻痹或心脏停搏,故少尿期要避免用含镁药物。③ 低钠血症:急性肾衰时常伴低钠血症,并常伴有低氯血症。低钠和低氯临床上除一般胃肠道症状外,常伴神经系统症状,无力、淡漠、嗜睡、视力模糊、抽搐、晕厥和昏迷。④ 酸中毒:急性肾小管坏死患者体内积聚酸性代谢产物。脂肪大量分解产生很多酮体,因此酸中毒出现较早,可在氮质血症显著升高前即已明显。临床上出现呼吸深或潮式呼吸、嗜睡以及昏迷,甚至出现心律失常。

（4）水平衡失调:在急性肾衰的病程中发生的水肿,大多数是由于不注意出入液量的平衡,给患者过多的液体引起的。病程中组织分解代谢增加,内生水生成增多亦为引起水平衡失调原因之一。

少尿期可长可短,短者只持续几小时,亦有长达数周者,一般持续 1~2 周。如少尿期超过 4 周,则应重新考虑急性肾小管坏死之诊断。少尿期长者预后差,多尿期亦长;少尿期短者预后好,多尿期亦短。少尿期多死于高血钾、急性肺水肿、脑水肿或感染。

2. 多尿期

患者度过少尿期后,尿量超过 400 mL/d 即进入多尿期,这是肾功能开始恢复的信号。随着病程的发展,尿量可逐日成倍地增加,通常可达 4 000~6 000 mL/d。多尿期开始时,由于肾小球滤过率仍低,且由于氮质分解代谢增加,患者血肌酐和尿素氮并不下降,而且可继续增高。当肾小球滤过率增加时,这些指标可迅速下降,但不是很快地恢复到正常水平。当血尿素氮降到正常时,也只是意味着 30% 的肾功能得以恢复。

随着尿量的增加,患者的水肿消退,血压、血尿素氮、肌酐及血钾逐渐趋于正常,尿毒症及酸中毒症状随之消除。多尿期一般持续 1~3 周。多尿期 4~5 日后,由于大量水分、钾、钠的丢失,患者可发生脱水、低血钾、低血钠症。患者出现四肢麻木、恶心、肌无力,甚至瘫痪。腹胀,肠鸣音及肌腱反射减弱。心电图出现典型的低血钾表现,Q-T 间期延长,T 波平坦、倒置或增宽,有 U 波出现,可引起心律失常,甚至停搏导致死亡。约有 1/4 患者死于多尿期。

3. 恢复期

由于大量损耗,患者多软弱无力、消瘦、肌肉萎缩,多于半年内体力恢复。3~12 个月后患者的肾功能逐渐改善。绝大多数患者最终能恢复到正常健康人水平。约有 2/3 的患者在一年或更长时间内,肾小球滤过率低于正常的 20%~40%,许多患者肾小管浓缩功能受损。老年患者恢复的情况较年轻人差。但经长期随诊,并未发现高血压的发生率增加。罕有发生进行性肾功能减退者。

(二)非少尿型急性肾衰

此型急性肾衰患者肾小管回吸收能力受损,远较肾小球滤过率降低为甚。因小球滤过液不能被小管大量回吸收,结果尿量反而增多或接近正常。但由于肾小球滤过率实际上是降低的，所以尿素氮等代谢产物仍然积储在体内，产生氮质血症以至尿毒症。

既往报道急性肾小管坏死患者约20%为非少尿型。近来发现急性肾衰患者尿量超过400 mL/d者占30%～60%。原因为：① 对本病的认识提高；② 氨基糖苷类抗生素应用增多；③ 早期合理使用利尿剂（如呋塞米）及血管扩张剂（如多巴胺）；④ 纠正了由于严重外伤、大出血、失液引起的低血容量状态。非少尿型急性肾衰的临床表现较少尿型者为轻。

六、诊断和鉴别诊断

（一）诊断条件

① 有引起急性肾小管坏死的病因；② 突然出现少尿或无尿（部分为非少尿型）；③ 尿检异常，尿蛋白 ++～+++，镜检有红、白细胞，肾小管上皮细胞管型及（或）粗大管型，尿比重低，等渗尿，尿钠含量增加；④ 血尿素氮、肌酐逐日升高，每日血尿素氮升高 > 10.71 mmol/L, 肌酐 > 176.8μmol/L；⑤ 有尿毒症症状；⑥ B型超声显示肾脏体积增大或呈正常大小；⑦ 肾活检，凡诊断不明均应作肾活检以明确诊断，决定治疗方案及估计预后。

（二）鉴别诊断

面对一个急性肾衰综合征的患者，必须排除肾前性、肾后性和其他肾实质性（如肾脏血管性疾患、肾小球肾炎、间质性肾炎）急性肾衰，才能诊断为急性肾小管坏死。因为上述疾患与急性肾小管坏死有相似的临床表现，都由急骤的肾衰竭引起。但在治疗上，肾前性、肾后性和其他肾实质性急性肾衰和急性肾小管坏死是不同的。故必须作好鉴别诊断。

1. 肾前性急性肾衰

肾前性急性肾衰由各种肾外因素引起肾血流灌注不足，导致肾小球滤过率减少,因而发生氮质血症。如严重休克,则有可能发生急性肾小管坏死,区别其仅为肾前性急性肾衰抑或已发生急性肾小管坏死是很重要的。因为在治疗上,前者要补充血容量而需大量补液,后者大量补液会导致患者死于急性左心衰竭。如一时不能判断,可采用下列方法。

(1) 输入 5% 葡萄糖液 500 mL,1 小时内输完。如患者为肾前性急性肾衰,尿量增多的同时,尿比重降低。

(2) 静滴 20% 甘露醇 200 mL,15 分钟内滴完,观察尿量,如不足 40 mL/h,可以重复一次,如仍不足 40 mL/h,则急性肾小管坏死的诊断可能性大。

(3) 经用补液及甘露醇后仍无尿量增加者,可静滴呋塞米 500 mg,如无效,于 2 小时后重复一次,仍无效则为急性肾小管坏死。

作补液试验或利尿剂试验时,首先应依靠中心静脉压判断血容量的高低程度。

2. 肾后性急性肾衰

肾后性急性肾衰表现为突然无尿,去除梗阻因素后病情好转,尿量迅速增多。B 超声检查示两肾肿大及肾盂积水,尿路平片可以确定有无不透 X 线结石引起的尿路梗阻及观察肾阴影,如肾脏阴影缩小,提示慢性萎缩性病变;肾阴影增大,则应考虑尿路梗阻。同位素肾图示分泌段持续增高,呈高抛物线状,15 分钟不下降,快速补液或使用甘露醇后无变化,则提示尿路梗阻。

3. 肾脏病变或肾血管病变所致的急性肾衰

(1) 急性间质性肾炎:常由药物过敏引起。尿中出现无菌性白细胞尿,尿沉渣瑞氏染色可见嗜酸粒细胞。患者可有发热、皮疹、全身淋巴结肿大、血嗜酸粒细胞增多、血 IgE 增高等全身过敏表现。

(2) 肾小球肾炎：急性肾小球肾炎、急进性肾炎、慢性肾小球肾炎急性发作均可发生少尿性急性肾衰。这些患者往往在少尿的同时具有全身水肿、高血压，尿蛋白常在 ++ 以上，尿检红细胞甚多，或出现红细胞管型，无严重创伤、低血压或中毒病史。

(3) 肾血管病变：恶性高血压、妊娠高血压综合征、肾静脉血栓形成可造成急性少尿性肾衰。恶性高血压和妊高征发生急性肾衰之前往往有严重高血压史，继之突然出现少尿。肾静脉血栓形成多于高凝状态下发生。

七、治疗总则

（一）消除病因，治疗原发病

（二）针对发病机理的主要环节

引起急性肾衰的主要环节是交感神经兴奋，儿茶酚胺大量释放，肾缺血，肾实质损害，最后发生肾衰竭。因此，预防措施应包括消除病因和控制发病环节。

1. 及时纠正血容量

补足血容量、改善微循环。① 快速补液试验后 1~2 小时内有尿量排出，而比重在 1.025 以上或尿渗透压在 660 mOsm/L 以上，应继续补液，直至尿量达到 40 mL/h 以上，尿比重降至 1.015~1.020 之间。② 经补液后测定中心静脉压，不再下降，说明补液已足，应停止补液，以免导致心力衰竭及肺水肿。

2. 解除肾血管痉挛

血管扩张药多巴胺(60~80 mg)或 654-2 (10~20 mg)或罂粟碱(90 mg)或酚妥拉明(20~40 mg)加入 5% 葡萄糖中静滴。

3. 解除肾小管阻塞

20% 甘露醇 100~200 mL 静滴，呋塞米 40~100 mg，每 4~6 小时一次静滴，可有利尿、冲刷肾小管及解除肾小管阻塞的作用。如血容量高时,可用呋塞米;但血容量低时,呋塞米可增加肾损害,应在补足血容量后再用;血容量高时应用甘露醇易诱发急性左心衰竭,应慎用;血容量正常时,可呋塞米和甘露醇合用。

4. 伴 DIC 者

应用肝素 625～1 250 U 加入 10％葡萄糖内静滴,每日一次,监测凝血时间,不宜超过 20 分钟。

若急性肾小管坏死已经形成,则根据病情积极治疗。

(三) 少尿期治疗

主要是调整体液平衡,避免高钾血症,积极防治尿毒症和代谢性酸中毒,治疗感染。

1. 严格限制入液量

必须严格控制液体的摄入,量出为入,防止水中毒。每日入量 = 前一日液体排出量(包括尿量,大便量,呕吐物,创口渗出量等) + 500 mL（为不显性失水减去代谢内生水量）。

2. 饮食疗法

在急性肾衰时,必须注意饮食治疗,因适宜的饮食治疗可以维持患者的营养,增强抵抗力,降低机体的分解代谢。胃肠道反应轻,无高分解代谢者,可给予低蛋白,每日摄入蛋白质量宜在 0.5 g/kg 以下,应给优质蛋白,足够热量,以减少负氮平衡；饮食耐受差,有恶心、呕吐、气胀等反应者,则采用静脉补给,每日至少给予葡萄糖 100 g,以阻止发生酮症；烧伤、严重创伤、重症感染等高分解代谢者,应给予高热量,若进食不足,可用全静脉营养疗法。

3. 防治高钾血症

含钾高的食物、药物和库血均应列为严格控制的项目。积极控制感染,纠正酸中毒,彻底扩创,可减少钾离子的释出。当出现高钾血症时,可用下列液体静滴：10％葡萄糖酸钙 20 mL,

5%碳酸氢钠200 mL,10%葡萄糖液500 mL加胰岛素12U。疗效可维持4~6小时,必要时可重复应用。严重高血钾应做透析治疗。

4. 纠正酸中毒

供给足够的热量,控制蛋白质摄入以减少分解代谢,预防感染可防止酸中毒的发生。一般认为,只有当严重酸中毒出现明显症状,即二氧化碳结合力降至17 mmol/L时,才有必要输入适当的碱性药物。

5. 积极治疗感染

一般不主张预防性应用抗生素,以避免在患者抵抗力低下时有抗药性细菌侵入繁殖,致治疗困难。感染发生时宜选用无肾毒性抗生素如青霉素、红霉素、克林霉素、氯霉素以及除头孢噻啶、头孢噻吩外的头孢菌素等。

6. 早期预防性透析治疗

早期预防性透析治疗是降低病死率提高存活率、减少并发病的关键措施,早期预防性透析是指在出现并发症之前即开始透析,主要作用为:① 尽早清除体内过多的水分,以免发生急性肺水肿或脑水肿;② 尽早清除体内过多的代谢废物,使毒素所致的各种病理生理变化、组织细胞损伤减轻,以利于细胞修复;③ 治疗、预防高钾血症及酸中毒,稳定机体内环境;④ 在并发症出现之前作早期预防性透析,可以使治疗简单化。

持续性动-静血滤疗法是近年来治疗急性肾衰有严重水中毒、急性肺水肿、多脏器功能衰竭的新措施,脱水效果好。

(四)多尿期治疗

当24小时尿量超过400 mL时,即可认为开始多尿期,表示肾实质开始修复,肾小管上皮细胞开始再生,肾间质水肿开始消退,但并不预示脱离了危险。在利尿早期,因肾功能尚未恢复,部分患者病情反而加重,机体抵抗力极度降低,若放松警惕,不及时处理,仍可死亡。

1. 加强营养

急性肾衰患者,在多尿期以前蛋白质的负平衡十分严重。至多尿期,营养失调相当显著。故此期应充分营养,给予高糖、高维生素、高热量饮食,并给予优质蛋白、必需氨基酸制剂(肾安干糖浆)等。一切营养尽可能经口摄入。

2. 水及电解质平衡

入水量不应按出水量加不显性失水量来计算,否则会使多尿期延长。一般主张入水量为尿量的2/3,其中半量补充生理盐水,半量用5%～10%葡萄糖液。尿量超过2 000 mL/d时应补充钾盐。经常监测血清钾、钠、CO_2结合力、尿素氮及肌酐等,并结合临床随时调整。

3. 防治感染

此期由于蛋白质的负平衡,机体抵抗力差,极易感染,故应鼓励患者早期下床活动,加强营养。感染时应尽量给予肾毒性低的抗生素。

(五)恢复期治疗

增强体质,加强营养,适当锻炼,以促进机体早日恢复,应尽量避免一切对肾脏有害的因素,如妊娠、手术、外伤及对肾脏有害的药物。定期查肾功能及尿常规,以观察肾脏恢复情况。一般休息半年可恢复原有体质,但少数患者,由于肾脏形成不可逆损害,转为慢性肾功能不全,则应按慢性肾功能不全予以处理。

(高　韧　宋珍玉)

第三十四章 泌尿系感染

非特异性尿路感染是肾脏、输尿管、膀胱和尿道等泌尿系统各部位感染的总称,其中以膀胱炎和肾盂肾炎最为常见。膀胱和肾脏感染常同时或先后存在,因为细菌可从膀胱感染灶逆行蔓延至肾脏,肾脏感染灶中的细菌也可沿输尿管蔓延至膀胱。

一般说来,泌尿系统尤其是膀胱是不容易发生炎症的,这是因为正常膀胱对细菌有强大抵抗力,细菌不易通过血液侵入膀胱壁层,尿道内外括约肌也能阻挡细菌从尿道上升至膀胱。在正常膀胱黏膜及排尿功能下,即使细菌进入膀胱腔内,一般也随尿流排出体外,而不易发生感染。造成感染往往有一定的诱发因素,因此这种感染多为继发性的。

膀胱尿原无菌,若收集早晨新鲜清洁的中段尿作细菌培养,菌落超过 10^5/mL,或耻骨上穿刺的尿做尿培养有细菌生长者,均为有意义菌尿。有意义菌尿实际上即指尿路细菌感染。尿内有大量细菌生长而无临床症状者称为无症状细菌尿。尿路感染甚为常见,在感染性患者中其发病率仅次于呼吸道感染,尤其多见于女性,10%~20%的成年妇女均曾患过尿路感染。

一、病因及发病机制

(一)致病菌

任何致病菌均可引起尿路感染,但最常见的是革兰阴性杆菌,如大肠杆菌、副大肠杆菌、变形杆菌、绿脓杆菌、产气杆菌等。急性与无并发症的尿路感染,约85%为大肠杆菌引起。球菌感染较少见，如葡萄球菌及粪链球菌等，主要为凝固酶阴性的白色葡萄球菌或称腐生葡萄球菌，过去认为这类细菌为非致病菌。

由于广谱抗生素的广泛应用，真菌性尿路感染的发病率日益增加，应引起注意。病毒也可能造成泌尿系感染，如腺病毒在男孩中可引起出血性膀胱炎。淋菌性尿道炎是世界性广为流行的性传染病，目前在我国有蔓延之趋势。由衣原体引起的非淋菌性尿道炎也是性传染病，60年代中期以来在欧美各国不断扩大流行，最近在我国也有发现。

(二) 感染途径

1. 上行感染

致病菌从尿道口上行，进入膀胱而引起感染，然后再由膀胱经输尿管上行至肾脏而引起肾盂肾炎。这是膀胱和肾脏感染最主要的入侵途径。女性尿道短而直，长2~4cm，并接近阴道及直肠，易被污染。性交时更易将细菌带入膀胱，故女性尿路感染远比男性常见。健康男性前尿道3~4cm处和女性尿道远端1cm处都有不同数量的细菌寄居。女性尿路感染绝大多数是由粪便菌丛从会阴部上行至尿道的。在一般情况下，尿道前庭处往往有大量粪便菌丛繁殖，尿道前庭的细菌寄居繁殖为尿路感染创造了条件。

2. 血源性感染

任何部位的细菌形成的感染病灶所产生的菌血症或败血症，如果细菌毒力强而细菌数量多，加之肾组织有缺陷，则易引起肾盂肾炎。其主要致病菌常为金黄色葡萄球菌。

3. 淋巴感染

结肠内细菌可经淋巴管播散到肾脏。盆腔感染时，细菌可经输尿管周围淋巴管播散至膀胱或肾脏。然而通过淋巴途径所致的尿路感染较为少见。

4. 邻近组织感染的直接蔓延

这种感染方式非常少见。如阑尾炎脓肿、盆腔感染等偶可直接蔓延到泌尿系统。

(三) 感染机制

目前对此尚不十分清楚,有人认为细菌进入膀胱后,大肠杆菌、变形杆菌可借助其菌伞与膀胱黏膜上的受体相结合,粘附于膀胱壁上滋长繁殖,引起膀胱炎,这种细菌粘附现象是引起尿路感染的一个重要环节。膀胱炎后可影响膀胱壁段输尿管及其管口功能,导致膀胱输尿管回流,使感染尿液逆流而上。细菌的内毒素可显著地降低输尿管蠕动,使输尿管内尿液淤滞,压力增高,形成生理性梗阻,这都有助于肾盂肾炎的发生。

(四) 易感因素

1. 膀胱易感因素

(1) 残余尿量:肾脏生成的尿液不断地由输尿管流入膀胱,起到冲洗和稀释的作用,膀胱能够充盈和排空,使膀胱内细菌不能大量滋长繁殖。另外膀胱黏膜有灭菌作用,或通过吞噬细胞,或通过循环抗体,也有人认为膀胱黏膜细胞产生或分泌有机酸和免疫球蛋白 A-(IgA),具有杀菌作用。正常膀胱的残余尿量不超过 10 mL,在排尿后膀胱腔能完全闭合,则膀胱黏膜分泌液中的灭菌物质能直接与细菌接触而灭菌。人的尿液是细菌的良好培养基,因此残余尿量增多使膀胱不能闭合,有利于细菌滋长和繁殖。凡是下泌尿系梗阻性疾患,如尿道狭窄、前列腺肥大、神经性膀胱、结石或肿瘤等,均可引起残余尿量增加,这些因素是尿路感染多次再发和不易治愈的主要原因。

(2) 特殊的生理状态:女性尿道由于解剖结构的特点,其发病率为男性的 8~10 倍,且好发于婴儿、青年及更年期后的妇女,特别患有慢性妇科疾病,如阴道炎、宫颈炎、盆腔炎和附件炎等,可直接蔓延,或经淋巴途径,或分泌物污染尿道,引起尿路感染。妊娠期菌尿发生率高达7%，这可能与妊娠期雌激素及黄体酮分泌增多，引起输尿管平滑肌张力降低，蠕动减弱；后期宫体膨大压迫输尿管及膀胱，导致尿流不畅等因素有关。产程中由于阴道及子宫创伤、感染、全身抵抗力降低，或产程过长、难产等因素易引起尿路感染。

(3) 膀胱插管：男性尿道远端2 cm处有细菌寄居者约为98%，5 cm处为49%；女性可能更高。因此，导尿或膀胱镜检查时，常把细菌带入膀胱，有可能引起上行性细菌感染。

2. 肾脏易感因素

(1) 膀胱输尿管反流：是引起肾盂肾炎的重要因素，尤其在婴儿期。在正常情况下，膀胱和输尿管接合处能起活瓣作用，尿液可以顺利地从输尿管进入膀胱，而阻止膀胱尿液尤其在排空时逆流入输尿管或上达肾脏。当此接合处功能缺陷时，则有利于尿路上行性感染。在先天性异常，完全性双输尿管、输尿管开口异常，输尿管囊肿，膀胱炎，神经性膀胱等疾患均容易出现逆行感染。

(2) 尿路梗阻：尿流不畅或尿路梗阻是肾盂肾炎的重要诱因。一般认为尿流不畅或停滞有利于细菌生长及在肾内播散。有人认为尿流不畅引起肾内组织压力增加，影响组织的血液循环和代谢变化，易引起细菌感染。如先天性肾发育不全、马蹄肾、多囊肾、肾肿瘤、前列腺肥大、结石等均易诱发肾盂肾炎。

(3) 肾脏插管：如逆行造影、肾造瘘、肾穿刺时也易造成肾脏损伤及上行性感染。

3. 全身性因素

糖尿病很易并发感染，尤其是尿路感染的发病率很高，主要是循环损害，糖代谢异常，血糖和尿糖浓度增高等因素，使机体抵抗力降低及对细菌的易感性增加。其他一些疾患如高血压，或长期使用肾上腺皮质类固醇等均易引起肾盂肾炎。

二、临床症状

膀胱的炎症根据病因、病理及发病方式等可以分为急性膀胱炎、慢性膀胱炎、尿道综合征、腺性膀胱炎,以及不属于感染的间质性膀胱炎和放射性膀胱炎等。而肾盂肾炎也可分为急性肾盂肾炎和慢性肾盂肾炎。除此之外,肾脏本身的感染还有肾乳头坏死、肾皮质脓肿、肾脓肿、肾周围脓肿等。由于它们的临床类型不同,其临床症状也各不相同。本节只着重讨论急性膀胱炎和急性肾盂肾炎两种。

(一)急性膀胱炎

多见于女性,常由尿道上行性感染所致,偶有从肾盂肾炎蔓延而来。多于性交、劳累或着凉后犯病。主要临床表现是起病急骤,尿频和尿急非常明显,每小时排尿1次或2次,甚至五六次以上,尿频严重者犹如尿失禁。排尿时尿道有烧灼感,每次排尿量不多,甚至少于 $10 \sim 20$ mL,即所谓膀胱刺激征。排尿终末可有下腹部疼痛,尿液混浊,有时见到肉眼血尿,临床称之为急性出血性膀胱炎。尿中有大量脓细胞或红细胞,无管型。症状可于数日内消失。全身症状极轻或缺如。男性膀胱炎多继发于前列腺炎及肾的感染,或由前列腺肥大伴有残余尿引起。

尿道综合征是出现在女性的一种综合征,患者有尿频、尿急,但中段尿培养阴性或无显著细菌尿,临床症状难以和膀胱炎鉴别。

由于急性膀胱炎治疗不彻底,可以转变为慢性膀胱炎,症状为长期存在尿频、尿急,但不如急性膀胱炎那样严重,尿中有中等量或少量脓细胞和红细胞。这些患者多有急性膀胱炎病史,部分患者伴有结石或其他梗阻因素存在。慢性膀胱炎易并发慢性肾盂肾炎。

(二)急性肾盂肾炎

此病多见于女性,致病菌主要为大肠杆菌,病变可累及一侧或双侧肾脏。病理表现为肾盂、肾盏充血水肿,表面覆有脓液,肾实质感染多集中于一个或多个楔形区,楔形的尖端在髓质,基底在皮质,但不累及肾小球。典型急性肾盂肾炎具备三组临床表现。

1. 膀胱刺激症状

肾盂肾炎多伴有膀胱炎,故患者出现尿频、尿急、尿痛等膀胱刺激症状。尿液混浊,偶有血尿。患者还有不同程度的腰痛或腰酸,重者疼痛可向侧腹、会阴及大腿内侧放射。

2. 全身症状

包括畏寒、发热,体温在38 ℃～40 ℃之间,全身乏力,食欲减退,偶有恶心、呕吐、腹胀及剧烈腹痛,易误诊为急性胆囊炎或急性阑尾炎。

3. 局部体征

肾区或脊肋角处有叩击痛及压痛点。

上行性感染所致的急性肾盂肾炎则膀胱刺激症状可先于全身症状出现;血源性感染者则先有全身感染症状,后有下尿路症状。本病有自限性,症状持续3～5日后逐渐缓解,但菌尿可持续存在。

所谓急性肾乳头坏死是急性肾盂肾炎的严重并发症,坏死可发生在一个乳头或多个乳头,多为双侧病变。临床表现除有血尿、脓尿外,主要具有败血症样严重的全身症状,往往出现败血症休克,并出现少尿或尿闭。肾功能迅速损害,发生急性肾衰竭。肾区有压痛及腹膜刺激征,有时坏死的肾乳头脱落引起绞痛。本病多见于有尿路梗阻或糖尿病的尿路感染患者,病情凶险,应及时诊断,合理治疗。

慢性肾盂肾炎仅半数有急性肾盂肾炎发作史,起病往往隐匿或不典型,不少患者无尿路感染史,尿无细菌生长,亦无尿路梗阻病变。慢性肾盂肾炎的症状可能甚为轻微,仅有轻度腰部不适及膀胱刺激症状。低烧和贫血有时是唯一的表现。其他一些患者则可表现反复尿路感染、高血压及尿毒症。尿的检查常不恒定，有时有白细胞及白细胞管型，有时则接近正常，类似无症状细菌尿，故应进行细菌计数培养以确定诊断。肾脏的浓缩功能减退，为本病特点之一，有别于慢性肾小球肾炎。X线检查可见一侧或双侧肾脏变小，肾盏扩张变形，皮质萎缩。

三、诊断

急性膀胱炎的诊断，根据病史、体检及尿检而确定。在男性患者应观察尿道口有无脓性分泌物或阴茎头包皮炎。尿检查包括红、白细胞和沉渣涂片染色，必要时作尿培养以确定致病菌的类型。急性膀胱炎忌用膀胱镜检查。

急性肾盂肾炎的诊断也是根据病史、体征及尿的检查，必要时佐以尿路造影术。在急性阶段忌用器械检查，以免感染扩散。

上尿路感染一般以全身症状为主，下尿路感染以膀胱刺激症状为主。上尿路感染与下尿路感染可以同时存在。单纯依靠症状和体征来区分上、下尿路感染尚感不足。因为有显著细菌尿者可毫无症状，肾盂肾炎患者也可无发热、白细胞增高。尿细菌的计数培养，上、下尿路感染的定位检查，肾功能检查及尿路造影等对感染的诊断具有重要意义。

(一) 尿的检查

尿液的收集方法不同及存放时间长短对检查结果影响很大。目前主张采用清洁中段尿，必要时可取耻骨上膀胱穿刺尿。每个患者都应做尿常规检查，尿路感染尿常规检查的特点是脓尿或白细胞尿。尿沉渣检查，正常尿液白细胞不超过5个/每高倍视野。若白细胞增多，尿中出现白细胞管型说明肾脏有感染。有脓尿而培养阴性者，首先应考虑结核。单有脓尿尚不能肯定为感染，非感染性疾病亦可引起脓尿。肉眼血尿较少，镜下血尿常见，在一般情况下，尿中白细胞数显然较红细胞为多。

(二)细菌尿的意义

证明尿中有细菌存在是诊断尿路感染最重要的依据。正常尿液是无菌的,尿中出现细菌一般说明泌尿系有感染。但正常人远端尿道有细菌存在,排尿时可将细菌混入尿中,导尿同样也可将细菌带入膀胱,甚至引起感染。因此要特别注意尿液的污染。一般应取中段尿作培养及菌落计数。感染尿液每毫升细菌数在 10 万以上;污染尿液每毫升细菌数少于 1 000 个。正常存在于尿道远端的细菌为类白喉菌及表皮葡萄球菌,培养出这些细菌多为污染,重复培养仍为阳性方说明有感染。

(三)感染定位

感染部位的确定,对治疗有指导意义。通过对感染定位的研究,发现妇女的尿路感染复发者均为上尿路感染;而再感染者则多为下尿路感染。采用免疫荧光试验检查尿内有无抗体覆盖细菌,可对感染作出定位。其原理是当细菌进入肾脏后,作为抗原,在肾内产生抗体,覆盖细菌。被覆盖的细菌与荧光抗人类球蛋白结合产生免疫荧光反应,膀胱炎患者则无此类细菌产生。采用 ^{67} 镓行肾扫描诊断肾盂肾炎的正确率达 86%。

四、治疗

(一)单纯膀胱炎

多为大肠杆菌引起,磺胺、TMP、呋喃坦啶、萘啶酸、吡哌酸、诺氟沙星、四环素、氨苄西林均有效,TMP 与呋喃坦啶不易产生耐药菌株,而 TMP 可杀灭阴道内移居生长的细菌,故对易再感染的患者效果较好。一般采用 3~5 日的疗程即够。单次剂量治疗,卡那霉素 500 mg 肌注,氨苄西林 3 g 口服,SMZ+TMP 片(800 mg + 160 mg)亦能取得较好的效果,但不适用于肾盂肾炎及有并发症的患者。

(二)急性肾盂肾炎

需住院治疗，10～14日为一疗程，根据尿培养和药物敏感试验选用氨苄西林或头孢菌素药物，于用药后第3日行尿培养观察效果。治疗后复发或反应不佳者，应进一步了解尿路有无异常情况，治疗时间应延至2～6周或更长的时间。病情严重可联合应用β-内酰胺类、氨基糖苷类及可抑制细菌外膜中β-内酰胺酶的药物等。有外科适应证者，进行外科治疗。

在处理泌尿系感染时，一般治疗极为重要。在急性感染时期，患者需卧床休息和充分营养。增加饮量，保持体内水分的平衡，排泄足量的尿，以维持正常肾功能及排除尿路内的积脓。若不能口饮，则采用胃肠道外的注入方法，补充体液。护理工作和对症治疗可以减轻症状和痛苦。

（李云丽　邓　婷）

第三十五章 尿路梗阻和结石

第一节 尿路梗阻

通过肾脏实质的血液,经肾脏的过滤作用,将血液中新陈代谢产生的废物和一部分水分形成尿液,经肾盂、输尿管、膀胱、尿道排出体外。通常说的尿路,即指从肾盂到尿道外口这一段尿液引流和排出的途径。在这途径的任何部位的各种病变,使尿液的引流和排出受到影响,就会造成尿路的梗阻。

一、病因

泌尿系统的各种疾病以及邻近尿路其他脏器的病变,都可在尿路的不同部位造成梗阻。

(一)尿道病变

尿道口狭窄、尿道狭窄、后尿道瓣膜、前列腺肥大或前列腺癌、尿道损伤、尿道异物、尿道结石等。

(二)膀胱病变

神经性膀胱——先天性脑脊膜膨出造成的神经损伤、后天性外伤、药物的影响,膀胱结石,膀胱颈部肿瘤,输尿管膨出,膀胱内血块阻塞,膀胱颈挛缩等。

(三)输尿管病变

输尿管结石、肿瘤、外伤、手术时误结扎,腹膜后广泛纤维性病变等。

(四)肾脏病变

肾结石、肾盂肿瘤、肿瘤出血形成的血块阻塞、肾盂输尿管交界处的先天性狭窄等。

(五)泌尿系统以外的病变对尿路造成的梗阻

如腹膜后或盆腔肿物对输尿管的压迫,子宫颈癌浸润至膀胱后壁,造成单侧或双侧输尿管进入膀胱部位的梗阻。

二、梗阻部位不同所致不同病理生理变化

(一)膀胱以上的梗阻

对肾脏影响更直接。膀胱以下的梗阻,由于有膀胱作为缓冲,短期内不致影响肾脏。但如果梗阻长期得不到解决,最终仍能影响肾脏。因为尿液的形成是以肾小球过滤的物理作用开始,过滤作用依靠肾小球毛细血管内的血压和血浆胶体渗透压及肾小囊内压之间的差别,即所谓滤过压。当尿路内压增高到一定程度时,Bowman囊中压力增高,肾小球滤过压降低,因而肾小球的滤过率也降低,甚至可以使过滤停止。同时,尿路梗阻所产生的压力对肾小管的分泌和再吸收的功能也有很大影响。在完全性输尿管梗阻的动物实验,肉眼可见到肾盂扩大和肾实质变薄,组织学检查显示肾单位萎缩和间质组织纤维化。

(二)膀胱以下的梗阻

包括膀胱颈部和尿道的病变,梗阻必然影响排尿功能。膀胱既是一个排尿器官,又是一个暂时贮尿的器官。正常膀胱容量为250~300 mL。排尿时,膀胱口的括约肌松弛,而膀胱的逼尿肌收缩,在排尿时膀胱内压力上升达6.67~8.00 kPa(50~60 mmHg),逼尿肌可维持其最大收缩力达20秒钟。此后,肌肉因疲劳而需松弛一段时间,以恢复再次收缩的能力。所以在正常排尿时,膀胱收缩一次即应能将贮尿排空,而当有梗阻存在时,不仅尿流变细、缓慢、无力,而且往往需分段排出。如梗

阻继续存在,逼尿肌逐渐增生,膀胱壁变厚,出现小梁,甚至形成憩室,排尿内压显著升高,可达 13.3 kPa(100 mmHg)以上。膀胱内压的增加,最终必然会影响上尿路的功能,特别是减损肾功能,表现在肾小球过滤和肾血浆流速减低,肾小管浓缩能力降低。由于双侧肾脏均受影响,所以最后出现肾衰竭,导致尿毒症。

尿路梗阻使尿液的引流和排出迟缓甚至滞留,这是导致尿路感染的重要条件。在梗阻之上细菌较易生长,感染得以发生、发展。感染又可使肾盂和输尿管壁松弛,出现纤维组织增生,进一步加重了尿路梗阻。在治疗泌尿系感染时,应十分注意有无梗阻因素存在。如有梗阻,则必须去除梗阻原因,否则无论采用何种抗生素都难以控制感染。尿的滞留也有利于结石的形成,而结石本身又可引起更重的梗阻,两者互为因果。

由于造成梗阻的病因和梗阻部位的不同,临床病变也可完全不同。膀胱以上的梗阻如系由于肾或输尿管结石,则以疼痛为主;如系先天性狭窄,则往往以泌尿系感染出现;而肿瘤则多表现为间接性无痛血尿;膀胱颈部及膀胱以下的梗阻则必然出现排尿的变化,如排尿费力,尿线细、无力,不能一次排空膀胱的贮尿,需分段排出,甚至形成急性尿潴留。

三、尿路梗阻造成的急诊情况

(一)排尿困难

膀胱以上的急性梗阻多由于结石引起,将在尿路结石一节中讨论;膀胱以下的梗阻造成排尿困难,甚至完全不能排尿,是泌尿外科最常见的急诊情况。在老年男性多由于前列腺增生症;由于尿道外伤或尿道炎症,特别是淋球菌尿道炎,治疗不当引起的尿道狭窄而出现排尿困难,也是常见的急诊。对于不能排尿的症状,过去有时称之为"尿闭",这和由肾脏本身病变造成的"无尿"易于混淆,后者是没有尿形成,而前者是肾脏形成尿的功能存在,只是尿贮在膀胱不能排出,称之为"尿潴留"似更确切。

（二）前列腺增生症

多发生于50岁以后，前列腺中叶和侧叶的腺组织、结缔组织和平滑肌组织逐渐增生而形成多发性圆球状结节，阻塞后尿道。在早期，患者排尿时不能立即排出，需等待一些时间逐渐用力才能排出，尿线细而无力，射程不远。当增生的结节不断生长，尿道的阻塞更为明显，此时患者排尿更感费力，膀胱中的尿液不能一次排空，需经数次分段排出，且往往有排尿不尽的感觉。膀胱不能完全排空时，剩余尿的存在使膀胱的有效容量减少，同时由于患者膀胱颈部及三角区黏膜常有充血，刺激膀胱，遂使排尿次数增加，出现尿频及尿急，尿次的增加在夜间更易被注意，患者诉说夜尿增多。在较晚期，尿不能成线，而呈滴沥状，此时实际已有慢性尿潴留，膀胱剩余尿量已相当大，有时由于膀胱过度膨胀，内压很高，尿液可以自行溢出，成为假性尿失禁。由于尿液引流不畅，易于导致感染，炎症使膀胱颈部及后尿道黏膜水肿、充血，进一步加重梗阻而使尿完全不能排出，成为急性尿潴留。

（三）尿道狭窄

多系尿道长期慢性炎症或外伤后处理不当所致。尿道狭窄的症状主要为排尿不畅、费力，而由于引流不畅又有继发炎症出现，炎症的纤维组织增生可使狭窄日渐发展，同时，尿道黏膜的充血、水肿又加重了梗阻的程度，所以也会出现急性尿潴留。

四、临床表现

急性尿潴留患者在急诊就医时，表情极为痛苦，病史可提示发病的病因。体检可见下腹胀满，叩诊为浊音，有时膀胱底可达脐平面。检查阴茎、尿道口及尿道有无硬的呈索条状的尿道疤痕组织以除外尿道狭窄。直肠指检可摸知前列腺的大小，正常的前列腺外形如栗子，底在上而尖向下，底部横径约4 cm，纵径3 cm，前后径2 cm，而两侧叶之间可摸得一凹陷，即所谓中央沟。

当前列腺增生时,不仅腺体增大,中央沟亦变浅平。在急性尿潴留时,受胀满膀胱的影响,往往摸到的前列腺比其实际大小要大一些。应在设法排空膀胱之后,再次检查前列腺,核对是否真正增大,以免诊断失误。

五、鉴别诊断

应考虑到神经性膀胱的可能,详细的神经系统检查是必要的。有些药物,如抗组胺类药酚噻嗪,神经节阻滞类药如胍乙啶、利血平,抗胆碱类药物如溴丙胺太林等,在某些患者中也引起排尿障碍,甚至尿潴留。在老年患者,前列腺可能已有增大,这些药物很可能诱发急性尿潴留。

六、处理

在急性尿潴留时,膀胱胀满,患者异常痛苦,首先应解除尿的潴留。最常用的方法是在无菌操作下,从尿道试放橡皮导尿管。前列腺增生引起的梗阻,当导尿管前端进至后尿道感到有阻力时,稍加推力,一般可以通过。而尿道狭窄则由于疤组织硬且不光滑,尤其外伤引起的疤痕狭窄,受伤尿道的断端有错位时则很难通过橡皮导尿管。一般在橡皮导尿管不能通过梗阻时,换用金属导尿管。对于没有受过泌尿专业训练的医师应十分小心,不然不仅不能通过梗阻,反而造成更多的创伤。

导尿管如能通过梗阻进入膀胱,即可将潴留尿排出,暂时解决患者的痛苦,尿液送常规化验及细菌培养。对过胀的膀胱,引流要缓慢一些,避免膀胱内压突然减小而引起出血。导尿管放入膀胱后,不要轻易撤出,因为造成梗阻的原发病变尚未得到治疗,再次形成尿潴留的可能性极大。应将导尿管保留在膀胱内,在尿道外口加以固定。

如导尿管不能通过梗阻,可在下腹部经皮肤穿刺膀胱。

如果前列腺增生症已存在较长时期,并已影响双肾功能,患者情况又不允许做前列腺摘除手术时,可在急诊时即作永久性耻骨上膀胱造瘘。如前列腺增生症并发急性尿潴留,而全身情况良好,可在必要的检查后,作急诊前列腺摘除手术,可经尿道用电切镜作前列腺手术。但仍以择期手术为安全。

经尿道电切前列腺增生,方法简便,创伤小,年迈体弱者也多能耐受。术后只要在尿道内留置导管1～3日。

因尿道狭窄而发生急性尿潴留者,如狭窄可能经手术修复,可先作膀胱穿刺,保留耻骨上引流导管,以后再行修复手术。如狭窄部分过长,经多次修复手术未能成功,也可考虑永久性耻骨上膀胱造瘘。如系前段尿道狭窄,也可行会阴部尿道皮肤造口术。

(武玉栋　孙　平)

第二节　尿路结石

一、尿路结石所致损害

泌尿系统各个器官(肾、输尿管、膀胱、尿道)都可有结石症,但结石的形成主要是在肾和膀胱。尿路结石造成的损害有以下几个方面。

(一)梗阻

结石在各个部位都能造成梗阻,梗阻以上部位则可有积水。由于结石表面往往不十分光滑,尿液可以从结石和黏膜缝隙中通过,所以它引起的梗阻常是不全梗阻。同时影响双侧肾脏引流受阻的情况也极罕见,因此多不致造成肾衰竭、尿毒症的后果。

(二)局部创伤

较大结石,或结石表面粗糙可以使尿路黏膜的移行上皮水肿、充血,甚至上皮脱落形成溃疡、出血。移行上皮长期受结石刺激也可能发生鳞状上皮变性,甚至引起鳞状上皮癌。

（三）感染

结石合并感染时，感染多是进行性的，而且对泌尿系的损害较严重，最常发生的是大肠杆菌继发感染，如肾盂肾炎、膀胱炎。

二、临床表现

尿路结石急诊者，主要是肾和输尿管结石，尤其是后者引起的急性肾绞痛。

输尿管结石除个别是由于输尿管本身先有梗阻病变，如狭窄、肿瘤等，尿液潴留而形成结石，大多数是较小的肾结石落入输尿管的。由于结石表面多不光滑，所以一般不致造成完全梗阻，但如结石长期停留在输尿管内，刺激输尿管黏膜，发生水肿、感染、纤维组织增生就会加重梗阻的程度而影响到同侧肾脏的功能。约90%患者出现的症状是疼痛，约一半患者表现为剧烈的绞痛，另一半呈腰部或上腹部的钝痛。绞痛发作时，起病可以很突然，数分钟内就痛得不能忍耐，患者表情痛苦，烦躁不安，在床上翻滚，不能安静平卧，这和其他因脏器穿孔等引起的急腹症患者喜卧怕动迥然不同。痛沿输尿管途径向下放射至耻骨上、腹股沟及会阴部。绞痛发作可能短暂、阵发，或持续几小时后突然中止，但钝痛可持续数日。多数患者往往伴有胃肠道症状，如恶心、呕吐、腹胀。在绞痛不明显的患者，这些胃肠道症状容易引起误诊。结石位于输尿管下端时，可引起尿急、尿频的症状。1/3的患者有肉眼血尿。患者一般不发烧，如有体温升高则应考虑合并感染的可能，这是个危险的信号，因为如有感染，而梗阻又未很快予以解除，可发展成肾积脓。

三、诊断和鉴别诊断

诊断输尿管结石一般并不困难，但除确定有无结石外，尚需明确结石的大小、数目、位置、双肾功能情况、对尿路造成的梗阻程度、有无感染或其他并发症等。

详细的病史可提供诊断的线索,例如腹部或腰部的疼痛,痛的部位、性质及放射情况,有无血尿等。体检时肋脊角可有压痛,叩击时引起疼痛,腹肌可稍有紧张,但不如其他急腹症明显。输尿管下端结石,在女性已婚患者做阴道检查,男性患者做直肠检查有时可以触知。尿的常规化验,在70%～80%的输尿管结石病例中可发现红细胞增多,在绞痛发作时血尿更为明显。在作尿液镜检时,也应注意有无晶体,这对磺胺类药物结石的诊断很有价值。在并发感染的病例,尿内有脓细胞和细菌。X线检查是诊断结石的主要措施,平片可明确有无结石,以及结石的大小、数目、部位等,静脉泌尿系造影可显示肾脏的功能和形态的变化,且有助于结石的定位。90%以上的输尿管结石可在X线平片上显影,但有的结石显影较差,显影清楚与否主要由结石的大小和化学成分决定。草酸钙结石显影最清楚,其次为碳酸盐和磷酸盐结石。密度较低的结石,如纯尿酸和黄嘌呤结石,在X线平片上不显影。输尿管结石的阴影需和肠内粪便、肠系膜钙化淋巴结、静脉石、骨岛、动脉粥样硬化和皮肤上的黑痣相鉴别。静脉泌尿系造影一般能提供满意的诊断资料,但在梗阻严重、肾功能已受影响的病例则显影不良或完全不显影。因此,有时需做膀胱镜检查,插入输尿管导管作逆行造影。核素肾图检查,简单易行,可以了解梗阻及肾功能的情况。

在鉴别诊断方面应和肾肿瘤区别,肿瘤出血、血块通过输尿管时也可产生绞痛,但肾肿瘤患者的血尿一般比较严重,X线造影肾盂有充盈缺损或压迫移位。急性肾动脉栓塞时也有绞痛及血尿,静脉泌尿系造影时患肾不显影,而逆行造影则显示正常。急性肾静脉血栓形成时尿中除红细胞增多外,且有蛋白。X线平片肾影增大,静脉泌尿系造影仅有少许功能减退,上端输尿管可能由于静脉扩张形成扇状花纹。

右侧输尿管结石应和胆囊结石、阑尾炎相鉴别,胆石症的疼痛、压痛及肌肉紧张部位和疼痛的放射,一般均和输尿管结石不同,且胆囊结石不会产生血尿。

右侧输尿管结石常易和急性阑尾炎相混淆,过去的统计,误诊率竟高达25%左右。这是因为输尿管结石常造成胃肠道反应,出现恶心、呕吐的症状,右下腹可有压痛,白细胞数也有增高,尿中红细胞增多又以结肠后阑尾可贴近输尿管来解释。实际上在右侧输尿管结石的病例,患者腹痛和腹肌紧张的程度不成比例,反跳痛更不如急性阑尾炎那样明显,尿中红细胞数更多。

输尿管结石症也可能导致腹痛、腹胀、肛门不排气和呕吐,表现疑似急性肠梗阻,但详细的病史、体格检查、腹部压痛点,特别是肾区有压痛和叩击痛,有血尿等,均提供诊断线索。一般腹腔内病变的全身症状较结石更为严重。如有疑问则应进一步检查以澄清诊断。

四、处理

大约80%的输尿管结石有自行排出的可能,一般结石直径在0.5 cm以下自行排出的机会较大,直径0.5~1.0 cm时也有一定机会,主要看结石表面是否光滑。所以只要症状可以缓解,同时并不造成明显的梗阻时,宜先采用保守治疗,包括止痛、解痉、利尿、防止感染等措施。

在肯定排除了其他急腹症的可能后,可以使用哌替啶、吗啡等止痛剂,同时给予阿托品解痉。如果不能完全排除其他急腹症时,应慎重使用止痛药物,而以解痉为主,严密观察。局部热敷,或在急性发作过去后洗热水盆浴,也有助于解除痉挛,有利于结石排出。

输尿管结石如能落入膀胱,一般均可自尿道排出体外。膀胱结石的形成多系由于膀胱颈或尿道的梗阻,如前列腺增生症、后尿道瓣膜、尿道狭窄等。膀胱结石多不造成急性梗阻,只是在排尿时可出现突然中断,变换一下体位又能排出,但如果结石较小,进入后尿道则也能造成急性尿潴留。

尿道结石位于前段阴茎尿道时,扪诊即可触知,位于后段尿道时,经仔细检查,一般亦可在会阴部摸到。位于尿道后段的结石的治疗可经尿道口放入金属探子,将结石推回膀胱,以后再经膀胱镜碎石。目前除用碎石钳夹碎结石外,又有液电碎石及超声碎石等方法。如不能推回亦可切开取石,但如有条件,完全可用内镜碎石。在尿道前段的结石,可试从尿道口挟取,可先向尿道内注入润滑剂,在皮肤外慢慢将结石推向尿道口。不应轻易切开取石,因术后很容易产生尿瘘。

(杜安平　宋　丹)

第七篇

内分泌系统疾病急诊

第三十六章 糖尿病酮症酸中毒

酮症酸中毒是糖尿病的常见急性并发症。其病死率在不同国家不同医院相差甚远,为 1%～19%;10 岁以下的糖尿病儿童死亡原因中,70% 是酮症酸中毒。

一、定义及诱因

胰岛素绝对或相对地缺乏,导致高血糖、高酮血症及代谢性酸中毒。血糖高于 17 mmol/L,血 pH 低于 7.2。

酮症酸中毒常见于下列情况。① 胰岛素依赖型糖尿病患者未得到及时诊断,未获得及时的外源胰岛素治疗;② 胰岛素依赖型糖尿病患者突然中断胰岛素治疗或胰岛素剂量不足;③ 胰岛素依赖型或非胰岛素依赖型糖尿病患者应激时,包括创伤、手术或严重感染等。

二、病理生理

(一)胰岛素缺乏引起高血糖

酮症酸中毒时,体内胰高血糖素、儿茶酚胺、皮质醇及生长激素相对增加。肝糖原合成受到抑制,肝脏生成葡萄糖迅速增加,周围组织对葡萄糖的利用减少,血循环中葡萄糖浓度显著升高。

(二)高酮血症及代谢性酸中毒

正常情况下,脂肪酸在心肌和骨骼肌中可以彻底氧化,生成二氧化碳与水,并提供能量。当肝细胞不能彻底氧化脂肪酸,只能产生酮体时,酮体进入血循环。脑组织在正常情况下依靠血糖供能,在饥饿状态下则依靠酮体供能。肝细胞正是因为缺乏这些酶,所以只能产生酮体,而不能氧化酮体。

胰岛素严重缺乏时,脂肪分解加速,生成大量脂肪酸。脂肪酸涌进肝脏,但不能彻底氧化,生成大量酮体,酮体在血循环中的浓度显著升高,而肝外组织对酮体的利用大大减少。尿中出现酮体。血浆中乙酰乙酸和β羟丁酸大量增加,使血浆pH降低到$7.3\sim6.8$,CO_2结合力也明显降低,表现为代谢性酸中毒。

(三)脱水及电解质紊乱

高血糖及高酮血症引起高渗性利尿,尿量增加,水分丢失;严重时,脱水可达体重的10%。酮体排出时是与钾、钠离子结合成盐类从尿中排出的,因此血浆钾、钠离子减少。酮症酸中毒时,食欲减退、恶心、呕吐,使钾的丢失更为显著。脱水严重时,血液浓缩,血容量减少,尿量减少,血钾和血钠的测定值可能不低,但总体钾、钠仍然是低的。

三、临床表现

糖尿病的症状:多饮,多尿显著,疲乏无力,食欲缺乏,恶心,呕吐;有时伴有剧烈腹痛,腹肌紧张,无反跳痛,酷似急腹症。酸中毒严重者,神志模糊,以至昏迷。呼吸深而慢,呼气中带有丙酮,类似烂苹果味。有明显的脱水体征,如皮肤、黏膜干燥,皮肤弹性差,尿量显著减少等。

酮症酸中毒为部分儿童糖尿病的首发症状。儿童出现多饮、多尿等症状未引起家长注意。家长发现患儿精神萎靡、消化道症状甚至神志不清才到医院就诊,已是酮症酸中毒。

酮症酸中毒接受治疗后,病情继续加重,血压下降,应考虑可能并发成人呼吸窘迫综合征、脑动脉血栓形成或弥散性血管内凝血等。

四、实验室检查

血浆葡萄糖浓度高于 17 mmol/L。血浆 pH 降低,低于 7.2。血清钾、钠离子浓度可以正常、降低或偏高。尿酮体阳性。

五、鉴别诊断

糖尿病酮症酸中毒诊断依据是血液化学变化和尿酮体检查,并非难题。但是,无糖尿病史、酮症酸中毒为首发症状者易被误诊或漏诊。糖尿病酮症酸中毒尚需与高渗性昏迷、低血糖昏迷、脑血管意外、尿毒症及肝性脑病等鉴别。通过详细询问病史,检查血糖、血浆 pH 及尿酮体等,是可以鉴别的。

六、治疗

目的是纠正代谢紊乱,消除酮症,预防并治疗感染等并发症。

(一) 基本措施

① 详细询问病史并体格检查,包括心电图。② 急查血糖、血浆电解质、尿素氮、肌酐、二氧化碳结合力、pH 及血酮体,2 小时后复查 1 次,以后视病情可 3~4 小时复查 1 次。有条件的实验室,可测定血乳酸、游离脂肪酸水平。③ 急查尿常规及尿酮体。神智清楚的患者,不需导尿,避免引起尿路感染。神志不清的患者,不能主动排尿,可以插入导尿管,留置导尿,定时取尿标本,测其排尿量及酮体。④ 认真记录液体出入量,记录神智变化、呼吸、血压、心率及药物剂量,及时作出治疗小结,以供下一段治疗参考。⑤ 疑有感染者,应及早给予抗生素。

(二) 胰岛素治疗

酮症酸中毒时,只可使用短效胰岛素如胰岛素,不可使用中效或长效胰岛素治疗。患者血压偏低伴有脱水,胰岛素放在液体中静脉滴注,初次剂量 0.1~0.15 U/kg,1 小时内滴入;每小时静脉滴入 4~8 U。血糖降至 14 mmol/L 后,可给予 5%

葡萄糖液体,加入胰岛素 1 U/h 滴入。脱水纠正,血压正常,血糖稳定在 14 mmol/L 以下,可以改为胰岛素皮下注射治疗。小剂量胰岛素治疗可以避免低血糖及低血钾的发生,为大多数临床医生所采用。

胰岛素治疗过程中,若血 pH 仍低于正常,尿酮体尚存在,尽管血糖水平已接近正常,胰岛素治疗必须继续,可以同时补充葡萄糖溶液。

(三)液体补充

酮症酸中毒时,常常血容量减少,脱水明显。成人患者失水可达 3～5 L。采用 0.9% NaCl 溶液滴注,以 1 L/h 的速度补充液体,持续 2～3 小时。然后根据其尿量及临床表现调整输液速度。若尿量大于 120 mL/h,则输液速度可以减慢。血浆钠水平高于 155 mmol/L 或血浆有效渗透压高于 320 mmol/L 时,宜采用 0.45% NaCl 溶液滴注。

血糖降到 14 mmol/L 后,可静脉点滴 5% 葡萄糖溶液。血压较低者,可适当给予血浆或白蛋白静脉输入。

(四)电解质补充

酮症酸中毒时,总体钾是降低的。由于血浆 pH 降低时,细胞内钾向细胞外移动,所以血浆钾的水平可能偏高。开始治疗后,细胞外液得到补充,血糖逐渐下降,酮体逐渐减少,血浆 pH 有所恢复,细胞外钾离子又开始回到细胞内;这样,血钾水平就明显降低。所以,往往在酮症酸中毒开始治疗 3～4 小时后,根据血钾水平给予钾盐补充。如果患者入院时血钾水平是正常或低于正常的,则在当时就应开始补钾。酮症酸中毒治疗过程中,使用 NaCl 溶液纠正脱水以及用 KCl 纠正低血钾,应注意高氯性酸中毒的发生。

(五)碱性药物的使用

酮症酸中毒时,血浆 pH 在 7.1 以上可不必使用碱性药物;血浆 pH 低于 7.0,应给予碱性药物。当患者伴有严重高血钾时,亦应给予碱性药物;血浆 pH 每升高 0.1,血钾就可下降 0.6 mmol/L。碳酸氢钠溶液是目前唯一适宜的碱性药物。根据血浆 pH 及二氧化碳结合力决定用量。

七、并发症

糖尿病酮症酸中毒时,由于其严重的代谢紊乱、血容量减少、脱水、血液黏稠度增高,以及开始治疗后的反应,可并发休克、血栓形成、感染以及脑水肿。儿童糖尿病酮症酸中毒,经补液及胰岛素治疗后数小时,可出现致命的脑水肿,可能是由于血浆葡萄糖浓度下降过快所致。

预防和治疗这些并发症是降低酮症酸中毒病死率的重要环节,应予重视。

(周晓菲　李翠翠　王营花)

第三十七章 低血糖症和低血糖性昏迷

一、定义

低血糖症临床上比较常见。低血糖是指血糖水平低于 2.8 mmol/L 的现象。低血糖为一生化异常，并不是一种疾病。凡是因某种原因使血糖下降至正常值以下，引起了以交感神经兴奋和中枢神经系统功能障碍为突出表现的一组临床表现，称为低血糖症。本症严重时可导致昏迷。

二、病因

引起低血糖症的原因很多，大致可分为以下几类。

（一）胰岛素过多

胰岛素瘤、胰岛细胞增生、胰岛细胞癌、异位胰岛素分泌瘤、降糖药物都可引起血糖过低。临床上内生或外用胰岛素引起的低血糖症最常见。糖尿病患者发生严重的低血糖昏迷是由于胰岛素过多引起的，低血糖发生常见于：① 延迟进餐；② 剧烈的体力活动；③ 胰岛素用量过大；④ 由于胰岛素注射部位不同，药物吸收不均匀；⑤ 由于自主神经病变存在，拮抗调节机制被破坏。糖尿病患者服用磺脲类降糖药也可引起低血糖，肾清除减低的患者更容易发生。

（二）反应性低血糖症

早期糖尿病、功能性低血糖、营养性低血糖。反应性低血糖是成人较常见的低血糖症,以早期糖尿病及功能性低血糖多见,仅有肾上腺素增多表现,但不严重,很少有神志障碍。

(三)对胰岛素过度敏感

Addison病、垂体前叶功能低减、甲状腺功能减低。

(四)肝脏疾病

肝细胞疾病(肝硬化、急性黄色肝萎缩等)、特殊酶缺乏(如糖原累积症等)。于减少进食的同时,大量饮酒可以引起严重的低血糖,这是由于肝糖原的耗竭以及糖原异生减少的缘故。

(五)中毒

中毒包括药物中毒(乙醇、水杨酸、磺胺类、β-肾上腺素能阻断剂等)、荔枝中毒。

(六)糖类不足

食管肿瘤、孕妇、剧烈运动等。

(七)其他

伴有低血糖的胰外肿瘤、自身免疫性低血糖以及原因未明者。在非糖尿病中,由胰岛β细胞瘤过多地释放内生胰岛素是不可忽视的胰岛素引起低血糖昏迷的原因。

三、激素对葡萄糖的调节

人体内维持血糖正常有赖于消化道、肝、肾及内分泌腺体等多器官功能的协调一致。肝是糖原贮存和异生的重要场所,肝功能正常是维持血糖正常的必要条件。内分泌腺体对糖代谢有重要的调节作用,胰岛素可增加肝糖原的合成,促进葡萄糖在周围组织利用,抑制肝糖原的异生和分解,属降血糖激素。糖皮质激素可增强肝糖原的异生,胰高血糖素和肾上腺素增加糖原分解及异生,肾上腺素还刺激胰高血糖素分泌,抑制胰岛素分泌,甲状腺激素促进葡萄糖吸收,生长激素可抑制葡萄糖利用,这些均属升糖激素。任何原因造成胰岛素分泌过多或生糖激素缺乏,都可发生低血糖症。

四、低血糖的主要临床特点

低血糖对机体来说是一强烈的应激,患者表现交感神经兴奋;低血糖使中枢神经系统缺少能量来源,出现许多功能障碍。患者发病之初觉头晕、头痛、饥饿、软弱无力、肢体湿冷,继之意识模糊、定向力障碍、抽搐以至昏迷,也可以表现为精神错乱及偏瘫。

五、诊断和鉴别诊断

低血糖的诊断过程中,首先应明确患者是否是糖尿病患者,仔细询问病史,寻找可以证明患糖尿病的资料(如有些患者腕部、颈部佩戴或携带有疾病卡片,或带有降糖药物等),这对常见低血糖是很好的参考。

仔细观察患者也非常重要。中度低血糖(血糖 1.97~2.80 mmol/L)患者,可以没有心动过速、出汗、皮肤潮湿,如果有这些表现是有价值的诊断低血糖的线索。肾上腺素能阻断剂能阻止这些低血糖早期表现的出现。这种类型患者发作时面及手部常有感觉异常,容易兴奋,并有饥饿感。严重的低血糖(血糖低于 1.68~1.96 mmol/L),主要表现为中枢神经系统功能障碍,包括有精神紊乱及奇怪动作、癫痫、昏迷,大多无 Kussmaul 呼吸及轻度体温降低(32 ℃~35 ℃),后者常见,也是有价值的诊断线索。

发作时患者的临床表现、对治疗的反应及血糖测定结果是低血糖急诊时的三个重要内容。血糖检查固然重要,但测定需要一段时间,而低血糖处理不容久等。如果临床怀疑有低血糖可能,可从以下几方面进一步考虑:① 对有糖尿病病史者,先考虑降糖药物过量引起。要注意与酮症酸中毒和非酮症高渗昏迷的鉴别。对同时并有神经性膀胱的患者,有尿潴留时,尿糖检查可以阳性,应当注意。② 很多胰岛素瘤患者表现为空腹及慢性低血糖,而缺少儿茶酚胺增多的征象,仅有性格改变、记忆力减退、精神症状。这种情况可存在数年不被注意,往往在一次严重发作时送来急诊。③ 反应性低血糖其血糖值常下降不多,很少低于 2.24 mmol/L,为餐后发病,多数缺乏中枢神经系统受损表现。④ 肝功能不全患者有意识障碍时,考虑肝性脑病的同时,应想到有低血糖的可能。低血糖多在空腹时发生,在等待血糖结果同时,试行注射 50% 葡萄糖 40～60 mL,如症状很快改善,对低血糖诊断是有力的支持。⑤ 升糖激素缺乏(Addison 病、垂体前叶功能减退等)引起的低血糖在空腹时发生,主要为脑功能障碍表现。根据病史、原发病表现及有关的实验室检查、不难明确诊断。⑥ 乙醇中毒时,如果患者长时间不能进食,可从酒精中毒性昏迷转为低血糖昏迷。这种转化,患者往往无任何意识好转期。⑦ 低血糖症的临床表现是多种多样的,忽视了这一点就可能延误诊断时机。

总之,低血糖昏迷易误诊为糖尿病酮症酸中毒。药物引起的低血糖是较常见的,凡用胰岛素及口服降糖药均有发生低血糖昏迷的危险。对神志不清的糖尿病患者,要想到低血糖的可能。乙醇不仅可引起低血糖,也可引起酮症,有时乙醇引起的低血糖及酮症可误认为糖尿病酮症酸中毒。这些都是诊断时需注意的。

六、治疗

对疑诊低血糖症的患者,在等待血糖测定结果的同时就应开始治疗。

(一) 一般治疗

确定患者气道是否通畅,必要时做相应处理;有癫痫发作时须防止舌部损伤。

（二）紧急处理

患者尚有吞咽动作时，可喂些糖水，多数可迅速改善症状。已经昏迷者应即刻静脉注射葡萄糖，以每分钟 10 mL 速度静注 50% 葡萄糖 50 mL。对大多数患者用 20～60 mL 50% 葡萄糖足以矫正低血糖。于快速注入大量糖时，可以产生症状性低血钾症。大多数低血糖患者注糖后 5～10 分钟内可以转醒。如果低血糖严重，持续时间较长，神经功能很长时间也不能完全恢复。

患者清醒以后，尽早食用果汁及食物。

（刘　雪　杨　蕊　臧慧芳）

第三十八章 甲状腺功能亢进危象

甲状腺功能亢进危象（简称甲亢危象）是指甲亢表现有急剧的致命性加重。这是甲亢少见的并发症，病情危重，病死率很高。

一、发病情况

甲亢危象常在未诊断或治疗不彻底的久病甲亢患者中发生，新诊断或经治疗病情已得到控制的患者中少见。现甲亢手术前均用抗甲状腺药物准备，故甲亢危象较少发生。甲亢危象患者中 1/3 为不典型甲亢，即老年、以心脏或胃肠道表现突出者。

二、发病诱因

（一）外科原因

凡甲亢患者在手术后 4～16 小时内发生危象者系与手术直接有关；在术后 16 小时后出现者，还应寻找感染病灶或其他诱因。甲状腺本身的手术或其他急诊手术如急腹症、剖宫产，甚至拔牙等均可引起危象。手术引起甲亢危象的原因如下。

1. 甲亢未控制

术前未用抗甲状腺药物准备或准备不够，甲亢病情未完全控制；或甲状腺手术延误致抗甲状腺药物停用过久，碘剂作用逸脱，甲状腺又能合成及释放激素。

2. TH 释放

手术应激及手术时挤压甲状腺致大量甲状腺激素（TH）释放入血循环，乙醚麻醉亦可使组织内的 TH 进入血循环。

(二)内科原因

指手术以外的诱因引起者。目前的甲亢危象多属于此类。由于诱因和甲亢危象的表现是连续的,因此临床上很难确定何时甲亢危象开始。诱因可以是单一的或多种的,常见的内科性诱因如下。

1. 感染

最常见。4/5内科性危象有感染,其中3/4是上呼吸道感染,其次为胃肠道及泌尿道感染,偶有皮肤感染、腹膜炎等。

2. 应激

应激可导致突然释放TH。精神紧张、劳累过度、高温环境、饥饿、药物反应(如药物过敏、洋地黄中毒、胰岛素性低血糖)、心力衰竭、心绞痛、高钙血症、糖尿病酸中毒、肺栓塞、分娩等均可引起甲亢危象。

3. 不适当地停用抗甲状腺药物,尤其是碘剂

碘化物可抑制甲状腺素结合球蛋白(TBG)水解,致TH释放减少。细胞内碘化物浓度增高,超过临界,可引起"急性抑制效应",使TH合成受抑制。若突然停用碘剂,甲状腺滤泡细胞内碘浓度降低,碘化物抑制效应消失,甲状腺又可用细胞内贮存的碘合成激素并释放之,甲亢因此迅速加重。

4. 其他

甲状腺同位素 ^{131} 碘治疗引起放射性甲状腺炎;甲状腺活组织检查,过多过重地扪按甲状腺,均可使大量TH释放入血。

三、发病机理

甲亢危象的发病机制及病理生理尚未完全阐明,目前认为可能与下列因素有关。

(一)大量TH释放入血

甲亢的临床表现是由于血TH水平过高。甲亢危象是甲亢的急剧加重。它可能是由于大量TH突然释放入血所致。正常

人及部分甲亢患者服药用大剂量的TH可产生危象。甲状腺手术、迅速停用碘剂及同位素^{131}碘治疗后血TH水平均升高。这些事实均支持以上看法。但甲亢患者服TH后，一般不引起危象，甲亢危象时血TH水平不一定升高，因此不能简单地认为甲亢危象是由于血TH过多所致。

（二）血游离TH浓度增加

感染、应激、非甲状腺手术可使血甲状腺结合球蛋白（TBG）及甲状腺素结合前白蛋白（TBPA）浓度下降，TH由TBG解离；T_4（甲状腺素）在周围的降解加强，血循环中游离T_3（三碘甲状腺原氨酸）的绝对值和T_3/T_4比值升高，这些可能是甲亢危象发病的重要因素。感染等引起TH携带蛋白结合力的改变是短暂的，只持续1～2日，这与甲亢危象一般在2～3日脱离危险也是一致的。

（三）机体对TH耐量衰竭

甲亢危象时各脏器系统常有功能衰竭，甲亢危象时甲状腺功能测定多在甲亢范围内，死于甲亢危象的患者尸检并无特殊病理改变，典型的和淡漠型甲亢危象间亦无病理差异。这些均间接地支持某些因素引起周围组织及脏器对过高TH的适应能力减低，即甲亢失代偿。

（四）肾上腺能活力增加

甲亢时心血管系统的高动力状态和肾上腺素过量的表现极相似。甲亢危象也多在应激时，即交感神经和肾上腺髓质活动增加时发生。经动物硬膜外麻醉，给甲亢患者作交感神经阻断或服用抗交感神经或β肾上腺素能阻断药物，均可使甲亢的症状和体征改善。这些研究均提示甲亢的表现是由于血中TH水平高，加大了儿茶酚胺的作用所致。有人认为甲亢危象时产生过多热量是由于脂肪分解加速，TH有直接或通过增加儿茶酚胺使脂肪分解的作用。由于大量ATP消耗于将脂肪分解产生脂酸再脂化，此作用使氧消耗增加，并产生热量。甲亢危象患者用β肾上腺素能阻断剂后，血内很高的游离脂肪酸水平迅速下降，同时临床上甲亢危象好转。这也支持交感神经活力增加在甲亢危象发病中起重要作用的论点。

甲亢危象的临床表现尚不能全部用对儿茶酚胺的反应增加来解释，因甲亢危象时总代谢并无改变，用抗交感神经药物或用β肾上腺素能阻断剂后，甲亢患者的体重减轻，氧消耗增加，脂肪代谢紊乱及甲状腺功能异常等均未能恢复正常，因此不能认为肾上腺素能活力增加是甲亢危象的唯一发病机制。

甲亢危象的发病机制可能是综合性的。

四、临床表现

甲亢危象的典型临床表现为高热、大汗淋漓、心动过速、频繁呕吐及腹泻、极度消耗、谵妄、昏迷。最后死于休克、心肺功能衰竭、黄疸及电解质紊乱。

（一）体温

急骤上升，高热39℃以上，大汗淋漓，皮肤潮红，继而汗闭，皮肤苍白和脱水。高热是甲亢危象与重症甲亢的重要鉴别点。

（二）中枢神经系统

精神变态，极度烦躁不安，谵妄，嗜睡，最后昏迷。

（三）心血管系统

心动过速，常达160次/分钟以上，与体温升高程度不成比例。可出现心律失常，如早搏、室上性心动过速、心房纤颤、心房扑动或房室传导阻滞等，也可以发生心力衰竭。最终血压下降，陷入休克。一般有甲亢性心脏病者较易发生危象，一旦发生甲亢危象也促使心脏功能恶化。

（四）胃肠道

食欲极差，恶心，频繁呕吐，腹痛、腹泻甚为突出，每日可达十数次。体重锐减。

(五) 肝脏

肝脏肿大,肝功能不正常,终至肝细胞功能衰竭,出现黄疸。黄疸的出现是预后不好的征兆。

(六) 电解质紊乱

最终患者有电解质紊乱,约半数患者有低血钾症,1/5 的患者有低血钠症。

小部分甲亢危象患者临床表现不典型,其特点是表情淡漠、嗜睡、反射降低、低热、恶病质、明显无力、心率慢、脉压小,突眼和甲状腺肿常是轻度的,最后陷入昏迷而死亡。临床上称之为淡漠型甲亢危象。

五、甲状腺功能检查

甲亢危象时文献上各学者测得的基础代谢率、胆固醇、甲状腺摄 ^{131}碘率均在甲亢范围内,但血清 TH 水平结果不一致。甲亢危象时甲状腺功能的检查对危象的诊断帮助不大。但若血清 TH 浓度显著高于正常,对预测其临床表现和预后有一定作用。甲亢危象时由于病情危急,多不能等待详细的甲状腺功能检查即应开始抢救治疗。

六、诊断

甲亢危象的诊断主要依赖临床症状和体征,诊断甲亢危象时患者应有甲亢的病史和特异体征,如突眼、甲状腺肿大及有血管杂音等。当临床上疑有甲亢危象时,可在抽血查 TH 水平或紧急测定甲状腺 2 小时吸 ^{131}碘率后即进行处理。

七、治疗

(一) 降低循环 TH 水平

抑制 TH 的合成和分泌,抗甲状腺药物可抑制 TH 的合成。一次口服或胃管鼻饲大剂量药物(相当于丙硫氧嘧啶 600~1 200 mg)后,可在 1 小时内阻止甲状腺内碘化物的有机结合。

然后每日给维持量(相当于丙嘧 300~600 mg),分 3 次服。丙嘧比甲巯咪唑的优点是丙嘧可抑制甲状腺外 T_4 脱碘转变为 T_3,给丙嘧后一日血 T_3 水平降低 50%。这样就抑制了 T_3 的主要来源。

(二)降低周围组织对 TH 的反应

碘和抗甲状腺药物只能减少 TH 的合成和释放,对控制甲亢危象的临床表现作用不大。近年来多用抗交感神经药物来减轻周围组织对儿茶酚胺过敏的表现。常用的药物有 β 肾上腺素能阻断剂。甲亢患者用普萘洛尔后虽然甲状腺功能无改善,但代谢研究证实有负氮平衡、糖耐量进步、氧消耗降低、皮肤温度下降等。现认为普萘洛尔可抑制甲状腺激素对周围交感神经的作用,可立即降低 T_4 转变为 T_3。由于甲亢危象的发病机制不单是肾上腺素能活力增加,故抗交感类药物只应作为综合治疗的一部分。

(三)大力保护体内各脏器系统,防止其功能衰竭

发热轻者用退热剂,但阿司匹林可进一步增高患者代谢率,应当避免使用;发热高者积极用物理降温,必要时考虑人工冬眠,吸氧。由于高热、呕吐及大量出汗,患者易发生脱水及低钠,应补充水及电解质。补充葡萄糖可提供热量及肝糖原。给大量维生素,尤其是 B 族,因患者常有亚临床的不足。积极处理心衰。甲亢危象时证实有肾上腺皮质功能不全者很少,但危象时对肾上腺皮质激素的需要量增加,故对有高热及(或)休克的甲亢危象可加用肾上腺皮质激素。

(四)积极控制诱因

有感染者应给予积极抗菌治疗。伴有其他疾患者应同时积极处理。

(刘　红　邱天真　王华修)

第八篇

脑血管意外和神经系统疾病急诊

第三十九章 急性脑血管病的诊断和内科处理

急性脑血管病又称脑血管意外、脑卒中或中风,是一种突然起病的脑血液循环障碍疾病。本病大致可分为出血性脑血管病、缺血性脑血管病、高血压脑病、颅内血管畸形和颅内动脉瘤、脑动脉炎、脑动脉硬化症等。急性出血性脑血管病主要包括脑出血、蛛网膜下腔出血和外伤性颅内出血;急性缺血性脑血管病主要包括短暂性脑缺血发作和由于脑血栓形成和脑栓塞所引起的脑梗死。

内科医师对这组患者的诊断要求,首先应当明确是否为急性脑血管病,要与能引起意识障碍以及脑功能异常的其他疾病相鉴别。其次要鉴别急性脑血管病是出血性的还是缺血性的。如已确定是出血性脑血管病,就应当进一步明确是脑出血还是蛛网膜下腔出血;同样,如已确定是缺血性脑血管病,就应当进一步明确是短暂性脑缺血发作,还是因脑血栓形成或脑栓塞所引起的脑梗死。再次要严密观察病情的变化,迅速判断病情的趋势,及时给予或调整治疗措施,以降低病死率,减少病残率。

第一节 急性脑血管病的诊断

根据详细病史和快而准确的体格检查与神经系统检查,在临床鉴别有困难时,还需要作辅助检查,如脑脊液检查、头颅CT

扫描和脑血管造影等。

一、脑出血的诊断要点

① 多发生于45~60岁的患者,94.9%的患者有高血压史;② 多半在活动中或情绪激动时发病;③ 起病急、进展快,常以分钟计,2小时内达高峰;④ 刚发病时常有头痛、呕吐,据统计50%~70%的患者有呕吐,是判断意识障碍患者有无颅内压增高的重要标志;⑤ 意识障碍占80%~90%,程度不等,意识障碍越深,预后越差;⑥ 抽搐约占18%,二便失禁也不少见;⑦ 可合并眼底视网膜新鲜出血;⑧ 腰椎穿刺作脑脊液检查,压力增高者约56%,血性脑脊液占89%;⑨ 头颅CT扫描检查,早期就可显示出血灶的高密度区以及脑室的占位效应,对确诊的帮助很大,但迟至两周后检查,出血灶可能吸收成低密度区,与脑梗死难以鉴别。

二、脑出血的定位诊断

很重要,如能及早确定出血部位,可采取较积极的治疗措施,如手术治疗等,有时可能挽救患者生命,获得较好的效果。按经典的描述,不同部位的脑出血其临床表现不同。

(一)内囊出血

占全部脑出血的80%左右。主要表现为出血灶对侧偏瘫、偏身感觉障碍和同向偏盲三偏征。如出血发生在优势半球,则常伴有失语症。如有眼球凝视麻痹,则常注视出血灶(偏瘫对侧)。

(二)小脑出血

占全部脑出血的10%左右。常以枕部痛、眩晕、呕吐为早期症状,昏迷多见。检查时可见眼球震颤和肢体共济失调,但偏瘫和偏身感觉障碍不明显,有时伴有脑干或脑神经症状。

（三）桥脑出血

占全部脑出血的10%左右。起病急，多半深昏迷。瞳孔呈针尖大小，对光反应迟钝。四肢瘫痪和双侧面神经麻痹。有时出现高热，呼吸不规则。

（四）脑室出血

原发性者少见，占1%左右。绝大多数是由内囊、基底节区出血破入侧脑室或由小脑、桥脑出血破入第四脑室所致。发病后多半陷入深昏迷，出现去大脑强直发作，四肢软瘫，高热，呼吸不规则，血压不稳，脉搏无力。

经典描述：桥脑出血和脑室出血的病死率几乎是100%。近年来，由于头颅CT扫描的逐步开展，发现桥脑出血和脑室出血也有较轻病例，经及时抢救和治疗能很好地恢复，因而对预后的估计不是非常悲观了。

三、蛛网膜下腔出血的诊断要点

① 既往有频发的局部头痛史或有头痛后晕厥史；② 诱因可有可无，起病突然；③ 突然出现剧烈头痛、呕吐。如为后枕及颈项部头痛伴腰痛者更典型，意识障碍约占1/2病例；④ 检查发现主要是脑膜刺激征，神经系统局灶性体征不明显，有时可出现轻偏瘫或双侧锥体束征；⑤ 眼底检查可发现视网膜新鲜出血灶；⑥ 腰椎穿刺作脑脊液检查，压力增高，血性脑脊液均匀一致；⑦ 头颅CT扫描检查常无特殊发现，因血液混入脑脊液内成为等密度液体；⑧ 如临床上怀疑蛛网膜下腔出血系因颅内动脉瘤破裂或脑血管畸形所致，则应及早作脑血管造影，原则是越早越好，以便考虑手术治疗和避免再出血。

颅内动脉瘤多数位于颅底Willis动脉环上，较常见的位于后交通动脉上（约占4.6%），常有第Ⅲ脑神经麻痹；位于前交通动脉上的动脉瘤（10.4%）可引起额叶功能障碍；大脑中动脉的动脉瘤（25.9%）常伴有偏瘫和失语；而颈内动脉的动脉瘤（26.3%）则通常无何症状。脑血管畸形的发病频度亚洲国家较欧美为高，管径细于 3 mm 者也较多，位于脑穹窿面的脑血管畸形可致抽搐，而深入脑沟内部的会引起偏瘫。

四、脑血栓形成的诊断要点

① 多发生于 65 岁以上的老年人；② 既往有脑动脉硬化或短暂性脑缺血发作史；③ 多在睡眠或休息时起病，典型症状是入睡时一切如常，晨起时半身无力；④ 病情缓慢进展、以小时或日计，症状常持续加重或呈阶梯状加重；⑤ 症状以偏瘫、偏身麻木和失语为主，意识障碍较少见；⑥ 常合并冠心病、高血压病（50%）、糖尿病（30%）、高脂血症等；⑦ 脑脊液检查压力不高，常规和生化检查正常；⑧ 头颅 CT 扫描检查可发现低密度的梗死区，大面积梗死可伴有脑水肿和占位效应，但病发后 24 小时内出现频度仅 50% 左右，48 小时内约 75%，72 小时内约 92%，因此判断时要注意时间；⑨ 老年患者反复发作脑部、肢体或其他脏器的多发性梗死灶者，除了脑动脉硬化的因素外，还需考虑肿瘤并发无菌性浆液性多发性梗死的可能性；⑩ 年轻人出现急性缺血性脑血管病者，应考虑脑动脉炎、无脉症、颅底异常血管网症、心房内黏液瘤、口服避孕药等可能性，必要时需作心动超声检查和脑血管造影。

五、脑栓塞的诊断要点

① 起病急骤，以秒计；② 既往有各种类型的心脏病、心房纤颤、心肌病、心肌梗死等病史，需注意特发性房颤造成脑栓塞占 2.7%；③ 昏迷约占 33%，抽搐高达 25%，偏瘫常较完全；④ 有时可发现其他内脏或肢体的栓塞；⑤ 脑脊液检查压力正常或略高，常规检查可能有红细胞，说明有栓塞性出血的可能性；⑥ 头颅 CT 扫描检查和脑血栓形成相仿，但有时脑水肿较明显；

有时在低密度区中有高密度灶存在,说明有栓塞性出血;有时可见多个低密度区,说明有多发性脑栓塞。

六、短暂性脑缺血发作的诊断要点

一般突然发病,出现一过性失明、偏瘫、失语、构音不清、眩晕、共济失调、吞咽困难等,发作可持续数分至数小时,但应于24小时内完全恢复正常。本病多数因脑动脉硬化、微栓塞所致,常反复发作。

七、脑内不同部位血管病变的诊断要点

(一) 大脑中动脉综合征

临床上偏瘫的分布,颜面和上肢较下肢为重,优势半球的损害常有失语,偏身感觉障碍也以颜面和上肢为重,有同向偏盲,眼球凝视麻痹时,眼球注视病灶侧。

(二) 大脑前动脉综合征

偏瘫的分布,下肢较颜面和上肢为重,偏身感觉障碍也以下肢为重,出现力握和吸吮反射,尿失禁,病侧肢体可有失用症。

(三) 大脑后动脉综合征

常以同向偏盲作为唯一的症状,偏瘫不明显,可有偏身感觉轻度减退。

(四) 脑干动脉综合征

以小脑后下动脉闭塞引起的延髓外侧综合征为最多见,表现为病灶同侧的颜面感觉减退和Horner征,同侧肢体共济失调,病灶对侧痛、触觉减退或消失,声音嘶哑和吞咽困难。

比较少见的还有由中脑的大脑脚底部血液循环障碍而引起的Weber综合征,表现为病灶同侧的动眼神经麻痹(眼球向内、上、下活动不能,上睑下垂,瞳孔散大)、病灶对侧的偏瘫。

脑桥下部的血液循环障碍可引起Foville综合征,表现为病灶同侧的展神经和周围性面神经麻痹。有时还伴有向病灶侧的

凝视麻痹,而病灶对侧有偏瘫和偏身感觉障碍。

(刘凤美)

第二节　急性脑血管病的内科处理

急性脑血管病的处理分为一般处理和特殊治疗两大类。

一、一般处理

(一)绝对卧床休息

尽量少搬动患者。一旦发现患者,应当立即在小心、谨慎地护送下,尽早送到医院诊治。

出血性脑血管病的急性期,原则上以就地抢救为宜,对脑出血患者来说固然重要,对蛛网膜下腔出血患者尚不满6周者更加重要,搬动前者很可能导致出血破入脑室,后者则可能引发再出血而死亡。

患者如烦躁不安,可用安定类药物,但剂量不宜太大,以免影响意识水平的观察。千万不能用抑制呼吸的鸦片类药物,在颅内压增高的情况下用这类药物会导致呼吸突然停止。

(二)保持心、肺功能

这是抢救急性脑血管病的重要措施。一定要清除患者口腔和鼻腔中的黏液、呕吐物等,用吸引器吸引干净。如发现患者通气功能欠佳或氧分压减低,应及时插入气管套管,加压给氧,或考虑作气管切开术,使用人工呼吸器。这是避免脑组织因缺氧而遭到进一步损害的关键。

心功能要维持稳定,最好作心电监护,以排除因心律异常而导致的血液循环障碍,也便于及时发现心律变化。血压切忌波动,要保持稳定。

(三)注意营养状况,保持水和电解质的平衡

急性脑血管病在刚发病的 48 小时内,不论是出血性还是缺血性的都有程度不等的脑水肿。如患者意识障碍、呕吐频频,则可暂禁食,以免发生吸入性肺炎。

48 小时后,可采用鼻饲饮食,以牛奶、豆浆等流食为主,每日热量在 5 023～6 278 kJ(1 200～1 500 kcal)之间。维生素 B 和 C 可溶解在水中喂入。液体进入总量每日约 2 000 mL。如合并有心脏病者,则液体量可限制在 1 500 mL/d。

在急性期,患者应有出入量的记录,以便及时调整液体量。每日应监测患者的水、电解质平衡。

(四)加强护理工作

加强护理工作,防止并发症。

(五)预防继发性感染

肺炎、泌尿系感染和褥疮是急性脑血管病最常见的继发性感染和并发症。

二、特殊治疗

(一)急性出血性脑血管病的内科治疗

1. 降低颅内压

降低颅内压是治疗急性出血性脑血管病的关键,目的在于减轻脑水肿,防止脑疝形成,以降低病死率。目前最常用的是高渗脱水剂、利尿剂和肾上腺皮质激素。

高渗脱水剂以 20% 甘露醇为最常用,通常以 250 mL 快速静脉滴注,每 6 小时一次。药物输入后 10～15 分钟,颅内压开始下降,1 小时后达最低水平,持续 4～6 小时。反跳现象较轻。颅内压能降低 46%～55%。有轻度贮钾排钠作用,个别患者可出现血尿,但停药后即好转。山梨醇的疗效与甘露醇相似,但降颅内压作用较弱。50% 葡萄糖 60 mL 静注,每 6 小时一次,也有降颅内压作用。然因葡萄糖参与体内代谢过程,可为细胞利用,

故反跳作用较强,现主要用作两次输甘露醇期间的辅助治疗。

利尿剂如呋塞米或依他尼酸钠等,也常用以降颅内压,特别是伴有心力衰竭的患者,效果较好。副作用是易引起电解质紊乱,应注意纠正。

2. 调整血压

调整血压有利于出血部位血小板凝聚止血。现在多强调血压降到病前基础血压水平,不宜过低。在高血压脑病时也应注意此点。常用25%硫酸镁10 mL,深部肌注。

3. 止血药

止血药对脑出血一般认为无效,但对蛛网膜下腔出血止血有一定的帮助。常用6-氨基己酸6～12 g,静滴1日1次,或对羧基苄胺0.2～0.4 g,静滴1日1次。

4. 止痛药

止痛药只用于头痛剧烈的蛛网膜下腔出血患者,以免头痛、烦躁不安而导致再出血,如和氯丙嗪类镇静药同用,可产生协同作用,效果较好。脑出血患者服止痛药和镇静药可能会加重意识障碍,影响病情观察,通常不用。

5. 钙拮抗剂

蛛网膜下腔出血后4～12日内,有时会发生延缓性血管痉挛,可静滴钙离子拮抗剂,如尼莫地平等。

6. 颅内压监护

如有条件应对出血性脑血管病患者作颅内压监护,这样便于及时发现颅内压增高。

(二)急性缺血性脑血管病的内科治疗

1. 脑血管扩张剂

常用的有罂粟碱、烟酸、碳酸氢钠或山莨菪碱(654-2)静滴,二氧化碳气体间断吸入和口服桂利嗪、环扁桃酯、双氢麦角碱或肉桂哌嗪等,以促进侧支循环,增加缺血区的局部血容量。

不少作者认为,在急性缺血性脑血管病时,病灶部位由于乳酸和二氧化碳等代谢产物的积蓄,引起局部组织酸中毒,导致局部血管扩张,称为过度灌注综合征。如果在此时使用脑血管扩张剂,会使病灶远处的血管扩张,相反地引起病灶部位的血流减少,称为脑内盗血综合征。所以一般不主张使用脑血管扩张剂。如果要用,则应当早用,超过24小时就不宜再用,以免产生脑内盗血综合征。

2. 抗血小板凝聚药

常用的有高分子化合物,如低分子右旋糖酐(使用该药前应先以本药0.1 mL做皮肤过敏试验)或706羧甲淀粉,静滴,或口服肠溶阿司匹林。

低分子右旋糖酐可对抗血小板的凝聚,减低血液黏稠度和改善微循环,因此效果较肯定。但高分子化合物能增加血容量,对心脏病或肾病患者应减少一半剂量(250 mL/24小时)应用,以免引起心力衰竭。

阿司匹林在体内能抑制血小板的许多功能,包括二磷酸腺苷的释放反应,自发性的血小板凝聚和前列腺素G2在血小板内的合成等。剂量0.3 g,每日1次,饭后服。服用时需观察胃肠道反应,溃疡病患者禁用。女患者服用此药效果不好。

3. 抗凝治疗

作为急性期缺血性脑血管病的治疗,抗凝治疗效果并不好,但为了预防再发则仍有价值。通常在严格观察出、凝血时间,凝血酶原活动度和时间的条件下,先用肝素1 000 U/h连续静脉滴注,持续72小时,然后口服双香豆素乙酯,剂量应随时调整。如不具备化验条件,抗凝治疗很难作为首选治疗。

4. 溶血栓药

链激酶和尿激酶可作为激活纤溶酶原的药物,以达到溶解纤维蛋白的目的。尿激酶5 000~20 000 U/24小时,静滴或颈动脉内直接注射,但疗效不肯定。

蝮蛇抗栓酶可降低血黏度和血脂,抑制血小板数量和聚集。剂量:0.008 U/kg,静滴。

5. 活血化瘀中药

如丹参、川芎、红花、冠心Ⅱ号等。据报道疗效多在 85% 以上。中药的副作用较小,使用时较安全。

6. 降颅内压药

在大动脉闭塞时,必然会产生脑水肿,一般从病后 6 小时就可开始,所以应及时应用降颅内压药,如 20% 甘露醇静滴,持续 7~10 日。

三、"中性"治疗

鉴于急性脑血管病症状的复杂性和多变性,如果没有急诊作头颅 CT 检查的条件,患者或家属又拒绝作脑脊液检查,一时无法肯定是出血性还是缺血性时,建议给予"中性"治疗并作严密的病情观察。

(一)降颅内压

除了一般处理之外,用 10% 葡萄糖液加等量的等渗盐水或林格液,每日总量不超过 1 500 mL。根据动物实验和临床观察,可使机体保持低颅内压状态,较之单纯输入葡萄糖液为好。

(二)脱水治疗

患者嗜睡和呕吐,要考虑颅内压增高的可能性,可用高渗脱水剂,20% 甘露醇 250 mL 静滴,每 8~12 小时一次。

(三)保持血压稳定

能口服的给予口服降压药,不能口服的可临床用 25% 硫酸镁 10 mL 深部肌注。

(四)止血及活血

如临床上偏向于怀疑出血性脑血管病,可酌情用酚磺乙胺

2 g/24 小时静滴。如临床上偏向于怀疑缺血性脑血管病,可用复方丹参注射液 4 mL 或川芎嗪注射液 20 mg 肌注,1 日 2 次。止血药或抗血小板凝聚药暂不用。

(五)氨茶碱

对缺血性脑血管病的疗效有不同看法。动物实验表明,它对正常脑血管有轻度收缩作用,在脑梗死时,可使病灶远处血管轻度收缩,病灶部位的血供应相对增多,从而改善病灶部位的血液供应。剂量 0.25 g,肌注一日 1~2 次,但极个别患者有过敏反应。也有人认为氨茶碱对脑梗死的作用不大。

上述"中性"治疗只能应用 1~2 日,一旦诊断明确,应立即转入出血性或缺血性脑血管病的特殊治疗。

(徐 艳 李瑞娟)

第九篇

急性中毒及损伤

第四十章 急性中毒及损伤

大量毒物短时间内经皮肤、黏膜、呼吸道、消化道等途径进入人体,致使机体受损并发生功能障碍,称之为急性中毒。

第一节 急性中毒的诊疗原则

一、初步诊断

在采取急救措施的同时应尽早掌握中毒的时间、毒物的种类、中毒的途径,初步估计毒物的剂量以及患者中毒前后的情况。治疗中密切观察患者的体温、血压、脉搏、呼吸及意识的变化,注意瞳孔的大小及对光反应,查看皮肤的温度、湿度及色泽,观察有无腹部阳性体征,大小便是否失禁,有无肌肉颤动或痉挛,以协助判断病情。必要时需通过血、尿、粪、呕吐物等鉴定毒物,以便进一步确诊。

二、急救原则

(一)清除毒物,减少毒物吸收

将患者移离毒物污染场地,尤其是气体毒物经呼吸道进入人体时更为重要。毒物污染的衣物要立即脱掉,并用清水洗拭接触毒物的皮肤。经消化道中毒者,如果毒物属强酸、强碱类,则不宜洗胃。强酸中毒者宜服用氢氧化铝胶或镁乳60 mL等弱碱性药物中和毒物,但忌用碳酸氢钠,因为这类溶液遇酸可形成碳酸,产生二氧化碳,可使患者胃内胀气。强碱中毒者宜服用食醋或5%醋酸等弱酸性药物中和毒物,但碳酸盐类中毒时忌用醋酸类。无论是强酸或强碱类中毒均可服用加水鸡蛋清、牛奶或植物油 200 mL 左右，此三种液体既可稀释毒物，又可保护胃肠道黏膜。

非腐蚀性毒物经消化道进入人体者应立即引吐或洗胃。根据毒物的种类，洗胃液中可酌加解毒剂，如安眠药、磷化锌、安妥中毒可配成 1:5 000 高锰酸钾溶液，有机磷类杀虫剂中毒（美曲膦酯除外），拟除虫菊酯类杀虫剂中毒可配成 2% 碳酸氢钠溶液洗胃。无特殊解毒药者，清水洗胃后可从胃管注入万能解毒剂 20 g，内含鞣酸、氧化镁、药用炭，能起到中和、氧化、吸附或沉淀毒物的作用。

为促使毒物由消化道排泄，于洗胃和灌入万能解毒剂之后再从胃管注入 50% 硫酸镁 50 mL 导泻，但磷化锌杀鼠药中毒不用镁类泻剂，因其与磷化锌可生成卤碱类有毒物质。可以服用液状石蜡 30 mL，但忌用植物油。

为提高洗胃的效果，需掌握以下要领。

1. 胃管选择

成人最好用 22 号漏斗式洗胃器，皮球以下的长管，为防止洗胃管口被食物残渣阻塞，可于进胃的管口附近交错制孔 2~3 个。胃管与吸引器胶管相连的金属接管直径应大于 0.5 cm，以保持洗胃过程中管道通畅。

2. 胃管置入

经口或鼻腔均可插入胃管，经鼻腔置入胃管者与气管插管等其他急救措施不相干扰。成人胃管经鼻腔入胃的长度应掌握在 60 cm 左右。当贲门高度痉挛，插入胃管困难时应立即请外科协助胃造瘘，建立洗胃通道。

3. 患者头位

患者头稍低，以偏向一侧为宜，可避免呕吐物反流或洗胃液被吸入气道。

4.洗胃液的温度

以微温为宜,若太凉易刺激胃肠蠕动,促使毒物向肠腔移动,不利于洗出毒物。若太热,则使胃肠黏膜血管扩张,促使毒物被吸收。

5.洗胃液量

每次灌注洗胃液量以 500 mL 左右为宜,若注入胃内洗液量过多,不仅易促使毒物下流,还可导致急性胃扩张或洗液反流进入呼吸道。若液量过少,不易清洗彻底,还延长了完成洗胃的时间。抽吸洗胃液时要控制负压不要过大,否则会损伤胃黏膜,造成胃出血。灌入及抽吸时应掌握先吸出后灌入、快入快出、出入量基本相等原则,一直洗到使胃液干净无味为止,一般药物中毒总洗胃液量 10 000～20 000 mL 即可,有机磷酸酯类中毒则需要洗得更彻底,中等量以上中毒者应洗 30 000～50 000 mL,洗得不满意时还需酌情加量。

(二)应用特殊解毒剂

某些毒物有特效的解毒剂,比如有机磷酸酯类中毒可用阿托品对抗蓄积的乙酰胆碱,用解磷定类药物恢复胆碱酯酶的活力。亚硝酸钠盐中毒时可用1%亚甲蓝纠正其化学性发绀。砷或汞中毒可用二巯丙醇解毒。但不少毒物并无特殊解毒剂,主要依靠一般急救措施。

(三)全身支持治疗

对于重症急性中毒者要注意心、肺、肾功能的变化。若出现循环衰竭应酌情应用升压药,有心衰时应用洋地黄制剂。若有呼吸衰竭时也应及时予以纠正。还要注意防治肺水肿或脑水肿,纠正电解质及酸碱失衡。由安眠药中毒所致的中枢神经系统抑制可用贝美格等中枢神经系统兴奋剂。适当予以抗生素预防肺部、尿路等脏器感染。增加危重患者的护理,注意保温,防止褥疮。

(安美华)

第二节 常见急性中毒的急诊处理

一、有机磷酸酯类杀虫剂中毒的急诊处理

(一) 有机磷酸酯类理化性质及中毒机理

有机磷酸酯多为有特殊气味的油状液体,挥发性很强,少数为黄白色固体,易溶于多种有机溶剂,不溶或微溶于水。遇强碱性物质可迅速被分解、破坏,毒性减低或消失。但美曲膦酯例外,其在碱性溶液中能变成毒性更强的敌敌畏。有机磷酸酯类进入人体后,其磷酸根与胆碱酯酶活性部分紧密结合,形成磷酰化胆碱酯酶,使其丧失水解乙酰胆碱的能力,导致胆碱能神经释放的乙酰胆碱过多积聚,引起胆碱能神经及部分中枢神经功能过度兴奋,继而转入抑制和衰竭,产生中毒症状。

(二) 诊断要点

患者接触过毒物或吞服过有机磷酸酯类杀虫剂是确定诊断的重要依据之一,如果从患者的胃内容物、呼吸道分泌物以及皮肤、衣物等嗅到有机磷酸酯的特殊蒜臭气味,对诊断有帮助。

根据其中毒的程度,临床表现可分为轻、中、重三种情况。

轻者有头痛、头晕、流涎、恶心、呕吐、腹痛、多汗、乏力、肢体麻木、视力模糊等症状。

中度者,除上述症状外,进而出现精神恍惚、言语不利、步态蹒跚、呼吸困难、肌束颤动、中度瞳孔缩小等。

重度者,病情进展迅速,瞳孔极小,对光反应迟钝,严重时血压下降,心率加快,口及呼吸道有大量分泌物,导致呼吸困难,口唇及指端明显发绀,甚至于呼吸衰竭,患者呈现昏迷、大小便失禁状态。

为肯定临床诊断和协助判断病情轻重,可测定血胆碱酯酶活性。正常人血胆碱酯酶活力为 80%~100%,如果血胆碱酯酶活力降为 50%~70%,为轻度有机磷酸酯类中毒,血胆碱

酯酶活力降为30%～50%为中度中毒,血胆碱酯酶活力降为30%以下为重度中毒。

(三)急救措施

1. 防止毒物继续进入人体

将患者移离有毒物的现场后,除美曲膦酯中毒外,均可用2%～5%碳酸氢钠溶液清洗污染的皮肤,用清水或肥皂水也可。如果毒物污染眼睛,可用生理盐水或2%碳酸氢钠溶液冲洗眼部,然后滴1%阿托品1～2滴。经消化道中毒者应用2%碳酸氢钠溶液或清水完全、彻底、干净地及时洗胃,直洗到洗胃液无有机磷酸酯的蒜臭味为止。为清除已被吸收的毒物又从胃肠道黏膜排到胃内,必要时考虑再次洗胃。之后的处理见前文。

2. 特效解毒剂的选用

(1)阿托品:可对抗蓄积过多的乙酰胆碱,缓解临床症状。根据轻、中、重三种病情而选用不同的剂量。轻者给予阿托品1～2 mg,皮下或肌内注射,每隔1～2小时重复用药。中度中毒者予以阿托品2～5 mg静注,每15～20分钟重复一次。重度者给阿托品5～10 mg,每10～15分钟重复一次,待达到阿托品化以后或症状明显缓解时,可酌情减少药量或延长用药间隔时间。达到阿托品化的临床依据如下:瞳孔散大,但对光反应存在。患者面色逐渐潮红,心率稍增快,但低于140次/分钟,口及皮肤趋于干燥,肺水肿减轻。患者对刺激有一定的反应。严防上述临床表现转向加重,否则容易阿托品过量或中毒。待治疗达到阿托品化后,经过减量,尚需予以维持治疗,以免出现中毒表现的反复。

(2)胆碱酯酶复能剂:以解磷定、氯磷啶或双复磷较为常用,其能恢复胆碱酯酶的活力,也可解除肌束颤动和抽搐。但中毒时间过长时磷酰化胆碱酯酶已老化,不能再与解磷定类药物形成磷酸化解磷定,也就难以恢复胆酯酶的活力了。因此,应用此类解毒药要早用,剂量也需根据轻、中、重三种不同病情调整,一般用量可予以解磷定 0.5～1 g,加入葡萄糖液 500 mL 中静脉点滴,中度以上中毒者,首剂还可予以静脉注射 0.5 g。胆碱酯酶复能剂与阿托品联合应用抢救急性有机磷酸酯类中毒收效可有很大提高。

(3) 全身支持与对症治疗:见急性中毒的处理原则。

二、安眠药与抗抑郁剂中毒的急诊处理

(一) 安眠药中毒

安眠药为中枢神经系统抑制剂,服用过量即可导致中枢神经系统抑制的一系列急性中毒的临床表现,甚至可造成死亡。

1. 中毒机理

安眠药大致可分为巴比妥类和非巴比妥类。无论哪类安眠药过量均能抑制呼吸中枢及血管运动中枢,导致呼吸衰竭或循环衰竭。特别是氯丙嗪类,还可直接作用于血管,出现全身血管扩张,血压下降,同时也有对抗体内肾上腺素及去甲基肾上腺素的升压作用,因此更加重血压下降。个别患者的造血器官也可受影响,出现白细胞或血小板减少。大多数安眠药对肝脏有损害,甚至可发生肝功能障碍。

2. 临床表现

症状的轻重与服药的种类、剂量、治疗早晚及原来身体健康条件有关。依据其中毒机理可有以下临床表现。

(1) 神经系统:轻者头晕、嗜睡,有时意识模糊,可有躁动不安,共济失调。重症者有不同程度的昏迷。早期患者瞳孔缩小,晚期则瞳孔散大。早期肌张力高,晚期肌张力低,腱反射消失。氯丙嗪还可引起锥体外系功能障碍,表现为震颤麻痹。

(2) 呼吸系统:轻者呼吸变慢但很规则,重者呼吸浅弱、慢而不规律,病危者晚期呈潮式呼吸,甚至因呼吸衰竭而死亡。

(3) 循环系统:重症安眠药中毒者因血管运动中枢受抑制,

可以出现心率加快、四肢冰冷、脉细弱、尿量减少、血压下降等循环衰竭表现。尤其是氯丙嗪类中毒更容易发生血压下降,应予以注意。

（4）其他方面损害：可因肝脏受损而影响肝功能,甚至有肝大、黄疸出现。肾脏受损时可有尿量减少、蛋白尿等。也有的出现血液学改变,如粒细胞减少等。

（5）体液药物测定：为确定安眠药中毒,或判断安眠药的种类,或了解其血药浓度,可考虑做尿或胃内容物的巴比妥酸盐类以及氯丙嗪定性试验或血药浓度的测定。

3. 急诊处理

（1）立即洗胃：可配成 1:5 000 高锰酸钾溶液或用温水洗,总洗胃液量 10 000 mL 左右。

（2）予以吸氧：保持呼吸道通畅,呼吸衰竭者应立即行人工呼吸或气管插管,应用简易呼吸器或呼吸机。

（3）静脉输液：保障供给患者能量、维生素及水电解质平衡,并促使毒物的排泄,也可给予利尿剂,加强尿路排泄毒物。

（4）应用碱性药物：利于巴比妥类安眠药由组织释出再由肾脏排泄,可给予 4%～5% 碳酸氢钠 100～200 mL,静脉点滴。用药前应查肾功能及血液 pH、尿 pH 作为对照。动物试验证明碱化尿液可使巴比妥类药物排出量增加 10 倍。

（5）应用中枢神经系统兴奋剂：对安眠药过量引起意识障碍、反射减弱或消失、呼吸受抑制的患者,可根据病情轻重选用以下药物并注意掌握好剂量。① 贝美格：50～100 mg 加入葡萄糖液 500 mL 静脉点滴,根据患者的反应决定继续用药与否及维持剂量。本药比较安全、平稳。② 尼可刹米、洛贝林：多用于呼吸中枢衰竭病例,可静脉点滴,也可静脉壶入。③ 印防己毒素：3 mg,每隔 5～15 分钟静脉壶入,至面部肌肉细微颤动、角膜反射恢复时应及时减少剂量、延长间隔时间或逐渐停药。④ 士的宁：1 mg 静脉壶入,每隔 15 分钟静脉壶入,观察反应同印防己毒素。为减少每种药物的毒副作用,提高疗效,采用印防己毒素及士的宁交替使用治疗巴比妥类安眠药中毒较单一用药好。但因该两种药副作用大,剂量难掌握,临床已少用。

(6)血压下降者:应及时纠正,可用升压药物。

(7)昏迷或抽搐者:可用脱水剂减轻脑水肿。

(8)出现黄疸或药物过敏性皮疹时:可酌情予以保肝或皮质激素治疗。

(9)重危巴比妥类中毒者:可考虑人工肾透析方法。本法比利尿及腹膜透析方法排泄巴比妥类药物更为理想。无人工肾透析条件者腹膜透析则是救治重症巴比妥类中毒者的重要措施之一。

(10)血流灌注疗法:将患者血通过含有药用炭或树脂的滤毒罐,将毒物吸收后输回体内。因正常血液成分也能在治疗中被吸附排出,故治疗中须予以监测与补充。

(二)抗抑郁剂中毒

抗抑郁剂多用于治疗情绪抑郁或不能自制的患者。目前本剂有两类:一是三环或四环类抗抑郁剂,另一是单胺氧化酶抑制剂。

1. 三环或四环类抗抑郁剂

临床采用三环类抗抑郁剂治疗精神抑郁症较为广泛,其毒性反应主要来自其基本化合物:三级胺(如丙咪嗪、多虑平)及其代谢产物——二级胺(如去甲替林、地昔帕明、普罗替林等)。四环类抗抑郁剂马普替林与三环类抗抑郁剂性质类同。

中毒征象可有皮肤发干、潮红、体温升高、意识障碍、手足搐动、肌肉阵挛、瞳孔扩大、Babinski征阳性等中枢神经系统表现,也可有心电图QRS波群增宽、室性早搏,或室性心动过速、房室或室内传导阻滞,甚至心室纤颤等心律失常,导致低血压或肺水肿等心血管系统中毒表现。

急诊治疗首先给 5%碳酸氢钠 20～40 mL 静脉注射或 250 mL 静脉点滴,在血气分析监测下保持血 pH 7.5 左右。关于吸氧、洗胃、导泻等措施同前述。对于严重的三环类抗抑郁剂中毒者可采用毒扁豆碱 2 mg,缓慢静脉注射,必要时可酌情重复。但本药用量过大或过速时可引起癫痫或惊厥,因此需慎重使用。

2. 单胺氧化酶抑制剂

仅用于三环类抗抑郁剂治疗情绪不正常的患者效果不佳者,其毒性反应有激动、幻觉、反射亢进、高热和惊厥。

急诊治疗应尽早排出药物,维持体温、血压及呼吸的稳定,慎用拟交感能胺类制剂或巴比妥类药物,保护心脑及肝脏,防止迟发的中毒反应对内脏的损害。

三、有害气体中毒的急诊处理

(一)一氧化碳中毒的急诊处理

1. 中毒机理

一氧化碳经呼吸道被吸收入血后,能与红细胞的血红蛋白结合成稳定的碳氧血红蛋白,影响了氧与血红蛋白的结合及正常解离,特别是一氧化碳与血红蛋白的亲和力比氧与血红蛋白的亲和力强 200～300 倍,而碳氧血红蛋白的解离比氧合血红蛋白的解离缓慢数千倍。因此,一氧化碳以极大的优势与氧争夺血红蛋白,结合成为不易分离的碳氧血红蛋白,严重地影响了红细胞的血红蛋白结合氧并随血液循环起到输送氧的作用,使机体、器官、组织发生急性缺氧。此外,高浓度的一氧化碳还能与细胞色素氧化酶的铁结合,使组织细胞的呼吸过程受到抑制,也影响了组织细胞对氧的利用。如此严重的缺氧,导致各组织器官功能障碍,尤其是中枢神经系统更为敏感。

2. 临床诊断

发生一氧化碳中毒者多有在生产岗位接触一氧化碳而又防护不善的情况,或生活中使用煤气或火炉取暖排烟通风不良或管道漏气的情况,以上与毒气的接触史有助于一氧化碳中毒的判断。中毒轻者头晕、头痛、恶心、呕吐、心慌、无力、烦躁或意识模糊。重者神志不清,甚至血压下降。危重者呈深昏迷,呼吸短浅,四肢冰凉,脉搏细数,二便失禁,生理性腱反射消失,甚至并发脑水肿、肺水肿。为进一步确诊,可作碳氧血红蛋白定性,呈阳性结果。

3. 急诊治疗

① 把患者置于空气新鲜之处,立即吸氧,危重患者应予高压氧舱治疗。② 静脉输液,并点滴维生素 C、能量合剂,以改善机体的代谢过程及促进脑或其他脏器细胞功能的恢复。③ 深昏迷者可给予苏醒剂,如甲氯芬酯 250 mg 加入葡萄糖液中静脉点滴或二甲弗林 8 mg 肌注或静注。④ 防止和治疗脑水肿、肺水肿。选用抗生素预防和控制继发感染,注意水、电解质及酸碱平衡,出现心律失常或血压下降时要及时予以纠正。⑤ 危重病例可考虑予以换血或输入新鲜血。

(二)硫化氢中毒的急诊处理

硫化氢是无色、蛋臭、有毒气体。某些工业生产中产生的废气可含硫化氢,比如制革、橡胶或人造纤维等专业,在含硫橡胶加热或鞣革或人造纤维进行硫酸处理过程中容易产生硫化氢。有的开采业如含硫石油或矿石开采时,硫化氢在空气中的浓度也易升高。特别是含硫有机化合物腐败时不仅能产生氨、二氧化碳、二硫化碳等,也能放出硫化氢,比如粪坑、下水管道、腌菜池等有机物发腐后产生有毒的硫化氢。因此,在上述条件下工作的人员应注意劳动保护。

1. 中毒机理

硫化氢进入人体血液循环内能与细胞色素氧化酶的三价铁结合,影响细胞的氧化过程,造成组织缺氧,尤其是中枢神经系统更为敏感。小剂量硫化氢中毒时可抑制中枢,中等中毒量时中枢神经系统过度兴奋,极量中毒时神经中枢麻痹,特别是呼吸中枢麻痹可造成窒息死亡。人体呼吸道和眼睛接触硫化氢时,在呼吸道黏膜和眼结膜、角膜处产生硫化钠,刺激呼吸道或角膜发生炎性反应。

2. 临床表现

低浓度硫化氢中毒时患者意识尚清楚,诉头痛,眼睛流泪有刺痛感,鼻咽发痒,憋气咳嗽,也有恶心、呕吐等胃肠道反应。浓度较高的硫化氢中毒时患者心悸、躁动、呼吸困难、口唇发绀,甚至出现肺水肿,血压下降。患者烦躁严重者可有谵妄或抽搐,意识丧失者呈昏迷状态。高浓度的硫化氢中毒者可在现场立即死亡,因为患者呼吸中枢麻痹,故病死率极高。经抢救存活者,少数患者遗留自主神经功能紊乱或前庭功能障碍,也有的患者留有锥体外系征。

3. 急诊处理

① 立即将患者移离有毒气之现场。② 吸氧,气道水肿狭窄者给予氨茶碱,必要时给氢化可的松静脉点滴,有呼吸衰竭者予以呼吸兴奋剂。③ 给予亚硝酸异戊酯吸入,但休克状态的患者不用。或者给10%硫代硫酸钠 20～40 mL,静脉注射。或者给1%亚甲蓝,按 1～2 mL/(kg·min)用药,可稀释后静注或加入葡萄糖液中静脉点滴。以上药物选择其中 1～2 种即可,这三种药均能促使机体高价铁之形成,以利夺取硫离子,可以保护细胞色素氧化酶的三价铁不被硫离子结合,保存细胞色素氧化酶的活力。④ 给予细胞色素 C、三磷酸腺苷、辅酶 A 能量合剂,保护细胞的生理代谢过程。⑤ 纠正肺水肿或脑水肿。⑥ 纠正休克。⑦ 给予抗生素预防或控制感染。⑧ 静脉点滴葡萄糖液,注意水、电解质平衡,静脉点滴维生素 C 可促进酶的活性。⑨ 有角膜炎性反应者可用2%碳酸氢钠冲洗。

(宋妮娜)

四、某些杀鼠药中毒的急诊处理

（一）敌鼠钠盐中毒

1. 中毒机理

敌鼠钠盐系低毒抗凝血杀鼠剂，可溶于热水与酒精。进入人体后可干扰肝脏利用维生素 K，影响凝血因子 Ⅱ、Ⅴ、Ⅶ、凝血致活酶复合物的形成，使凝血时间及凝血酶原时间延长，引起皮肤或内脏出血。

2. 临床表现

皮肤紫斑、齿龈出血、鼻出血，也可有尿血或便血。

3. 急诊处理

立即催吐或洗胃，尽力排出毒物。轻者给予维生素 K110 mg，肌注或静脉壶入，每日 2～3 次，待病情好转时改为口服维生素 K4。也可给维生素 C 3～4 g，静脉点滴，以减轻出血。重症者应输新鲜血浆或全血，及时补充凝血因子。有条件单位可给输凝血酶复合物，控制出血效果较好。必要时加用氢化可的松 100～300 mg 静点，也能减轻出血。

（二）磷化锌中毒

1. 中毒机理

磷化锌杀鼠剂进入胃肠道，遇到胃酸可产生磷化氢与氯化锌，能腐蚀胃肠道黏膜，发生炎性发应，可造成黏膜充血、溃疡或出血。以上物质也能入血，损伤中枢神经系统、心血管及肝、肾等重要脏器。

2. 临床表现

可有恶心、呕吐、胃烧灼、腹痛、腹泻或合并消化道出血。有的患者可有心悸、气短，或心电图示心肌损害。神经系统可有全身麻木、头晕，重症者还有意识模糊、昏迷或抽搐，有的患者出现肝大、黄疸，也有的患者出现血尿、蛋白尿、管型尿等。

3. 急诊处理

及早用 1∶5 000 高锰酸钾溶液洗胃,可使磷化锌变为磷酸盐。饮食以清淡流质、半流质或软食为宜,但禁食含脂类,因磷化锌能溶于脂类,不利于毒物的清除。为了促进毒物的排泄可用泻药,但不能用硫酸镁,因其与磷化锌可生成卤碱类有毒物质。可服用液状石蜡 30 mL,不仅能溶解磷化物,而且不被胃肠道吸收。除上述处理以外需配合全身支持治疗。

(三) 安妥中毒

1. 中毒机理

安妥进入人体后可以分布于身体各个脏器,损伤其毛细血管,导致内脏细胞变性与坏死,也能抑制机体的正常代谢功能。

2. 临床表现

患者可有恶心、呕吐、口渴、胃胀伴有灼热,头晕嗜睡或躁动、惊厥或昏迷。也可出现休克、肺水肿。少数有肝大、黄疸、血尿或蛋白尿。

3. 急诊处理

及时用 1∶5 000 高锰酸钾溶液洗胃,忌用碱性溶液,因安妥在碱性溶液中可大量溶解,增强毒物吸收,不利毒物的排泄。特别是应避免油类食物,因脂类也能加速毒物的吸收,但可用硫酸镁导泻,尽量排出毒物。此外,也可用 5% 硫代硫酸钠 5～10 mL 静脉注射用以解毒。呼吸困难者应予吸氧,注意防止或纠正肺水肿。

五、某些食物中毒的急诊处理

(一) 腌制食品及亚硝酸钠急性中毒

1. 中毒机理

许多蔬菜,如菠菜、小萝卜、青菜、小白菜等,还有可供食用的野菜如灰菜、荠菜等都含有较多的硝酸盐和亚硝酸盐类物质,特别是陈腐或者熟后剩余的上述蔬菜,或者是新腌泡制的蔬菜及咸菜,于腌制 1 周左右时含亚硝酸盐最高。如果人们用含亚硝酸盐或硝酸盐的苦井水腌泡蔬菜或饮用,将会摄入过多的硝酸盐或亚硝酸盐类引起中毒,尤其是误将亚硝酸盐作为食用盐将会发生急性中毒。

某些肉食加工厂或家庭腌制咸肉或卤制熟食时,为使肉色美观,加入较多的硝酸盐。如果人们过食上述蔬菜保存或腌泡不当的食品,或卤制不合格的肉类,甚至误食亚硝酸盐的量达到 $0.2\sim0.5$ g 时即可出现中毒的表现。

人们食入的硝酸盐在肠道内硝酸盐酶原菌的作用下,能还原为亚硝酸盐,同苦井水中的亚硝酸钠盐或建筑部门使用的工业用盐亚硝酸钠同样具有毒性作用。其被吸收入血后,能将正常的血红蛋白氧化成高铁血红蛋白,造成高铁血红蛋白血症。因为高铁血红蛋白不能与氧结合,故红细胞失去了运输氧的能力,导致机体各组织、器官缺氧。如果血液内高铁血红蛋白的含量超过血红蛋白总量的 1.7% 即可出现皮肤、黏膜青紫发绀。

2. 临床表现

亚硝酸盐类中毒后,如果有 20% 的血红蛋白变成高铁血红蛋白,中毒者可出现明显缺氧的表现,不仅口唇、面部、指趾端呈发绀状,还可有头晕、头痛、精神萎靡、嗜睡、反应迟钝,重症者可有意识丧失。有的中毒者恶心、呕吐、腹泻。由于亚硝酸盐还能松弛小血管的平滑肌,故重症患者的血管扩张导致血压下降,心率增快。严重缺氧持续时间较长者也能出现呼吸衰竭,危及患者的生命。

3. 急诊处理

① 一旦确定有亚硝酸或硝酸盐类食物中毒时应立即催吐,或用 1∶5 000 高锰酸钾溶液或温水洗胃。洗胃后给 50% 硫酸镁 $40\sim50$ mL 导泻,尽量排出毒物。② 发绀比较明显者给予吸氧,出现呼吸衰竭者除人工呼吸或使用呼吸机外,可用呼吸兴奋剂,纠正呼吸衰竭。③ 静脉输入葡萄糖与维生素 C,因为葡

萄糖在氧化过程中通过脱氧酶及辅酶的作用,促使高铁血红蛋白还原为血红蛋白。维生素C也能直接促进高铁血红蛋白还原为血红蛋白,以利红细胞恢复运送氧的功能。④ 化学性发绀明显者,可给1%亚甲蓝1～2 mg/kg体重,用葡萄糖稀释后静脉注射或静脉点滴。⑤ 病情严重者可考虑输新鲜血或换血疗法。⑥ 有血压下降、四肢湿冷休克表现者应及时予以纠正。

(古秀丽)

(二)毒蕈中毒

1. 中毒机理

毒蕈内含有毒蕈碱、毒肽、毒蕈溶血素等毒性物质,只有部分毒蕈经高热烹调法能够达到解毒,但大多数毒蕈用此法难以去掉其毒性。上述有毒物质不仅能引起胃肠道反应,还能损伤内脏,有的还会破坏红细胞,发生溶血反应。

2. 临床表现

人食入毒蕈后,多在数小时或十几个小时发病。最常见的是胃肠道症状,患者恶心、呕吐、腹痛、腹泻。吐泻严重者呈脱水状态,常有血容量不足,电解质紊乱,甚至血压下降,出现休克,患者心搏加速,呼吸急促。有的患者神经、精神方面症状突出,如躁动不安、精神错乱、肢体麻木、活动障碍甚至抽搐。还有的患者有面色苍白,有巩膜黄染、尿黄等溶血表现。

3. 急诊处理

① 立即刺激患者咽部,引起呕吐反射,尽量吐出胃内残留之毒蕈。必要时洗胃、导泻。② 输入葡萄糖,保障患者的入量及所需热量,补充丢失的钾、钠电解质。③ 巯基药物解毒,二巯基丁二钠0.5～1 g稀释后静注,每6小时重复1次,症状改善后减量。或用5%二巯基丙磺酸钠5 mL,肌注,每6小时重复1次,症状改善后减量。巯基药对毒伞肽类毒素有解毒作用,保护

巯基酶的活性。④ 阿托品可解痉止痛,对腹痛症状明显者可减轻症状。⑤ 肾上腺皮质激素对毒蕈溶血素引起的溶血性贫血疗效较好。⑥ 有肝脏损害、肝功能异常者需予以保肝药,并追查肝功能恢复情况。

(三)发芽土豆中毒

1. 中毒机理

发芽或青绿色土豆含龙葵素较高,特别是土豆芽、芽胚、芽孔周围,或土豆皮内呈青绿色部位,龙葵素含量更高。过高含量的龙葵素对人体有害,不仅有胃肠道反应,也可出现化学性发绀,还能抑制呼吸中枢。

2. 临床表现

过食发芽或青绿色不熟的土豆,几十分钟或数小时即可出现口咽部灼热、发痒,伴恶心、呕吐或腹痛、腹泻,严重者可以脱水,导致血压下降及电解质紊乱。部分患者有口唇发绀、呼吸困难。重危患者有神经系统表现,可瞳孔散大,肢体抽搐,甚至呼吸中枢麻痹。

3. 急诊处理

① 对急性中毒者首先催吐,必要时用 2% 碳酸氢钠或 1:5 000 高锰酸钾溶液或浓茶水洗胃。然后给患者喝适量食醋,加速龙葵素的分解,最后用 50% 硫酸镁 40~50 mL 导泻,排出毒物。② 静脉输注葡萄糖,不仅补充丢失的体液,也可能促进毒物排泄。输液中同时注意电解质平衡。③ 有化学性发绀者应予吸氧,酌情静脉输注亚甲蓝和维生素 C。

(四)棉子中毒

1. 中毒机理

棉子含棉酚类,尤其是游离棉酚系血液毒和细胞原浆毒类酚毒甙,可以损伤人体的神经、血管和内脏,发生毒性反应。

2. 临床表现

人长期或大量食用棉子、粗制的棉籽油或榨油后的棉子饼发生中毒时出现纳食不佳、恶心、呕吐、腹胀便秘、腹痛便血等胃肠道症状,还可以有头晕、嗜睡、口渴、多尿。由于排尿量显著增加,中毒者丢失大量电解质,血钾、钠、钙的水平低于生理正常值,患者不仅四肢麻木无力,甚至呈软瘫状态。如果未能及时予以纠正,则容易发生呼吸肌麻痹或心脏骤停。在炎热夏季,棉子中毒者还可以出现高热、面部肿胀、皮肤潮红、瘙痒症状。久食棉籽油者,女性有闭经现象,男性产生精子受到阻抑,甚至发生不育或绝育。

3. 急诊处理

① 及早催吐,必要时洗胃和导泻。② 测定血钾、钠、钙的浓度,并根据血电解质稳定与否决定是否心电监护。有电解质紊乱者,尤其是低血钾更应及时纠正。③ 夏季棉子中毒者出现高热时给予温水擦浴或药物降温,皮肤红肿瘙痒者适当给予抗过敏药,如氯苯那敏、赛庚啶等。④ 男女患者出现生殖系统功能变化时,可由泌尿科、妇科诊疗,也可配合中医、中药调理。

(丁昌会)

第四十一章 电击

第一节 概述

电击指一定强度电流直接接触并通过人体所致损伤及功能障碍,也称之为电击伤或电接触伤。电击对人体的作用包括电流经过人体时引起的心脏、中枢神经系统等的严重功能失调,及开始不明显、但为不可逆的组织损伤,主要是热损伤。这种损伤的范围起初往往难以确定。严重电击的早期急救处理包括心肺复苏、焦痂及筋膜的减张切开,输液治疗,清创术及某些并发症,如骨折的固定等。

由于接近高压电源,人体可为高温电弧造成电弧烧伤,这种体表烧伤虽可较深,但范围一般不大。由于衣服被引燃也可致体表烧伤。这些烧伤的处理与热力烧伤相同,不在本书讨论之内。

电击伤有电源进口及出口,进口为人体接触电源处,出口为人体踩地处。电流经过人体只有在超过、克服皮肤电阻或身体着地才完成。

电流接触皮肤后产生高热使之烧伤、炭化,炭化后的皮肤电阻大大降低。潮湿的皮肤的电阻也减低,干燥皮肤的电阻可以从 $50\,000 \sim 1\,000\,000\,\Omega$ 降至潮湿皮肤的 $1\,000 \sim 1\,500\,\Omega$。

一、电击致伤的因素

电击伤的严重程度由以下因素决定:电流强度、电压、交流电或直流电、频率、接触时间、皮肤电阻及其他组织电阻、电流在人体内的径路、个体的特征,如健康状况、心理因素等。

(一)电流

通过人体的电量(电流强度)为决定损伤轻重的重要因素。人体接触周率为50~60小时Z的交流电时,电流强度仅为45 μA后即可以有感觉;1 mA手指开始有感觉;8~12 mA有刺痛感,肌肉收缩;超过20 mA肌肉产生强直性收缩,呼吸困难;25 mA以上电流,如通过心脏,可致心室纤维颤动或心脏停搏;100 mA以上电流通过脑部,触电者立即失去知觉。在低电压及高电压均可发生,多见于高电压的原因在于高电压更易通过皮肤阻抗。就电的种类而言,交流电比直流电对人体的损伤大。频率在15~150小时Z(低频)的交流电对人的危险很大,而以50~60小时Z(市电)对人的危险性最大。频率为50~60小时Z时,即使电压仅为60 V,也可引起致命的心室的纤维性颤动。但当频率高达2 000小时Z以上时,其对人的危险性反而降低,因高频电流有通过导体表面化的趋向。

(二)电压

电压的高低决定了电流可否超越、克服皮肤电阻及人体通电量。按电流强度(I) = 电流电压(E)/皮肤电阻(R)的公式,在同一皮肤电阻条件下,电压越高,通过人体的电流越大,对人体的危险也越大,故高压电比低压电危险性更大。一般认为电压低于24 V时,对人体是安全的,超过40 V则可能有危险。低压一般指电压在1 000 V以下的电流,它可致心室纤维性颤动,心搏骤停。高压电指在1 000 V以上的电流,其对人体的损伤主要为呼吸肌的强直性收缩,致呼吸暂停以至停止。

(三)电阻

电流流经人体时,由电能转为热能导致大量深部组织的损伤、坏死。按电流热效应(H) = $0.24I^2Rt$。组织电阻最大的部位,产热量最大,接触时间越长,对机体的影响越重,电流强度大,产生的热量急剧增加。人体各种组织的电阻各不相同。神经、肌肉、皮肤、肌腱、脂肪及骨骼的电阻依次递增。骨组织电阻最大,电流通过时产生的热量高,加上深部组织散热慢,环绕骨的其他深部组织可因而增加损伤的严重程度或因而致伤。但骨对热的耐受力却较大。神经及血液的电阻小,但这些组织却较骨组织更易为高热所损伤。身体各部皮肤的电阻因皮肤厚度不一而相异,角化层及全层皮肤最厚的手掌及足底部的电阻最大。

若将皮肤下各层组织视作为单一导体,则经过截面较小的部位的电流密度大于经过截面较大者。一定量电压的电流经一侧手至一侧髋部,则在臂部的电流密度大于躯干的电流密度,因而在臂部产生的热及"内烧伤"也较大。皮肤下的小接触点,截面最小,产热及内烧伤也最重。

电接触点位于左臂应注意对心肌的损伤,于颈部则应注意对脑、脊髓及眼晶状体的损伤。

二、病理生理

电击后引起的机体的病理生理改变及其后果是多方面的,除呼吸停止、心室纤颤、心搏骤停等可致死的变化外,在早期,心电图可反映出心肌纤维、传导系统的改变,常可见到心动过速、心动过缓、心律不齐等,但这些变化大都为暂时性的,唯室上性心动过速及束支传导阻滞可持续较久。也可见到心肌缺血及急性心肌梗死型的心电图变化。强直性肌肉收缩或电击后患者从高处坠下可致骨折。电流可直接影响血管层,电流通过血液可引起血液凝固、血管栓塞,血循环的病变及严重的"内烧伤"使肌肉发生变性及渐进性坏死。肌间隙的大量渗出、肿胀、筋膜内压力增加可影响循环,使肢体远端缺血,造成肌肉不可逆的坏死。电击患者还有大量肌红蛋白及血红蛋白的释放,当经肾脏排出时,可导致肾小管阻塞,甚至引起急性肾衰竭,严重的电击患者通常有较重的酸中毒。

（张海滟）

第二节　电击的急救处理

一、脱离电源

急救的第一步为使患者脱离电源，最妥善的方法为立即将电源电闸拉开，切断电源。但对接触某些电力设备而被电击的患者，可用干燥木制绝缘物将患者从有关设备移开后，救助者方可接触，因这种设备可能具有仍带有残余电力的巨大的电容器性质。如电源开关离现场太远或仓促间找不到电源开关，则应用干燥的木器、竹竿、扁担、橡胶制器、塑料制品等不导电物品将患者与电线或电器分开，或用木制长柄的刀斧砍断带电电线。分开了的电器仍处于带电状态，不可接触。救助者切勿以手直接推拉、接触或以金属器具接触患者，以保自身安全。

二、立即施行心、肺复苏

患者脱离电源后应立即检查心肺情况。患者往往昏迷，呼吸停止或不规则，心搏停止或减弱。对呼吸业已停止者，救助者应立即施行持续的人工呼吸。如患者虽然无呼吸，但心跳仍有规律，则预后大都良好。在患者开始有一些恢复现象以后，人工呼吸必须继续延长至恢复正常的自动呼吸为止。看上去似已死亡的患者，大多由于呼吸麻痹，持久不断的人工呼吸，将有一部分人可以救活。人工呼吸最好用口对口的方法，每分钟14～16次。若具备条件，如送达急诊室后，可以速行气管插管，以气囊或呼吸器维持呼吸。

患者已发生心搏骤停但尚有呼吸者，应立即进行胸外心脏按压，每分钟100次以上。如在颈动脉或股动脉重又触及轻微搏动，唇色由苍白转为红色时，表明有效。在受伤现场很难确定有无心室纤维性颤动,有时听不到心音及扪触不出脉搏,但心脏可能仍在微弱地跳动。若听不到心音但于颈动脉仍可见到微弱的搏动时,可能已有心室纤维性颤动。这种情况下胸外按压是必要的。在急诊室,应用电除颤以解除心室纤维性颤动。应注意,患者的瞳孔扩大、固定并不是去大脑状态的可靠指标,通常它并不意味脑死亡。

如现场有条件,在进行人工呼吸及心脏按压时,可以应用洛贝林、咖啡因、尼可刹米等中枢兴奋剂。如心跳停止,可在心脏按压的同时静脉注射肾上腺素。当心电图证实有心室纤维性颤动,可以应用肾上腺素等药物后,行非同步直流电除颤。如仅为心搏微弱,未发现心室纤颤时,忌用肾上腺素及异丙肾上腺素,因其可使心肌应激机能增加,更易引起心室纤维性颤动。

三、检查

在进行复苏的同时,可试图简单了解病史,如电源电流、电压、电流进口、接触时间、曾否发生电弧或电火花、着地情况、有无从高处坠落及在现场所采取的急救方法等。全身检查包括腹部有无罕见的内脏损伤,有无骨折,特别是肱骨、锁骨及椎骨,怀疑骨折部位及胸部应行 X 线检查。患者受伤时可有短暂的昏迷,其他神经系统症状可有眩晕、神经过敏、搐搦及脊髓损伤等,有搐搦时应行抗搐搦处理。应行心电图检查,特别对电流进口在左臂的患者。如心电图有变化,应行持续的心电监护。取血测定动脉血气、LDH、CPK 及血淀粉酶。留尿或导尿检查有无肌红蛋白、血红蛋白。

四、输液治疗

高压电击伤时,深部组织的损伤很大,渗出多,体表烧伤面积不足以作为安排输液的根据。在进行输液治疗时,主要依据患者对输液治疗的反应,包括每小时尿量、周围循环情况及对中心静脉压进行监测。由于肌肉的大量损伤,大量肌红蛋白释出,患者伤后的尿呈葡萄酒色或酱油色,为了及时将游离的肌红蛋白及血红蛋白排出体外以减轻对肾脏的刺激损伤,预防急性肾衰竭,开始应输入较大量液体以保证患者尿量在每小时 50 mL 以上。此外,应使用 5% 碳酸氢钠碱化尿液防止肌红蛋白及血红蛋白排出时沉积于肾小管,以及纠正酸中毒。在电击患者,特别是有过心搏骤停或心电图异常的患者,输入量应适当控制,以防止输液过多,加重心脏负担。

五、焦痂及深筋膜切开术

高压电击伤时,由于深部组织损伤,大量液体渗出,筋膜下水肿明显,压力增加。增高的组织间压力将使循环障碍并造成更多的继发性肌肉坏死。因之,应尽早施行焦痂及深筋膜切开术以减低肌间隙压力,改善循环,或可挽救部分受压但并未坏死的肌肉。但需注意,肉眼所见肢体水肿程度并不是肌间隙内压力的表示。外在的肿胀也影响检查肢体远端的血管搏动。一个肢体的严重损伤表现为:① 轻度或中度的水肿;② 触之紧张、发硬;③ 被动伸展手指或足部时疼痛;④ 固定收缩;⑤ 扪触不到搏动;⑥ 远端发绀;⑦ 毛细血管再充盈极差。

在腕部,压力增加还可发生神经病变。手术时,应达到充分深度,即切开深筋膜,使肌肉可以膨出,否则达不到目的。切开的创面开放,可以碘仿纱条覆盖并缝合固定,涂敷磺胺嘧啶银糊剂等防止感染。如患者情况及医疗条件允许,早期手术探查、筋膜切开、受压神经的减压处理及清创可同时进行。

六、预防感染

由于深部组织的损伤、坏死,伤口需开放治疗。厌氧菌肌炎是一种较常见的并发症,应早期应用大剂量青霉素以预防厌氧菌感染,直至坏死组织完全清除。应常规应用破伤风抗毒素及破伤风类毒素以预防破伤风。

七、电击伤的创面特点及早期处理

高压电击伤的电流进口为一圆形的凹陷、焦化损伤,环以蜡黄色或灰白色皮革样坚韧的皮肤,其外是狭窄的、红色的、边缘隆起的环。可能不止一个进口。进口的大小变异较大,但这并不反映其下面组织的损伤范围及情况。出口处的皮肤也呈环形,但较小,干燥,也可能不止一个。如手握电源未能摆脱,接触时间长,则手指及掌部出现炭化、干枯。触电的肢体因屈肌收缩关节因而处于屈曲位,在肘关节、腋部、腘窝及腹股沟,其相互接触的近关节的皮肤可因电流经过产生间断性创面。电击创面的最突出特点为皮肤的创面很小,而皮肤下(正常皮肤下)的深度组织的损伤却很广泛。损伤的肌肉往往与正常肌肉分界面不清,深、浅层次不规则,可能浅层肌肉正常,而深层肌肉缺血、坏死,且其发展可为渐进性的。血管病变为多发性栓塞、坏死。此外,胸壁的电击伤可深达肋骨及肋间肌并致气胸;腹壁损伤可致内脏的坏死或中空腔脏器的穿孔、坏死,如胆囊坏死、肠穿孔、肝损伤、胰腺炎等;头部电击伤常致头皮坏死,颅骨外露,甚至全层颅骨坏死。

电击创伤面的处理原则首先为积极清除坏死组织。大量无活力的组织,主要是肌肉,如保留较久,则将发生液化、坏死、腐烂,导致感染及创面脓毒症,且为继续释放肌红蛋白的来源。电击伤患者应在循环情况稳定后 24~48 小时内行探查术。肢体的探查应包括深在的骨周围组织。早期判断肌肉有无生活力常较困难。有时,不可逆的损伤看上去健康,而可能存活的肌肉却是暗淡的。只是具有正常外观,切割后有活跃出血,在电及机械刺激下产生收缩的肌肉才可认为具有活力。探查可从损伤组织的近躯干端开始,再向远端进行,以缩短手术时间及减少出血。为判明血管损伤影响血循环供应的范围,可在手术前或手术中行动脉造影以证实。初次探查时只切除肯定坏死的组织,只在广泛去除肌肉后才可截肢。探查清创的伤口开放而不缝合。肌腱、神经及血管应尽可能保留并以生物敷料如猪皮及同种异体皮覆盖。初次探查后24~48小时可重新打开敷料再次切除无生活力的组织,并根据情况决定继续清创或截肢。电击伤创面处理的另一方面为在可能条件下,多保留健康组织并利用同种及异种皮片移植,游离或带蒂皮瓣修复创面,恢复功能。

在处理肢体以外部位电击伤创面时,应当慎重。早期扩创胸壁创面时应避免损伤肋骨骨膜,切除业已坏死的肋间肌及肋骨头时避免造成开放性气胸。腹部或躯干背侧电击伤时,应严密观察有无内脏损伤。凡此,均应在专科医师协同下处理。

闪电损伤又称雷击,其对人体的作用极为复杂。闪电是一个巨大的电弧,可具有 5 000~200 000 A 电流及数百万伏特(V)电压,单次电击时间仅约持续 0.01 s,重复的电击为 0.01 s 至 0.1 s。闪电还具有极高的热度及爆炸力。闪击中人体后,虽可发生心室纤维性颤动,但这种高安培电流通常使心跳停搏,随之可能恢复为正常心搏节律。呼吸停止的时间则长而持续,因此,必须进行持续人工呼吸为复苏的主要部分。闪电引起的强烈的突然肌肉收缩可造成骨折。皮肤上出现的微红的树枝样或细条状形状,实为 I 度或 II 度烧伤,是由电流沿着皮肤或穿过所致,与深部组织损伤程度无关。虽然电流强度高,但电击时间甚短,所以,肌肉损伤并不多见,但也可造成组织炭化及大量撕裂伤。患者所带指环、手表、项链或腰带处可以有较深的烧伤。

如患者得以复苏,神经系统的异常较其他软组织损伤显著。电闪打击后的昏迷通常可以清醒,但健忘、精神紊乱可持续存在。脊髓症状如弛缓性麻痹、截瘫、感觉缺失或异常及健忘、精神紊乱等可能恢复。

闪电击伤的急救处理与标准电击伤相同,包括:① 心肺复苏;② 较长期的心肺监护;③ 输液治疗并维持适当尿量;④ 观察肌红蛋白尿情况,如存在时积极处理;⑤ 判定肢体有无间隙压力增高症状,以决定是否减压;⑥ 检查神经系统并予监护;⑦烧伤的局部护理,包括植皮;⑧ 化验,包括 LDH 及 CPK 测定。

(张海港)

第四十二章 烧伤

在讨论烧伤的处理以前，必需讨论烧伤严重程度的分类，因为体表面积受伤很小的烧伤，虽然需要立即处理，但并不需要急救，急救仅对较大面积的烧伤而言。决定烧伤严重程度的因素较多，主要是烧伤面积占体表面积的百分比及烧伤深度。小儿及老年烧伤与烧伤面积及深度相仿的成年、壮年人相比，伤情更为严重。此外，患者烧伤前的健康状况、有无并发症以至烧伤部位等等均对烧伤的预后具有影响，也为烧伤严重程度的固有因素。临床上判定烧伤严重程度时，首先考虑烧伤面积及深度，次及其他因素。有的病例烧伤病情并不很重，但若合并严重的并发症则也属于严重烧伤，需列入急救。

烧伤以后，血管内的血浆性液体立即经过通透性增加的毛细血管渗入组织间隙或创面。在一定烧伤面积内，液体丢失的量与体表烧伤面积、患者体重大约成比例。血浆性液体的丢失使血液浓缩、血细胞压积升高。如果未对患者所丢的液量进行补充，则患者将发生低血容量、休克以至死亡。早期血容量的丢失伴有心输出量的减少及外周阻力增加。但即使小量的容量丢失继续进行，以上两者也可超正常。毛细血管通透性一般在伤后24～36小时，迟至48小时恢复正常。以上各点构成烧伤急救的病理生理基础。

当然，在处理紧急情况的烧伤患者时，首先得注意有无立即危及生命的情况，如严重的呼吸困难以至停止，心搏极弱以至停搏,血压下降以至测量不出,中毒、昏迷、大出血、骨折等,并予优先处理。仅从烧伤角度处理烧伤而忽略其他,往往造成不可弥补的损失。

患者烧伤后需住院治疗者,一般经过三个阶段,即现场急救、急诊抢救及病房救治。这三个阶段连续而互相关联,对患者的预后、功能恢复均有影响,在成批烧伤患者的救治中,这种关系尤为明显。虽然有的患者不经急诊室(科)直接送入病房,但急诊抢救仍然是不可少的。本书所讨论的主要为急救及急诊处理。

一、现场急救

事故现伤的急救是在医疗救护条件有限、缺少医护人员情况下进行的,包括患者自救(自我救护及他人指导下的自救)及他人救护。现场急救的原则为防止患者的病情(烧伤及并发症)加重或恶化,在可能的条件下,防止对以后治疗具有重要影响的感染,在简单而有效的紧急处理后,迅速转送至有条件治疗的医疗单位。其具体内容如下。

(一)消除致伤原因

火焰烧伤患者应迅速灭火。患者应立即平卧于地,慢慢滚动躯体以灭火,或者跳入附近之水池、小河中灭火。切勿站立、呼喊或奔跑,以免火焰因奔跑而燃烧更旺,因喊叫吸入炽热气体而造成吸入性损伤。赤手扑打火焰可致手部烧伤,深部烧伤多可造成手功能障碍,亦应避免。他人或医务人员除指导患者自救外,应使用大量清水或其他灭火材料将火扑灭,或用棉被、毯子、大衣覆压在患者身上灭火,并尽快协助患者离开现场。热流体或蒸气烫伤时,应使患者离开现场并即脱去浸湿的衣服,以免衣服上的余热继续产生作用,使创面深化。在发生化学物质烧伤时,在脱离现场时应立即脱去化学物质沾染或浸透的衣服、手套、鞋袜等,除去在现场备有拮抗剂或中和剂并有具有使用经验的人以外，应立即应用大量清水冲洗，时间不得少于15分钟，切勿因寻找拮抗剂、中和剂耽搁时间。应特别注意患者眼部感觉并仔细检查，在有损伤情况下应予冲洗。对个别具有剧毒的化学物质（如氰化物），应在大量冲洗的同时，尽早采取相应的解毒措施。生石灰烧伤时，应在除去生石灰粒后方行冲洗，防止生石灰遇水生热，加重损伤。磷烧伤时则应将创面浸于水中，或以多层湿纱布覆盖，以防止磷在空气中继续燃烧，加重损伤，并尽量剔除磷粒。

（二）判定伤情及紧急处理

在灭火及脱离现场后，应首先判定有无立即危及生命的情况并作紧急处理。如患者在密闭的环境中受伤，或有吸入热蒸气及化学物质的可能，已表现为呼吸困难，或已有鼻毛烧毁、声音嘶哑者，应先清除患者口腔、鼻腔内分泌物及异物，垫高后肩，使头后仰，向前向上托起下颌部，拉舌，使呼吸道通畅，必要时置入通气管。有呼吸道梗阻及明显呼吸困难者，应即行气管内插管或气管切开术。如仅有缺氧表现而无上呼吸道梗阻者，可用人工呼吸、面罩给氧及简易呼吸器正压给氧。如患者发生心搏及呼吸停止，应立即进行复苏处理，至心搏及呼吸恢复后立即转送。并发骨折的患者应予简单固定后运送，有出血者，应立即行止血处理。

（三）估计烧伤的严重程度

目前仍主要根据烧伤面积及深度并参考其他因素。烧伤面积的估计有多种方法，国内应用较广泛、简便而又较准确的方法为中国九分法（或称新九分法）。

小儿由于头颈部所占体表面积的百分比较成人相对为大，而双侧下肢所占体表面积又相对为小，且此种情况随年龄增长而见减轻。12岁时则与成人头颈、双侧下肢所占体表的面积比例相同，故12岁以下儿童可用下列公式计算：

小儿头颈部面积(%) = 9 + (12 - 年龄)
小儿双下肢面积(%) = 9 - (12 - 年龄)

对小面积烧伤则可应用手掌法(桂世祁法),即患者手指并拢后的掌面积约为其体表面积的1%。此方法可与中国九分法配合应用。

烧伤深度的划分也有数种方法,目前国内应用最广泛的为"Ⅲ度四分法",即将烧伤深度分为Ⅲ度,而Ⅱ度烧伤又区分为深Ⅱ度烧伤及浅Ⅱ度烧伤。Ⅰ度烧伤及浅Ⅱ度烧伤合称为浅度烧伤,深Ⅱ度烧伤及Ⅲ度烧伤合称为深度烧伤。

根据上述方法(以及其他方法)判定的烧伤面积及烧伤深度,结合其他因素,即可做出烧伤严重程度的估计,并据以作出门诊治疗,一般医院收容或转送等处理。目前国内通用的对烧伤患者严重程度划分如下。

1. 轻度烧伤

烧伤总面积在10%以下的Ⅱ度烧伤。

2. 中度烧伤

烧伤总面积在11%~30%之间或Ⅲ度烧伤面积在10%以下。

3. 重度烧伤

烧伤总面积在31%~50%之间或Ⅲ度烧伤面积在10%~20%之间,或烧伤面积不到30%,但有下列情况之一者。① 全身情况较重或已有休克;② 复合伤或合并伤(严重创伤,化学中毒);③ 吸入性损伤。

4. 特重烧伤

特重烧伤是指烧伤总面积在50%以上或Ⅲ度烧伤在20%以上。

近年来,由于治疗的进展,烧伤总面积在90%以上,Ⅲ度烧伤面积在70%以上的治愈个例,迭有报道。此等病例可称之为特大面积烧伤。

烧伤严重程度的划分具有实用价值。一般而言，轻度烧伤可经急诊处理后门诊治疗，但面部烧伤、臀部及会阴部烧伤、双手深度烧伤等虽烧伤面积不足10%，亦应收容入院。中度烧伤应争取住院，而重度烧伤及特重烧伤应警惕存在生命危险，必须住院抢救。

（四）保护创面，镇静止痛，准备运送

为防止创面进一步污染及加重损害，患者经救离现场、脱去衣服、估计烧伤面积及深度后，应即进行简单包扎，或以清洁的被单、衣服等覆盖、包裹以保护创面。天寒季节，尤其是夜间应注意保暖，以避免加速发生或加重休克。为减轻患者的创面疼痛，可应用镇痛剂，常静脉缓慢推注稀释的哌替啶，也可合用哌替啶及异丙嗪。但对于吸入性损伤、并发颅脑损伤及1岁以下婴儿忌用哌替啶，以免抑制呼吸，可改用苯巴比妥钠或异丙嗪。

对小面积浅度烧伤，尤其是创面位于肢体者，有效的止痛方法为伤后即刻或短期内用冷水冲洗或浸泡创面，对不宜浸入水中的部位施行持续冷水湿敷。这种治疗有明显的镇痛作用，但如停止过早，应用时间短，则患者可复感疼痛，一般需应用半小时以上至中断治疗后不再感到疼痛为止。这种方法可在现场及医院急诊室应用，但仅限于小面积烧伤患者。

二、运送

经过现场急救的严重烧伤患者，应迅速运送至附近的医院行初期处理并住院治疗。在休克期内，患者有效血容量低，循环系统不稳定，在搬动、长途颠簸、受寒、创面疼痛情况下，尤其是在运送前及运送途中未作输液治疗者，可加速休克的发生或加重休克，并增加创面污染的机会，对以后的治疗极为不利。因此，应该就地实行抗休克治疗而不应长途运送。但附近实无治疗条件、必须运送者则应注意以下几点。

(一)运送时机

休克发生时间的早晚及严重程度,在未行输液治疗条件下,与烧伤的严重程度有关。据统计,无并发症的轻度及中度烧伤,休克发生率很低,这类患者如果需要转送,时间上并无限制。重度烧伤应于伤后 8 小时内送达,最好在伤后 6 小时内。特重烧伤应在伤后 2~4 小时内送达,或在就近的医疗单位行抗休克治疗,在度过休克期后再运送。如烧伤面积大于 70%,则应于伤后 1 小时内送达医院,否则就近行抗休克治疗。

(二)运送前处理

必须运送的患者,运送前处理得当与否是运送成功的关键。凡头、面、颈部深度烧伤有可能发生呼吸道梗阻者,或有可能发生重度吸入性损伤者,应采取措施保证呼吸道畅通,包括进行预防性气管切开术。应行静脉输注液体,包括平衡盐液、血浆代用品(右旋糖酐、羟乙基淀粉等)、生理盐水、葡萄糖液等,待休克情况稳定后方可运送。注意保暖,适量应用镇静剂,在急救阶段业已应用镇静剂者,应注意总剂量及用药时间间隔。创面应仔细保护,如急救阶段业已进行包扎,可不予更换或仅更换外层业已浸透之敷料。

(三)途中注意事项

常用的运送工具为汽车,如有可能,患者取横放位置,即与汽车纵轴相垂直,如无可能则采取患者足向车头、头向车尾方向的位置。路途长又在铁路沿线者可利用火车,严重烧伤或成批烧伤可借用邮政车厢或加挂专用车厢。超过 100 km 的城市间运送,在有条件的地方可应用飞机或直升机。应用飞机运送时,患者体位应取与飞机纵轴垂直的位置即横位,或起飞时,患者头部应向飞机尾侧,降落时应将患者换到足部向飞机尾侧的方向,这样可避免飞机起飞、降落时因惯性致使患者头部急剧缺血。

三、医院急诊室(科)抢救及病房处理——烧伤早期处理

这是对烧伤患者系统治疗的开始,由于现场条件的限制、长途运送的颠簸,抵达急诊时,患者往往处于极为危急的状态,甚至濒于死亡。应即处理,时机与预后至关重要。急诊室的处理按下列顺序进行,实际上有些项目是同时或交叉进行的,所有的处理均应迅速、有效。

(一) 简单扼要地询问病史

包括致伤原因、接触时间、是否在密闭环境中烧伤、有无热蒸气或化学刺激性气体吸入、有无合并损伤、现场处理及运送经过,同时测定心率、呼吸及血压。

(二) 维持心、肺功能的处理

如患者心搏及呼吸业已停止,则首先实行复苏。如患者声音嘶哑、明显呼吸困难及呼吸道梗阻,应即施行气管切开术或气管插管。

(三) 合并损伤的处理

结合病史及简单体检,注意有无并发症、脑损伤、出血、骨折及其他损伤,有无中毒的可能。在疑有上述情况时应作紧急处理或有关专科急会诊处理。

(四) 建立静脉输液通道

烧伤面积不大、有外周静脉可资利用者,可行静脉穿刺输液;静脉充盈不好、穿刺困难或多次穿刺失败者应行静脉切开插管术。必要时应开放两根静脉以保证适量液体输入。静脉切开部位应尽量选择肢体远端,避开创面,只在无正常皮肤下的浅静脉可以利用时,方切开创面插管。注意静脉内导管固定,同一静脉内不应反复插管。

(五) 采取血液标本供化验

在可能条件下于穿刺静脉或行静脉切开时采血,大多数情

况下另从其他静脉如股静脉(包括经创面)采血。测定项目为血常规、红细胞压积、血清电解质、肝肾功能、二氧化碳结合力、血型。特重烧伤及吸入性损伤,有呼吸困难者并行血气分析。

(六)镇痛剂应用

患者因创面疼痛而烦躁不安可用镇痛剂,常用者为哌替啶 50 mg 加异丙嗪 25 mg,静脉滴注或稀释后缓慢推注。在血容量不足时,因缺氧也可引起烦躁不安,如镇静剂应用后效果不佳,应及时补充血容量,不可盲目加用镇静剂。上述剂量可每 4～6 小时重复应用。婴幼儿一般应用苯巴比妥钠肌注。合并颅脑损伤、吸入性损伤及 1 岁以下婴儿不宜应用具有抑制呼吸作用的哌替啶或吗啡。

(七)留置导尿管,记录每小时尿量

在输液同时,应置入导尿管并留置,最好应用 Foley 导尿管。导尿管外接无菌导管及容器,记录每小时尿排出量。尿量为纠正休克、衡量输入液体是否适宜的简便而可靠的标志。导尿管必须安置及固定妥当,每当尿量减少或无尿排出时,必须分析有无导尿管留置位置不当(过深或因脱出而不在膀胱内)或系由于输入液体不足,胶体与电解质分配不当等。成人每小时尿量 30～50 mL 是适当的,但当具有血红蛋白尿时,应加倍输液,输入碱性液体及利尿剂(此时往往需要开放第 2 条静脉),应使尿量达到每小时 50～80 mL,直至血红蛋白尿消除。小儿的尿量为每小时、每 kg 体重 1 mL 为适宜。

(八)称量体重

如无专用的称重床或设施,可询问患者伤前近期体重,甚或做出估计。

(九)进一步详细估计烧伤面积及深度

应在观察全部体表后作出估计,特重烧伤可以用手掌法减去未烧伤部分的面积。判定有无轻、重度吸入性损伤。头部应

在剃除头发后判定,如来急诊较迟,应注意原先估计,因Ⅰ度烧伤可能已经不明显。

(十) 拟订输液计划

根据烧伤面积、体重,拟订出 0~24、24~48 小时输液计划。有多种输液公式,但均应包括液体总量、各种液体及水分量、分阶段(一般为 8 小时)的输入量等。在来急诊较晚的患者,应根据患者心率、精神状况、导管、化验动态变化等参照按体重、烧伤面积拟订的计划输注。

(十一) 简单清创术

清创的目的在于去除皮肤及创面上的泥屑、尘土,已破裂、脱开的水泡皮及可能的污染,切忌在全身麻醉下以刷子反复刷洗创面以致加重损伤,发生休克。清创的时间一般安排在血容量得到适当补充并在继续输液、休克业已得到纠正后进行,有的医院则在转入病房后于床旁进行。进行清创时一般不用麻醉,其具体方法如下。① 剃除头发及阴毛、腋毛,剪除指甲(趾甲),用肥皂水清洗创面周围皮肤,清除指(趾)缝间积垢。② 将患者置于无菌单上,其下垫以消毒的塑料单,医务人员以 1:1 000 的新洁尔灭溶液或 1:2 000 的氯己定溶液棉球轻轻洗拭创面,剪除已破裂、部分脱落的水泡皮,去除泥屑、草土。继以大量清水、灭菌生理盐水依次冲洗,更换床单,创面正常皮肤可再次消毒。最后根据情况决定包扎或创面用药。③ 清创操作务必轻柔,整个清创过程中应有专人观察输液及患者情况。清创前可再用镇痛剂,但切勿过量。

(十二) 环行焦痂切开术

肢体的Ⅲ度环行焦痂可影响远端血液循环;胸部的环行焦痂可限制胸廓活动,颈部的环行焦痂则在组织间隙水肿、压力增加时压迫气管,形成呼吸道梗阻。因此,除颈部环行烧伤在出现呼吸困难时应行气管切开术以外,其余部位的焦痂均应切开以减轻组织内张力,利于胸廓活动、改善呼吸及改善肢体远端循环,避免因组织缺血发生坏死。施行焦痂切开术时应注意:① 一旦判定为环行焦痂,应尽早切开,手术可在急诊室施行,无需麻醉。② 焦痂上可直接以碘酊灭菌。切开的深度应达到筋膜,否则达不到减张目的。切开应沿肢体的内、外侧进行,越过关节,胸廓的切开应沿腋前线两侧进行。③ 切开后因张力而裂开的创面,应以碘仿纱条缝合固定以保护,防止及减轻感染。

(十三)破伤风抗毒素应用

烧伤患者应常规应用 TAT 1 500 IU。

(十四)抗生素的应用

抗生素在急救阶段,创面菌种未明确以前,系作为预防性应用,包括抗阳性球菌及抗阴性杆菌者,亦以尽早应用为宜,尤其对于来诊较迟的患者。一般应用静脉滴入。小面积烧伤患者亦可口服。

(十五)监测及记录

在急救阶段,除常规的体格检查与血、尿生化化验等,根据可能需要行下列检查:CVP、EKG、胸部 X 线片、纤维支气管镜检等。应做详细的烧伤重症记录,包括每 15～30 分钟一次的心率、呼吸、每小时尿量及定时的体温、血压测定(如果有正常皮肤可以测定血压的话)。患者的主诉、各项处理及处理后反应等均应详加记录,每 8 小时应小结出入量 1 次。每 24 小时总结出入量 1 次。

(刘晓慧　孙建忠　李敏智)

第十篇

常见急重症疾病的护理

第四十三章 基础护理

一、接待

热情接待患者,将患者安置于抢救室或重症病房,保持室内空气新鲜,温、湿度适宜;做好患者及家属的入院(科)宣教。

二、及时评估

包括基本情况、主要症状、皮肤情况、阳性辅助检查、各种管道、药物治疗情况等。

三、急救护理措施

快速建立静脉通道(视病情及药物性质调整滴速),吸氧(视病情调整用氧流量),心电监护,留置导尿,保暖,做好各种标本采集,协助相应检查,必要时行积极术前准备等。

四、卧位与安全

(1) 根据病情采取合适体位。

(2) 保持呼吸道通畅,对昏迷患者应及时吸出口鼻及气管内分泌物,予以氧气吸入。

(3) 牙关紧闭、抽搐的患者可用牙垫、开口器,防止舌咬伤、舌后坠。

(4) 高热、昏迷、谵妄、烦躁不安、年老体弱及婴幼儿应加用护栏,必要时给予约束带,防止坠床,确保患者安全。

(5) 备齐一切抢救用物、药品和器械,室内各种抢救设置备用状态。

五、严密观察病情

专人护理,对患者生命体征、神志、瞳孔、出血情况、SpO_2、CVP、末梢循环及大小便等情况进行动态观察;配合医生积极进行抢救,做好护理记录。

六、遵医嘱给药

实行口头医嘱时,需复述无误方可使用。

七、保持各种管道通畅

妥善固定,安全放置,防止脱落、扭曲、堵塞;严格无菌技术,防止逆行感染。

八、保持大小便通畅

有尿潴留者采取诱导方法以助排尿;必要时导尿;便秘者视病情予以灌肠。

九、视病情予以饮食护理

保持水、电解质平衡及满足机体对营养的基本需求;禁食患者可予以外周静脉营养。

十、基础护理

(1)做好三短九洁、五到床头(三短:头发、胡须、指甲短;九洁:头发、眼、身、口、鼻、手足、会阴、肛门、皮肤清洁;五到床头:医、护、饭、药、水到患者床头)。

(2)晨、晚间护理每日2次;尿道口护理每日2次;气管切开护理每日2次;注意眼的保护。

(3)保持肢体功能,加强肢体被动活动或协助主动活动。

(4)做好呼吸咳嗽训练,每2小时协助病员翻身、拍背、指导做深呼吸,以助分泌物排出。

(5)加强皮肤护理,预防压疮。

十一、心理护理

及时巡视、关心患者,据情作好与家属沟通,建立良好护患关系,以取得患者信任、家属的配合和理解。

(杨剑秋)

第四十四章 昏迷患者护理常规

一、观察要点

（1）严密观察生命体征(T、P、R、BP)、瞳孔大小、对光反应。

（2）评估 GLS 意识障碍指数及反应程度，了解昏迷程度，发现变化立即报告医生。

（3）观察患者水、电解质的平衡，记录 24 小时出入量，为指导补液提供依据。

（4）注意检查患者粪便，观察有无潜血反应。

二、护理要点

（1）呼唤患者：操作时，首先要呼唤其姓名，解释操作的目的及注意事项。

（2）建立并保持呼吸道通畅：取侧卧位头偏向一侧，随时清除气管内分泌物，备好吸痰用物，随时吸痰。

（3）保持静脉输液通畅：严格记录所用药物及量。

（4）保持肢体功能位，定期给予肢体被动活动与按摩，预防手足挛缩、变形及神经麻痹。

（5）促进脑功能恢复：抬高床头 30°～45° 或给予半卧位姿势，遵医嘱给予药物治疗和氧气吸入。

（6）维持正常排泄功能：定时检查患者膀胱有无尿潴留，按时给予床上便器，协助按摩下腹部促进排尿，导尿或更换尿袋时应注意无菌技术。

（7）维持清洁与舒适：取出义齿、发卡，修剪指（趾）甲；每日进行口腔护理两次，保持口腔清洁湿润，可涂液状石蜡（唇膏）防止唇裂；定时进行床上擦浴和会阴冲洗，更换清洁衣服。

（8）注意安全：躁动者应加床档，若出现极度躁动不安，适当给予约束；意识障碍伴高热抽搐、脑膜刺激征时，应给予有效降温并放置牙垫，防止咬伤舌颊部；固定各种管路，避免滑脱。

（9）预防肺部感染：定时翻身拍背，刺激患者咳嗽，及时吸痰；注意保暖，避免受凉，使用热水袋时水温不宜超过 50 ℃，不能直接接触皮肤，防止烫伤。

（10）预防压疮：使用气垫床，骨突出部分加用海绵垫，保持床单位整洁、平整。每 1～2 小时翻身一次。

（11）眼部护理：摘除隐形眼镜交家属保管。患者眼睑不能闭合时，定时用生理盐水擦洗眼部，用眼药膏或凡士林油纱保护角膜，预防角膜干燥及炎症。

三、健康教育

（1）取得家属配合，指导家属对患者进行相应的意识恢复训练，帮助患者肢体被动活动与按摩。

（2）心理护理：关心鼓励患者，使患者认识到自己在家庭和社会中存在价值，以增加战胜疾病信心。

（刘　英）

第四十五章 休克患者护理常规

一、观察要点

（1）严密观察生命体征(T、P、R、BP)、心律、氧饱和度的变化，观察有无呼吸浅快、脉搏细速、心率增快、脉压减小 < 20 mmHg、SBP 降至 < 90 mmHg 以下或较前下降 20～30 mmHg、氧饱和度下降等表现。

（2）严密观察患者意识状态（意识状态反映大脑组织血液灌注情况），瞳孔大小和对光反射，是否有兴奋、烦躁不安或神志淡漠、反应迟钝、昏迷等表现。

（3）密切观察患者皮肤颜色、色泽，有无出汗、苍白、皮肤湿冷、花斑、发绀等表现。

（4）观察中心静脉压（CVP）的变化。

（5）严密观察每小时尿量，是否 < 30 mL/h；同时注意尿比重的变化。

（6）注意观察电解质、血常规、血气、凝血功能及肝肾功能等检查结果的变化，以了解患者其他重要脏器的功能。

（7）密切观察用药治疗后的效果及是否存在药物的不良反应。

二、护理要点

（1）取平卧位或休克卧位，保持病房安静。

（2）迅速建立静脉通道，保证及时用药。根据血压情况随时调整输液速度，给予扩容及血管活性药物后血压不升时作好配血、输血准备。

（3）做好一切抢救准备，严密观察病情变化，行心电、呼吸、血压、血氧等监护。

（4）需要时配合医生尽可能行深静脉穿刺术，以便抢救用药，随时监测 CVP。若无条件做深静脉穿刺，应注意大剂量的血管活性药物对患者血管的影响，避免皮肤坏死。

（5）保持呼吸道通畅，采用面罩或麻醉机给予较高流量的氧气吸入，以改善组织器官的缺氧、缺血及细胞代谢障碍。当呼吸衰竭发生时，应立即准备行气管插管，给予呼吸机辅助呼吸。对实施机械辅助治疗的，按相关术后护理常规护理。

（6）留置导尿，严密测量每小时尿量，准确记录24小时出入量，注意电解质情况，做好护理记录。

（7）保持床单位清洁、干燥，注意保暖，做好口腔护理，加强皮肤护理，预防压疮。

（8）做好各种管道的管理与护理，预防各种感染。

（9）病因护理：积极配合医生治疗原发病，按其不同病因进行护理。

（10）做好患者及家属的心理疏导。

（11）严格交接班制度：交接班时要将患者的基础疾病、诊治经过、药物准备情况、患者目前情况、特殊医嘱和注意事项等详细进行交接班，每班要详细记录护理记录。

三、指导要点

（1）进行心理指导，使患者及家属克服对疾病的恐惧感。

（2）指导患者及家属对诱发休克出现的疾病进行预防。

（3）指导患者按时服药，定期随诊。

（刘高林）

第四十六章 气管切开患者护理常规

一、观察要点

（1）注意倾听患者主诉，严密观察患者生命体征、神志、瞳孔、SpO_2 变化，特别是气管切开术后 3 日的患者应重点加强巡视，床旁应备气管切开包。

（2）观察气管分泌物的量及性状。

（3）观察缺氧症状有无改善。

（4）严密监测有无并发症的发生：如出血、气胸、纵隔气肿、皮下气肿等。

二、护理要点

（一）环境要求

病室空气新鲜，定时通风，保持室温 22 ℃～24 ℃，相对湿度 60%。

（二）仪表要求

工作人员在护理患者时要严格无菌操作，洗手，戴口罩，戴手套。

（三）正确吸痰，防止感染

（1）首先要掌握好恰当的吸痰时机，一般是在床旁听到患者咽喉部有痰鸣音；患者出现咳嗽或呼吸机气道压力升高有报警；发现氧饱和度突然下降等情况时给予吸痰。

（2）先将吸痰管插入气道超过内套管 1～2 cm，再开启吸痰负压,左右旋转,边退边吸,切忌在同一部位长时间反复提插式吸痰,吸痰负压不能过大,以防损伤患者气道黏膜;吸引时间一次不超过15秒。

(3)吸痰前后应充分给氧,吸痰管吸一次换一根,顺序为气道、口腔、鼻腔。

(4)遵医嘱配置气道湿化液,每24小时更换一次,气管内滴入水份约200 mL/d,平均每小时约10 mL,可在每次吸痰前后给予。

(四)手术创面的护理

在贴皮肤面以油纱布覆盖,常规每日在严格无菌操作下更换敷料两次,并注意观察切口愈合情况、有无感染等征象及分泌物颜色。切口感染后分泌物多呈草绿色或铜绿色,一旦出现应及时进行分泌物培养,以便指导临床用药。

(五)注意气囊压力

使用带气囊的气管导管时,要随时注意气囊压力,防止漏气。

(六)检查套管固定

每日检查套管固定是否牢靠,套管采用双带打手术结法固定,松紧以能容一指为度。随时调节呼吸机支架,妥善固定呼吸机管道,使气管套管承受最小牵拉,防止牵拉过度致导管脱出。

(七)保持内套管通畅(金属导管)

这是术后护理的关键。取出内套管的方法是,左手按住外套管,右手转开管上开关后取出,以防将气管套管全部拔出。

(八)维持下呼吸道通畅

保持室内温度和湿度,有条件者可用蒸汽吸入疗法。

(九)保持口腔清洁、无异味

口腔护理每日两次。

（十）拔管

对于原发病已痊愈或减轻，喉梗已解除，作拔管准备工作——试行堵管，可先堵 1/3～1/2，观察有无呼吸困难现象，观察 24 小时，呼吸通畅，可行完全性堵管，观察 24～48 小时后拔管。对于因非喉部疾病行气管切开者，如无气管插管等喉部可能损伤的病史者，可于呼吸功能衰竭纠正后，直接全堵管进行观察，并于 24 小时后拔管。拔管 1～2 日内应严密观察。

三、指导要点

（一）有效沟通

吸痰前应与患者进行有效的沟通，减少患者的焦虑和紧张。

（二）告知患者及家属注意事项

佩带气管套管出院者，应告知患者及家属以下注意事项。

（1）不可取出外套管，注意固定带是否固定牢固，以防套管滑出发生意外。

（2）沐浴时防止水渗入气管套管内，教会患者及其家属清洁消毒内套管的方法，告诉患者气管切开术迟发性并发症的症状和体征。

（赵风云）

第四十七章 气管插管患者护理常规

一、观察要点

（1）严密观察患者生命体征、神志、瞳孔、SpO_2变化。

（2）注意观察导管插入的深度。

（3）观察气管分泌物的性质、颜色。

（4）拔管后的观察。

① 严密观察病情变化，监测心率、血压、血氧饱和度，观察呼吸道是否通畅，呼吸交换量是否足够，皮肤黏膜色泽是否红润，同时遵医嘱行血气分析。

② 观察有无喉头水肿、黏膜损伤等情况，发现异常及时通知医生处理。

二、护理要点

（一）环境要求

病室空气新鲜，定时通风，保持室温22℃～24℃左右，相对湿度60%。

（二）仪表要求

工作人员在护理患者时要严格无菌操作，洗手，戴口罩，戴手套。

（三）插管维护

无论是经鼻腔或口腔插管均应注意固定牢固，做好标记；防止口腔插管时牙垫脱落；注意导管插入的深度及插管与头颈部的角度。

(四)气囊管理

定时监测气囊压力,在给气囊放气前或拔除导管前,必须清除气囊上滞留物。

(五)保持气管插管通畅,及时有效地进行气管内吸痰

吸痰管吸一次换一根,顺序为气道、口腔、鼻腔;吸痰前后应充分给氧:一次吸痰时间不超过15秒,吸痰过程中出现气管痉挛、发绀、躁动不安等情况应停止吸痰,立即通知医生处理。

(六)止疼或镇静

根据患者的病情,遵医嘱给予适量的止疼药或镇静药。

(七)气道湿化

人工气道建立后,上气道的湿化、温化功能缺失,易导致痰液潴留、结痂等并发症,应加强气道湿化(遵医嘱配置气道湿化液,每24小时更换一次,气管内滴入水分约200 mL/d,平均每小时约10 mL,可在每次吸痰前后给予)。

(八)清洁

保持气管插管局部清洁,固定气管插管的胶布如被污染应立即更换,每日做口腔护理两次。

(九)经鼻或经口插管拔管方法

(1)原发病治愈应适时拔管,并向患者做好解释,取得患者合作。

(2)如无禁忌证,以床头抬高30°以上为宜,以减少反流和误吸。

(3)吸引气管插管以上及经口腔排出堆积在套囊以上的分泌物,因其在套囊放气后可被吸入到下呼吸道。

(4)吸入高浓度氧数分钟(每分钟4~6 L),将套管内气体放出。

(5)将吸痰管放入气管插管略超过其长度,边吸痰边拔管,以防积存在气管内套管周围的分泌物被误吸。

（6）拔管时在呼气相将导管拔除，以便拔管后第一次呼吸时呼出气体，以免咽部分泌物吸入。

（7）一旦导管拔除后，将患者头转向一侧，防止口腔内分泌物误吸入气道。

（8）拔管应尽量在白天进行，以便观察病情与及时处理拔管后发生的并发症。

（十）拔管后的护理

（1）以口鼻（面）罩吸氧，以保证安全。

（2）4小时内禁食，因为此时声门关闭功能及气道反射功能不健全。

（3）禁止使用镇静剂，因在拔管后如有烦躁可能是缺氧的表现。

（4）予定时翻身、拍背，鼓励患者咳嗽、咳痰。

三、指导要点

（一）心理护理

做好患者及家属的心理护理，消除焦虑恐惧感。

（二）沟通交流

吸痰前应与患者做好有效的沟通交流，减少患者的焦虑和紧张。

（三）减少气囊对气管壁的压力

为减少气囊对气管壁的压力，在充气时可采用两种方法：最小漏气技术或最小闭合容积技术。

（四）清除气囊上滞留物

拔除导管前必须使用气囊上滞留物清除技术。

（五）拔管后鼓励患者主动咳嗽、咳痰

（郑玉香）

第四十八章　深静脉置管患者护理常规

一、观察要点
（1）观察置管的长度、时间。
（2）观察局部皮肤有无红、肿、渗液、分泌物等感染征象。
（3）观察患者生命体征变化，注意有无寒战高热等全身感染征象。

二、护理要点
（1）保持穿刺点皮肤的清洁、干燥，每日换药一次，疑有污染随时更换。
（2）妥善固定导管，导管各连接处用无菌纱布包裹，防止脱落。
（3）深静脉测压通道连接专用延长管和三通，禁止连接头皮针、肝素帽。输液通路连接处尽量少用头皮针和肝素帽，一个肝素帽最多插头皮针2～3根，肝素帽3～5日更换一次；每次输液完毕，不需维持通道者，用肝素液和生理盐水脉冲式正压封管。
（4）及时更换液体，测压后及时打开输液通道，以避免血液回流引起导管堵塞。
（5）血管活性药物应单通道泵入，连接专用微泵延长管在深静脉管近端；防止速度过快或过慢，影响药物疗效；如需快速输液、输血应直接连接三通,TPN、血液制品、普通液体不能在同一静脉通道输入。

(6)拔除导管后按压穿刺点5分钟,防止出现局部血肿,用消毒液消毒局部,并用无菌敷料覆盖24小时以上。

三、指导要点

若深静脉导管被血凝块堵塞不通或呈半通状态,立即用空针向外抽吸,切勿将血凝块冲入血管内,否则易导致血栓栓塞;若回抽不通,应拔除导管。

(栾照敏)

第四十九章 胸腔闭式引流护理常规

一、观察要点

（1）严密观察生命体征的变化。

（2）观察引流管是否通畅,引流液的量、颜色、性质及水柱波动范围。

（3）观察引流管处伤口的情况。

（4）拔管后观察有无胸憋、呼吸困难、切口漏气、渗液、出血、皮下气肿等症状。

二、护理要点

（一）保持管道的密闭和无菌

使用前注意引流装置是否密封,胸壁伤口引流管周围用油纱布包盖严密,更换引流瓶时,必须先双重夹闭引流管,以防空气进入胸膜腔,严格执行无菌操作规程,防止感染。

（二）体位

胸腔闭式引流术后常置患者于半卧位,以利呼吸和引流。鼓励患者进行有效咳嗽和深呼吸运动,利于积液排出,恢复胸膜腔负压,使肺扩张。

（三）维持引流通畅

闭式引流主要靠重力引流,水封瓶液面应低于引流管胸腔出口平面 60 cm,任何情况下引流瓶不应高于患者胸腔,以免引流液逆流入胸膜腔造成感染;定时挤压引流管,每 30~60 分钟

1次,以免管口被血凝块堵塞;水柱波动的大小反应残腔的大小与胸腔内负压的大小,正常水柱上下波动 4～6 cm,如水柱无波动,患者出现胸闷气促、气管向健侧偏移等肺受压的症状,应疑为引流管被血块堵塞,需设法挤捏或使用负压间断抽吸引流瓶短玻璃管,促使其通畅,并通知医生。

1. 挤压方法

用止血钳夹住排液管下端,两手同时挤压引流管,然后打开止血钳,使引流液流出。

2. 检查引流管是否通畅最简单的方法

观察引流管是否继续排出气体和液体,以及长玻璃管中的水柱是否随呼吸上下波动,必要时请患者深呼吸或咳嗽时观察。

(四)妥善固定

运送患者时双钳夹管;下床活动时,引流瓶位置应低于膝关节,保持密封。

(五)准确记录

每日更换水封瓶,作好标记,记录引流量,如是一次性引流瓶无需每日更换。

手术后一般情况下引流量应小于 80 mL/h,开始时为血性,以后颜色为浅红色,不易凝血。若第一日的引流量 > 500 mL 或每小时引流量在 100 mL 以上,颜色为鲜红色或红色,性质较黏稠,易凝血,则疑为胸腔内有活动性出血。

(六)呼吸功能的锻炼

指导患者进行有效呼吸功能的锻炼,是防止肺部感染、促进肺复张的重要措施之一。

方法如下:指导患者进行缓慢吸气直到扩张,然后缓慢呼气,重复 10 次/分钟左右,3～5 次/日,每次以患者能耐受为宜。

（七）脱管处理

若引流管从胸腔滑脱,立即用手捏闭伤口处皮肤,消毒后用凡士林纱布封闭伤口,协助医生做进一步处理。如引流管连接处脱落或引流瓶损坏,立即双钳夹闭胸壁导管,按无菌操作更换整个装置。

（八）拔管指征

48～72小时后,引流量明显减少且颜色变淡,24小时引流液小于50 mL,脓液小于10 mL,X线胸片示肺膨胀良好、无漏气,患者无呼吸困难即可拔管。

方法:嘱患者先深吸一口气后屏气即可拔管,迅速用凡士林纱布覆盖,宽胶布密封,胸带包扎一日。

三、指导要点

（1）心理疏导

做好患者和家属的心理疏导工作,缓解焦虑情绪。

（2）讲解戒烟、咳嗽、预防肺部感染的重要性,以取得患者的主动配合。

（3）告知患者如发生畏寒高热、切口剧痛、呼吸困难等要及时就诊。

（4）保证休息,合理活动及均衡营养。

（管玉贞）

第五十章 （血）气胸护理常规

一、观察要点

（1）观察缺氧、呼吸困难的程度；胸部X线阳性体征，推测（血）气胸严重程度。

（2）观察胸腔闭式引流液的性质、颜色和量，判断进行性血胸出现。

（3）观察患者T、BP、P、R、CVP、尿量等指标，了解病情变化。

（4）注意倾听患者主诉，观察患者伤口有无疼痛，了解病情变化。

（5）观察用药后的反应及副作用。

二、护理要点

（1）体位：合并昏迷或休克时取平卧位，生命体征平稳取半（坐）卧位。

（2）保持呼吸道通畅：及时清理呼吸道异物。

（3）及时变开放性气胸为闭合性气胸，用凡士林纱布加棉垫封闭伤口。

（4）迅速纠正呼吸及循环系统障碍。

立即协助做好胸腔闭式引流或胸腔穿刺术，引出积气、积血，减轻对肺及纵隔的压迫；如有多发性肋骨骨折胸壁软化及反常呼吸，应当立即协助行加垫胸带固定或行胸壁悬牵术。

维持有效的心排出量和组织灌注量,建立静脉通路,积极补充血容量和抢救休克,根据病情掌握输液速度,准确记录出入量。

(5)氧疗:根据病情需要,应用呼吸机或鼻塞、面罩吸氧;给予有效的高浓度吸氧,必须在通气功能及呼吸困难得到充分改善,完全纠正缺氧时方可停止。

(6)应用呼吸机的患者,根据血气分析结果,遵医嘱调整呼吸机参数,纠正酸碱失衡。

(7)镇静镇痛:应用镇静镇痛剂预防患者躁动和减轻疼痛;合并肋骨骨折患者可遵医嘱予胸带或宽胶布固定胸壁,患者咳嗽、咳痰时指导或协助其用双手按压患侧胸壁。

(8)保持胸腔引流管通畅,定期挤压引流管,如引流液异常增多,及时报告医生。

(9)预防控制感染:遵医嘱合理足量使用抗菌药物;指导和协助患者咳嗽咳痰,及时清理分泌物,加强肺部理疗,防止肺部并发症。

(10)加强患者的皮肤护理,避免压疮;加强营养,必要时遵医嘱给予静脉高营养。

(11)病房定时通风,预防感冒,保证患者有充足睡眠。

三、指导要点

(1)嘱注意安全,防止发生意外事故,讲解相关急救知识。

(2)指导患者治疗基础疾病,有吸烟史者要劝其戒烟。

(3)注意保暖,适量运动,劳逸结合,预防感冒。

(4)指导患者保持心情舒畅,避免情绪波动。

(5)定期复查,出现不适及时就医。

(滕 娟)

第五十一章　上消化道大出血护理常规

一、观察要点

（1）严密监测患者生命体征、意识、瞳孔、CVP、SpO_2和心电图。

（2）评估皮肤温度、湿度、色泽及有无淤斑。

（3）定时监测血气分析、电解质和尿量、尿比重。

（4）评估呕血与便血的量、次数、性状；估计出血量。

① 大便潜血试验阳性，提示出血量 5 mL 以上。

② 出现黑便，提示出血量在 50～70 mL 甚至更多。

③ 胃内出血量达 250～300 mL，可引起呕血。

④ 柏油便提示出血量为 500～1 000 mL。

（5）注意观察腹部体征。

（6）观察有无再出血先兆，如头晕、心悸、出汗、恶心、腹胀、肠鸣音活跃等。

（7）观察有无窒息的先兆症状，及时采取措施。

二、护理措施

（一）出血期的护理

（1）保持呼吸道通畅：立即清除口腔、咽喉部呕吐物、分泌物和血液，予以面罩吸氧；必要时床旁紧急行气管插管，呼吸机辅助呼吸。

（2）体位：采用头抬高15°～30°，下肢抬高30°～45°卧位。

（3）遵医嘱置入胃管，用温盐水洗胃后，在30～60分钟内用1℃～4℃冰盐水冲洗胃。

（4）床旁合血，建立两根以上静脉通路；必要时协助医生进行深静脉置管和动脉插管，连接测压装置。

（5）若患者出现失血性休克表现，立即予以快速、加压输血、输液，维持收缩压在100 mmHg以上，脉率100次/分钟以下，CVP 0.8～1.2 kPa，尿量25 mL/h。

（6）遵医嘱定时向胃内注入去甲肾上腺素和冰盐水，注入硫糖铝等制酸剂；及时准确静脉应用止血药、制酸剂、抗生素等。

（7）做好护理记录，严格记录出入量，严密监测24小时尿量。

（二）并发症期的护理

1. 肝性脑病的护理

（1）肝性脑病先兆：主要是发现并及时报告病情。

（2）中度和深度昏迷：主要是注意患者烦躁不安，以免造成意外伤害。

（3）并发肝性脑病患者，反复性较大，所以必须延长观察时间。

2. 防止褥疮的护理

长期卧床，必然有发生褥疮的可能，因此强调定时更换体位。

三、健康教育

（1）保持良好的心境和乐观主义精神，正确对待疾病。

（2）生活要规律，避免过饥、过饱，避免粗糙、酸辣刺激性食物，如醋、辣椒、蒜、浓茶等，避免食用过冷、过热食物。

（3）戒烟、禁酒。

（4）遵医嘱服药，避免服用阿司匹林、吲哚美辛、激素类药物。

（5）定期复查，如出现呕血、黑便，立即到医院就诊。

（孙立芬）

第五十二章　呼吸衰竭护理常规

一、观察要点

（1）观察患者神志、血压、呼吸、脉搏、体温、皮肤色泽等。

（2）注意观察有无肺性脑病症状及休克。

（3）监测动脉血气分析和各项化验指数变化。

（4）观察用药情况：药物作用和副作用（尤其是呼吸兴奋剂）。

二、护理措施

（1）饮食护理。

鼓励患者多进高蛋白、高维生素食物（不能自行进食者予以鼻饲饮食）。

（2）保持呼吸道通畅。

① 鼓励患者咳嗽、咳痰，更换体位和多饮水。

② 危重患者每2～3小时翻身拍背一次，帮助排痰。如建立人工气道患者，应加强气道管理，必要时机械吸痰。

③ 神志清醒者可做雾化吸入，每日2～3次，每次10～20分钟。

（3）合理用氧。

对Ⅱ型呼吸衰竭患者应给予低浓度（25%～29%）流量（1～2 L/min）鼻导管持续吸氧。如配合使用呼吸机和呼吸中枢兴奋剂可稍提高给氧浓度。

（4）危重患者或使用机械通气者应做好特护记录，并保持床单位平整、干燥，预防发生褥疮。

（5）做好护理。

使用鼻罩或口鼻面罩加压辅助机械通气者，做好该项护理有关事项。

（6）病情危重患者建立人工气道（气管插管或气管切开）应按人工气道护理要求。

（7）建立人工气道接呼吸机进行机械通气时应按机械通气护理要求。

（8）用药护理。

① 遵医嘱选择使用有效的抗生素控制呼吸道感染。

② 遵医嘱使用呼吸兴奋剂，必须保持呼吸道通畅。注意观察用药后反应，以防药物过量；对烦躁不安、夜间失眠患者，慎用镇静剂，以防引起呼吸抑制。

三、健康教育

（1）教会患者做缩唇腹式呼吸以改善通气。

（2）鼓励患者适当家务活动，尽可能下床活动。

（3）预防上呼吸道感染，保暖、季节交换和流感季节少外出，少去公共场所。

（4）劝告戒烟，如有感冒尽量就医，控制感染加重。

（5）严格控制陪客和家属探望。

（吕希峰）

第五十三章　心力衰竭患者的护理

心力衰竭的临床类型按其发展速度可分为急性和慢性两种。按其发生的部分可分为左心衰、右心衰和全心衰。左心衰时由于肺淤血而引起不同程度的呼吸困难,最早为劳力性呼吸困难,逐渐发展为夜间阵发性呼吸困难,端坐呼吸;右心衰由于体循环淤血而表现为腹胀、水肿、肝脏肿大、颈静脉怒张。

一、观察要点

(1)严密观察患者的心律、心率、呼吸、BP、神志等的变化,尽早发现各类型的心律失常。

(2)观察患者症状及体征,注意有无呼吸困难、心悸、晕厥等症状及有可能诱发严重后果的因素(如电解质紊乱、洋地黄中毒、心搏骤停等征兆),以便及时抢救。

(3)观察用药后的效果及有无副作用的发生。

(4)观察血气分析、电解质等与疾病相关的各种实验室指标。

二、护理措施

(1)休息及体位:卧床休息,限制活动量;有心慌、气短、呼吸困难患者取半卧位或坐位;急性左心衰时取端坐位,双下肢下垂,以利于呼吸和减少静脉回心血量。

(2)氧疗:持续吸氧3～4 L/min,急性左心衰时立即予鼻导管给氧(氧流量为6～8 L/min),病情特别严重可应用面罩呼吸机加压给氧,给氧的同时在氧气湿化瓶内加入50%的酒精,或给予消泡净(二甲硅油)吸入,有助于消除肺泡内的泡沫如患者不能耐受,可降低酒精浓度或给予间断吸入。必要时行气管插管或气管切开,兼行间歇正压呼吸(IPPB)或呼吸末正压呼吸(PEEP)。

(3)严格控制输液量和补液速度,一般为每分钟20～30滴,以防加重心衰及诱发肺水肿发生。

(4)用药护理:遵医嘱给予利尿、强心剂和扩血管药物,并注意药物的不良反应。使用利尿剂者,应注意低钠、低钾症状的出现,如全身无力、反应差、神经反射减弱、腹胀、尿潴留等;应用洋地黄类药物时,观察有无毒性反应,如恶心、呕吐、视力模糊、黄绿视及心律失常等;使用血管扩张剂应密切注意血压变化。

(5)遵医嘱准确测量并记录尿量,并注意嘱咐患者不能用力排便,保持大便通畅。

(6)病情稳定后可鼓励患者做下肢自主活动或下床行走,避免深静脉血栓形成。

(7)饮食护理:给予低热量、高维生素饮食,少量多餐,禁烟酒。水肿较重患者限制钠盐和液体入量。

(8)皮肤护理:伴有水肿时应加强皮肤护理,以防感染及发生褥疮,可用温热水清洁和按摩局部皮肤。

(9)心理护理:做好心理护理,协助患者克服各种不利于疾病治疗的生活习惯和嗜好。

三、健康教育

(1)予以饮食指导,戒烟、戒酒。

(2)注意保暖,预防感冒,避免诱发因素,指导患者注意劳逸结合。

(3)告知患者按时服药,定期复诊。

(4)指导患者学会自行记录出入量及水肿的变化情况。

(5)指导患者对疾病有正确认识,保持心情舒畅。

(孙　明)

第五十四章 急性肾衰竭患者的护理

一、观察要点

（1）观察患者尿量情况。

（2）观察患者水肿情况、血压变化情况。

（3）观察患者有无呼吸困难、烦躁不安、发绀、大汗淋漓等左心衰表现。

（4）观察患者有无高钾血症（如四肢乏力、神志淡漠和感觉异常；皮肤苍白发冷，心跳缓慢或心律不齐，血压低；甚至出现软瘫，呼吸肌麻痹，心搏骤停）。

二、护理措施

（1）绝对卧床休息。

（2）监测患者生命体征，准确记录出入量，测每日体重。

（3）少尿时，体内常发生水过多，应控制水及盐的摄入，预防心衰。

（4）给高热量、高维生素、低盐、低蛋白质、宜消化饮食，避免含钾高的食物（如香蕉、柑、橙、山楂、桃子、鲜橘汁、油菜、海带、韭菜、番茄、蘑菇、菠菜、榨菜、川冬菜、豆类及其制品等）。

（5）急性左心衰是急性肾衰的主要并发症，出现症状应立即给予纠正缺氧、镇静、利尿、血液透析等措施。

（6）注意皮肤及口腔护理。

（7）有高钾血症时应积极控制感染，纠正酸中毒，输血选用新鲜血液,给予高糖、胰岛素静脉滴入或输入氯化钙,配合血液透析。

三、健康教育

（1）向患者及家属介绍治疗的重要性,特别是限制液体及饮食的目的,争取患者及家属对治疗、护理的配合。

（2）指导患者合理饮食,少尿期对水、高钾、高钠及高蛋白食物摄入的限制,多尿期则注意水、含钠、含钾的食物及适量蛋白的补充。

（3）督促患者少尿期应绝对卧床休息,恢复期也要限制活动,避免过度劳累。

（4）告知患者避免加重肾功能恶化的因素,如妊娠、创伤及使用对肾有害的药物。

（5）告知患者定期门诊复查的重要性,以便能据病情及时调整用药、饮食及体液限制。

（董晓辉）